トロント最高の医師が教える

世界最新の太らないカラダ

医学博士
ジェイソン・ファン
Dr. Jason Fung
多賀谷正子 訳

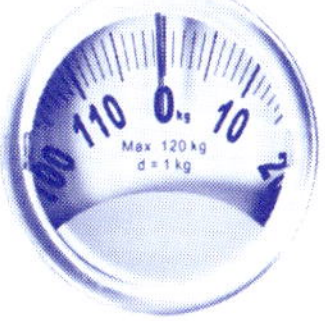

THE OBESITY CODE
UNLOCKING THE SECRETS
OF WEIGHT LOSS

サンマーク出版

First Published by Greystone Books Ltd.
343 Railway Street, Suite 201, Vancouver, B.C. V6A 1A4, Canada
Japanese translation rights arranged with
Greystone Books Ltd
through Japan UNI Agency, Inc., Tokyo

まえがき　世界で最も肥満について知りつくした博士

推薦者：ティモシー・ノックス（ケープタウン大学名誉教授）

トロント在住のジェイソン・ファンは、腎臓病の専門医だ。透析治療を必要とする末期腎不全患者の複雑な治療計画に目を配ることが、彼の主な仕事である。

腎臓病の専門医が、いったいなぜ**肥満に関する本**を執筆したり、**肥満に悩む人や2型糖尿病患者のための徹底した食事管理に関するブログ**を書いたりするのか、不思議に思うかもしれない。

そんな彼の行動を理解するには、まず彼がどんな人物であるのかを正しく知ることが必要だし、なぜ彼が並外れた医者であるのかも知っておくべきだろう。

末期腎不全患者の治療を行うなかで、ファン医師は2つの重要な発見をした。

まず、「腎不全の最も多い単一原因が2型糖尿病にある」こと。

そして、「透析治療の技術が進み、寿命を延ばせるようになったものの、透析治療は20年、30年、40年、あるいは50年続いてきた疾患の末期症状への対症療法でしかない」ということだ。

ファン医師は次第にこう思い始める。自分は勉強してきたとおりに治療しているだけで、根本原因が何かを探ったり、それを改善しようとしたりしていない。複雑な疾患の「症状への対処」をしているにすぎないのだ、と。

本当に患者の回復を願うなら、まずは耐え難い真実を認めることから始めなくてはならない、と彼は気づいた。**「医者たちは、もはや疾患の原因そのものに取り組もうという気概を失っている」**という真実だ。彼らは、症状を抑えるためだけの治療に多くの時間と労力を費やしている。

そこで、彼は患者の回復のため（そして医者としての自分のために）、疾患の真の原因をつきとめようと決意した。

私が初めてジェイソン・ファンなる医者の存在を知ったのは、２０１４年のことだ。ある日偶然、彼の２つの講演――『２型糖尿病における２つの大きな嘘《うそ》』『２型糖尿病を自然に治癒させる方法』――を YouTube で視聴したことがきっかけだ。

私自身にも症状があったので、２型糖尿病については並々ならぬ関心をもっていたとはいえ、彼の講演内容には思わずつりこまれた。

この聡明《そうめい》な若者はいったい誰だ？

いったいどんな根拠があって2型糖尿病は〝自然に〟治癒すると確信しているのだろう？

誇り高き医者たちを嘘つき呼ばわりする勇気はいったいどこからくるのか？

よほどしっかりした議論を展開してくれるのだろう、と私は思った。

講演をほんの数分聴いただけで、彼は有能な医者であり、医療に関する論争においては誰にも引けを取らないだろうということがわかった。

彼の話の内容は、少なくともこの3年間、私が頭のなかで幾度考えても答えが出なかったことだった。彼ほど単純明快にその答えを解明し説明してくれた人はこれまでにいない。

2つの講演を聴き終わる頃には、彼こそ若き名医だ、と私は確信した。自分の病気の原因を、私は初めて理解したのである。

彼がこの2つの講演で述べたことは、2型糖尿病の治療として現在一般的に行われている方法――世界中の糖尿病学会が指定する治療法――を、根本から覆すものだった。

それどころか彼は、「現在の間違った治療法は、不運にもその治療を受けている患者の健康を害するものである」という説を展開した。

ファン医師が主張する2型糖尿病の治療に関する1つ目の大きな嘘は、**「最先端の治療**

を受けていても、この病気は時間の経過とともに悪化する慢性的で進行性の疾患である」

というものだった。「これは真実ではないとしかいいようがない」と彼は述べた。

彼が行っている集中的な食事療法プログラムに参加した患者の半数が、数か月後には糖尿病治療に欠かせないとされる「インスリン」の投与をしなくて済むようになったそうだ（そして、この話は本書の「減量」と「抗肥満」にかかわる）。

彼がクリニックで実施しているプログラムは、「炭水化物の摂取制限」と「食事回数の制限」を組み合わせたものだという。

なぜ、私たちは真実を認めることができないのだろう？

ファン医師の答えはとてもシンプルだった。**医者たちが自分自身にも嘘をついているからだ**、と彼は主張した。

「もし2型糖尿病が完治可能な疾患で、私たち医者が行う治療のせいで患者の症状が悪化しているのだとしたら、私たちはとんだやぶ医者ということになる。だが、やぶ医者になるために長年高い授業料を払って勉強をしてきたわけではないので、治療がうまくいかないのは、医者の責任とばかりはいえないだろう。医者は、〝慢性的な進行性疾患を抱える患者のために自分たちはベストを尽くしている〟と信じているはずだ」

医者たちは故意に嘘をついているわけではなく、認知的不協和に陥っているのだ、と彼は結論づけている。

つまり、精神的な痛手を負うことがわかっているために、医者たちはこのあけすけな真実を認めることができないというのだ。


2つ目の嘘は、**「2型糖尿病は血糖値が異常に高くなる疾患で、インスリンの投与量を次第に増やしていくことが唯一の治療法だ」**というものだ。

彼によれば、インスリンが絶対的に不足している1型糖尿病とは異なり、2型糖尿病はインスリンの過剰分泌により「インスリン抵抗性（インスリンに体が慣れて効かない状態）」が悪化するために起こる疾患だという（10章詳述）。よって、この疾患に対して同じ治療――インスリンの投与――を行うのは、まったく意味をなさない。

インスリンが過剰に分泌されている状態の2型糖尿病の患者に、さらにインスリンを投与するのはなぜなのか、と彼は問うている。これではアルコール依存症の患者にアルコールを処方するようなものではないか。

ファン医師のこの主張は、「2型糖尿病の現在の治療は疾患の根本原因である『インスリン抵抗性』に対するものではなく、症状――血中のグルコース（ブドウ糖）の濃度が高い状態――を抑えることのみに焦点を当てている」という洞察に立脚している（なぜなら、インスリンはグルコースを細胞に吸収させ、血糖値を下げる働きがあるから）。

さらに、インスリン抵抗性に対する初期段階の治療としては、炭水化物の摂取量を制限するのがいい、と彼は述べている。

そうすることで、2型糖尿病という疾患が治癒する可能性が生まれるのだ。

ファン医師がこれほど画期的な結論に達したのにはどういう経緯があったのか。そして、それが本書の執筆にどのようにつながったのだろう？

先に述べたように、この疾患が長期間にわたるものであること、原因ではなく症状に対する非論理的な対症療法が行われていることに彼は気づいたわけだが、2000年代に入った頃、図らずも、「低炭水化物の食事療法が、肥満やインスリン抵抗性の症状がある人に効果的である」という研究が、盛んに行われるようになった。

それまで、低炭水化物・高脂質（高脂肪）の食事は体によくないと教わってきたファン医師は、逆の事実を知って衝撃を受ける——**低炭水化物・高脂質の食事は代謝をよくする**ため、特にインスリン抵抗性の症状がある患者にとっては効果的だとされたのである。

さらに、彼が意を強くすることになったのは、**「体重を減らしたい肥満の人にとって高脂質の食事は、少なくとも昔から言われている食事療法よりもずっと効果的である」**という研究結果が多数あることだった。

「低脂質・低カロリーの食事」が体重のコントロールや肥満の対処法としてまったく効果がないことを誰もが（認めようとはしないが）知っているにもかかわらず、そのことが公言されないのなら、いまがそのときなのではないだろうか。

肥満の対処法や予防法、インスリン抵抗性やインスリンの過剰分泌といった症状への対処法として最も効果が期待できるのは、インスリン抵抗性から起こる疾患である２型糖尿病の治療に用いられるのと同じ、「低炭水化物・高脂質の食事」である。

その気づきが、本書の執筆につながったのだ。

本書は、肥満を題材に書かれた書籍のなかでも、最も意味のある、読者に寄り添った本といえよう。

本書の強みは、**「生物学に基づいた反駁《はんばく》の余地がない説」**を展開していることで、その裏付けがしっかりと呈示されている。

また、コミュニケーションの達人である彼が、わかりやすく大胆に、納得のいく説明を順序立ててしており、すべての章を意図的に積み上げ、ひとつひとつ層のように重ねていくことで、生物学的に見た肥満の構造を、根拠を示しながら論理的に明快に書いている。

懐疑的な科学者を納得させるだけの科学的説明も含まれている一方、生物学の知識がない読者でも難なく読めるような内容になっている。この点だけをとってみても、これまで科学分野の書籍を執筆した者がほとんどできなかったことを成し得ており、すばらしい功績といえるだろう。

本書を読み終える頃には、**肥満がまん延している原因、そしてそれを防ごうとする我々の努力が失敗に終わる理由、なにより、減量したいと思っている人が、肥満を解消するためにとるべき簡単なステップ**を、理解していることだろう。

肥満の真の原因は、ファン医師が示す「あるひとつの明快な枠組み」で説明することが可能だが、彼はそれ以上に、もっと多くのことを私たちに教えてくれている。症状を抑えるための対処法のみならず、肥満という病がかつてないほど広がっている現代社会をもとに戻すための青写真を、彼は提供してくれているのだ。

本書では、**肥満に関する生物学的な原因を私たちが正しく理解しさえすれば、この流行は完全に防ぐことも、もとに戻すことも可能**だと、示唆されている。

彼がこれから述べる真実は、やがて自《おの》ずから明らかになるであろう。その日が来るのが早ければ早いほど、私たちのためになる。

ティモシー・ノックス

ケープタウン大学（南アフリカ共和国）名誉教授
ＯＭＳ（銀）受賞【訳注：南アフリカで最も名誉のある賞】
医学士および外科学士、医学博士、理学博士、博士（名誉博士）
アメリカスポーツ医学会評議員（名誉評議員）
スポーツ医学会会員（英国名誉会員）、スポーツ医学会会員（アイルランド）

はじめに

本書はこれまでの〝やせる書物〟の中でも、群を抜いたボリュームになっているだろう。

これには理由がある。それは、体重が増えたり減ったりするメカニズムを、最新の医学研究の成果を根拠としてしっかりと示したうえで、**「本当にやせるための具体策」**をお伝えするためだ。

知識なき実践はとても危険だ。「知見→解決策」という解決アプローチを採用したためボリュームが生じたが、その分、本当に信頼できる情報をお伝えしたいと思う。

じっくりと確実に、やせるための歩みを進めてほしい。

医者が、栄養士が、「見当違いなダイエット」を勧めている

医学の世界は極めて特殊だ。あまり効果のない治療法でも定着してしまうことがある。たんなる惰性から、その治療法はある世代の医師から次の世代の医師へと受け継がれていき、効果がないにもかかわらず、驚くほど長きにわたって生き延びたりする。

残念ながら、**「肥満の治療法」**もそのひとつといえる。肥満は、体重（キログラム）を、身長（メートル）を2乗したもので割って算出される「ボディマス指数（ＢＭＩ）」の値によって定義され、ＢＭＩ30以上で肥満とされる**（日本人の場合は25以上で肥満）**。

医師たちは30年以上にもわたって、「低脂質・低カロリーの食事療法が肥満の解消に最も効果的」だと推奨してきた。だが、肥満は加速度的にまん延していった。**１９８５年から２０１１年までに、カナダにおける肥満率は６％から18％へ、実に３倍も跳ね上がった**[1]。この現象は北米大陸特有のものではなく、**世界中のほとんどの国で見られる**。

実際、体重を減らそうとしてカロリーを抑えた食事をした人は、みな一様に失敗している。低カロリーダイエットを試したことがない人などいるだろうか？　客観的なデータのどれを見てもわかるとおり、**この治療法の効果はまったくない**。それでも、栄養学の専門家が積極的に推進するので、いまでも肥満にはこの治療法が最適だとされている。

自力で確実に「減量」をやり遂げる方法

私は腎臓病の治療を専門としているが、腎臓病の原因として最も多いのは、肥満が原因の2型糖尿病だ。糖尿病の治療としてインスリン治療（インスリンを体に投与する治療）を始める患者を数多く見てきたが、患者のほとんどが**〝治療によって体重が増加〟**する。患者が不安を覚えるのも無理はない。彼らはこう言う。

「先生、体重を減らしなさいといつも仰《おっしゃ》いますが、インスリン治療を始めてからこんなに体重が増えてしまいました。本当にこれでいいんですか？」

これまで長い間、私はこの問いにうまく答えることができなかった。

それまでは私も、ほかの医師と同じように、体重が増えるのは「カロリーのバランスが悪いこと——カロリーの摂《と》り過ぎと運動量の少なさ——が原因」だと信じていたが、私のなかのこの治療法に対する懸念は次第に大きくなっていった。

もしこれが正しいならば、カロリー摂取を抑えながらインスリン治療をしている患者の体重がこうも増えてしまうのはなぜなのだろう？

健康問題の専門家から患者までの誰もが、2型糖尿病の根本原因は体重の増加にあると考えていた。ごく稀《まれ》に、意識の高い患者が体重を大幅に減らすことに成功し、2型糖尿病がよくなった例もある。これを論理的に考えれば、「体重が2型糖尿病の原因なのだから、体重の管理に焦点を当てるべきだ」ということになるだろう。

だが、健康問題の専門家は、肥満を〝治療する〟ことにはいっさい興味を抱いていないように見えた。罪深いことに、私もそんなひとりだった。医師として20年以上も働いてきたのに、栄養に関する知識は、基本的なもの（そして不完全なもの）しか有していないことに気づいたのだ。

かくして、肥満という恐るべき疾患の治療は、ウェイト・ウォッチャーズ社（ダイエット食品やダイエット・プログラムを提供するアメリカの企業）といった大企業や、「魔法のように体重を落とすことができる」とうたった商品販売を目的としたセールスマンとやぶ医者の手に委ねられることになったのである。

この医者たちは栄養学のことなど、微塵《みじん》も興味がない。その代わりに、新薬を見つけて処方することに執心しているようだった。

「著名人が言ったデタラメ」で〝○○ダイエット〟ができあがる

だが、私たちが求めているのは「肥満の治療法」だ。これまで私たちは、肥満が引き起こした病気の治療をするばかりで、肥満そのものに対する治療はしてこなかった。

そこで、ついに私は、肥満の原因を突きとめるために、カナダのトロントに〈インテンシブ・ダイエタリー・マネジメント・クリニック（集中的な食事管理クリニック）〉を開くことにした。

カロリーのアンバランスが肥満の原因だというこれまでの見解は意味がない。**摂取カロリーの削減は、ここ50年にわたって推奨されてきたにもかかわらず驚くほど効果を上げていない**ではないか。

栄養学に関する本を読んでも、たいして役に立たなかった。「あの人の説はこうだ、この人の説はこうだ」と書かれているばかりだし、どの本も権威ある医者の言葉を引用しているだけだ。

たとえば、ディーン・オーニッシュ医師は、「食品に含まれる脂質はよくないが、炭水化物はよい」としている。彼は尊敬に値する医者だから、彼の言葉には耳を傾けたほうがいいだろう。

だが、ロバート・アトキンス医師は、「食品に含まれる脂質はよいが、炭水化物はよくない」という。彼もまた尊敬に値する医者だから、彼の言うことは聞いたほうがいいに違いない。では、いったい誰が正しくて、誰が間違っているのだろう？　栄養学の世界では、何につけても意見が異なる。

- 「食品に含まれる脂質はよくない」「いや、食品に含まれる脂質はよい」「いい脂質と悪い脂質がある」
- 「炭水化物はよくない」「いや、炭水化物はよい」「いい炭水化物と悪い炭水化物がある」
- 「一日の食事回数を増やすべきだ」「いや、一日の食事回数はもっと減らすべきだ」
- 「カロリー計算をしなさい」「いや、カロリー計算などしなくていい」
- 「牛乳は体にいい」「いや、牛乳は体によくない」
- 「肉は体にいい」「いや、肉は体によくない」

やせないダイエットほど「お手軽感」を強調する

その答えを得るためには、間違いのない根拠に基づいた医療が必要だ。

食事療法やダイエットについて書かれた本は文字どおり何千冊とあり、たいていは医者、栄養学者、パーソナル・トレーナー、そのほかのいわゆる〝健康のエキスパート〞と呼ばれるような人たちが執筆している。

だが、いくつかの例外を除いて、**ほとんどの書籍は肥満の真の原因については、ごく簡単な考察が示されているだけ**だ。「私たちの体重が増えるのはなぜなのか？　なぜ太ってしまうのだろう？」という最も重要なことについては書かれていない。

問題の大半は、肥満を理解する論理的な枠組みがまったくないことにある。現在いわれている論理は、馬鹿ばかしいほど単純化され、〝肥満の原因は1つである〞としているものばかりだ。

- 「カロリーの摂り過ぎ」が肥満の原因
- 「炭水化物の摂り過ぎ」が肥満の原因
- 「肉類の食べ過ぎ」が肥満の原因
- 「食品に含まれる脂質の摂り過ぎ」が肥満の原因
- 「運動量が少な過ぎること」が肥満の原因

だが、慢性的な疾患というものは押しなべて「多元的なもの」であって、それぞれの要因は切り離せない関係にある。程度の差はあるものの、どの要因も疾患を引き起こす原因であるといえる。

たとえば、心臓病を引き起こす要因は多い——家族歴、性別、喫煙の有無、糖尿病の有無、高いコレステロール値、高血圧、運動不足——そしてどれも重要で無視するわけにはいかず、そのことは周知の事実である。

だが、肥満の研究となるとそうはいかないらしい。

肥満を理解するうえで主な障害となるもうひとつの要因は、短期間の研究に焦点が置かれるということだ。

肥満は、何十年もかけて蓄積されていくのが常だが、私たちが得る肥満についての情報は、「ほんの数週間」の研究から導き出された情報であることが多い。

たとえば、サビがどのように出来たのかを調べようと思ったら、何週間も何か月も金属を観察しなければならないだろう。ほんの数時間観察すればいいというものではない。

これと同じように、肥満も長い時間をかけて生まれる疾患のため、短期間の研究では十分な情報は得られないのだ。

「マウス」がやせても人間はやせない――有効で有益な「エビデンス」のみ掲載

研究がいつも決定的な結果をもたらすとはかぎらないが、これまで20年以上にわたって2型糖尿病の患者の診察をしてきた経験から、私は、「体重を減らすことで、この疾患を患者自らコントロールできるようになる」ということに気づいた。そして、**その「体重コントロールの肝《きも》」を本書にまとめた。**本書が、肥満を理解するうえでの土台となってくれることを願っている。

私がいう根拠に基づいた医療とは、質の低い根拠のひとつひとつを額面どおりに受け取ることを指しているのではない。「低脂質の食事をすれば、心臓病がすっかりよくなる」といった文言をよく目にするが、この説が参考にしているのは「5匹のマウスを対象にして行われた実験」である。これでは根拠とするに値しない。

本書では動物を使った研究についてはいっさい触れない。**私は人間で実証されたことしか参考にしないし、質の高い、論文審査のある雑誌に掲載されたもの以外はほとんど参考にしない**ようにしている。その理由を書けば、『牛の寓話』とでも題した本が1冊出来上がるかもしれない。

2頭の牛が、ライオンについて行われた最新の栄養学研究について論じ合っていた。1頭の牛がもう1頭にこう言う。「俺たちが200年以上も思い違いをしていたということを聞いたか？　最新の研究でわかったんだが、草を食べるのはよくないらしい。でも、肉を食べるのはいいらしい」そこで2頭の牛は肉を食べ始めた。間もなく、その2頭は病気になって死んでしまった。

その1年後、2頭のライオンが、牛について行われた最新の栄養学研究について論じ合っていた。1頭のライオンがもう1頭に向かって、「最新の研究では、肉を食べるのは体に悪く、草を食べるのがいいらしい」と話した。そこでライオンたちは草を食べ始めたが、間もなく2頭は死んでしまった。

この話から得られる教訓は何だろう？　私たちはネズミではない。ラットでもない。チンパンジーでもなければクモザルでもない。人間だ。だから、**「人間について行われた研究だけを参考にしなければならない」**ということだ。

また、本書ではできるかぎり、関連性に関する研究ではなく、**「因果関係のある要因」**に焦点をあてていこうと思っている。2つの要因に相関関係（Aが変化するとき、Bも変化する）があるからといって、一方の要因がもう一方を引き起こしたと決めつけるのは危険だからだ。

「膨大なエビデンス分析×医師としての知見」から出したベストアンサー

本書の第1部**「肥満の真実」**では、いつから肥満がまん延するようになったのか、家族歴が肥満にどう関係するのかを考察し、さらにこの2点から真の〝太る原因〟がどのようにあぶりだされるのかを述べようと思う。

第2部**「『カロリー制限』という幻想」**では、現在広まっているカロリーに関する理論を掘り下げ、〝運動〟や〝食べ過ぎ〟について考察する。そのうえで、現在の肥満に対する理解のどこが間違っているのかに言及する。

第3部**「世界最新の肥満理論」**では、〝ホルモンが肥満の原因である〟という理論を紹介し、最新医学の見地から肥満について明確な説明を試みる。各章では、体重の管理に**「インスリン」**が中心的な働きをすることを説明し、体重増減の黒幕**「インスリン抵抗性」**の重要性についても詳述する。これは、糖尿病であろうとなかろうと、万人に共通する「太る（やせる）キーワード」だ。

第4部**「社会的肥満」**では、肥満の背景にホルモンの働きがあることで、様々な社会生活的要素が肥満にどうつながるのかを見ていく。貧困と肥満はなぜ関連性があるのか？子どもの肥満にどうやって対処すればいいのか？

第5部**「太る食事」**では、体重の増加に、脂質、たんぱく質、炭水化物という3大栄養素がどのように関わっているのかを考察する。さらに、体重を増加させる主犯人「フルクトース（果糖）」と「人工甘味料」の実害についても検証する。

第6部でいよいよ**解決法**が登場する。ここでは、自力で長く続けられる肥満の治療法の指針を示す。血中のインスリン過多によって起こるホルモンの不均衡に対処することで、それが可能になる。

インスリンの量を抑えて肥満を解消するための「食事リスト」には、「糖類」や「精製された穀物」の摂取量を減らすこと、「たんぱく質」を過剰に摂取しないこと、そして体にいいとされる「脂質」や「食物繊維」を摂ることなどが含まれている。間欠的に食事を抜くことも、カロリー制限ダイエットのマイナス面を被《こうむ》ることなく、肥満を解消するのに有効だ。

また、ストレスを軽減し良質な睡眠を確保することで、「コルチゾール」と呼ばれる肥満誘因物質の分泌量を抑え、インスリンをコントロールすることもできる。

本書では、「人間が太る仕組み」から説明する。肥満は2型糖尿病と重要な共通点も多々あるものの異なる点もあり、**本書は第一義的には肥満について述べたもの**である。

現在の栄養学における定説に異議を唱えるのは、物議をかもすことでもある。しかし、その結果から得られる健康や日々のパフォーマンス向上のほうがはるかに重要なので、見て見ぬふりをするわけにはいかない。

体重が増加する「本当の原因」は何か？　それに対して私たちは何ができるのか？

この問いこそ、本書の全篇《ぜんぺん》にわたるテーマだ。

肥満を解明する革新的な理論とその対処法こそ、より健康な未来のための「新しい希望」である。

医学博士　ジェイソン・ファン

トロント最高の医師が教える
世界最新の太らないカラダ
目次

2章 残酷な真実——肥満は親から子へ遺伝する

第2部 「カロリー制限」という幻想

カロリーゼロで落ちる体重は「ゼロ」

3章 「食事量は関係ない」と断言できる——「削ってもムダ」だと示す膨大なデータ

第3部 世界最新の肥満理論

「肥満ホルモン」が宿主の体重を操作する

8章 イライラするたび体重増加――「ストレス太り」は実在する

9章 「低炭水化物ダイエット」の真相――データは「常識」とやや違っていた

第4部 社会的肥満

「普段の生活」が肥満を秘密裏に助長する

第5部 トロント最高の医師がやらない「太る食事」
最新科学が特定した「体重を増やす食べ物」

16章 「食物繊維」は絶対に摂ってほしい――脂肪吸収をセーブし細胞レベルで太らない

17章 「たんぱく質」への過剰期待――肉は敵か、味方か

18章 「脂肪」が体を変える――「いい脂肪」ならやせて健康になる不思議

第6部 医師が教える「太らないカラダ」の作り方

最新医学で実証済みの「減量の正解」

20章 世界最先端の医学分析を集約した 太らない食事術
──太るかやせるかは「タイミング次第」

装丁　井上新八
本文デザイン　荒井雅美（トモエキコウ）
DTP　山中　央
翻訳協力　株式会社リベル
編集協力　株式会社鷗来堂
編集　梅田直希（サンマーク出版）

第 1 部

肥満の真実

世界にはびこる「やせないダイエット」情報

1章 ダイエットの黒歴史

人類は「やせない知識」で減量に挑んでいる

人間性を脅かす寄生体として、肥満ほど悩ましいものを知らないし、想像もできない。

ウィリアム・バンティング（低炭水化物ダイエットの生みの親）

私たちが常に悩まされる疑問がある。

「なぜ太った医者がいるのか？」

人間の生理学の権威として認められているくらいだから、医者は肥満の原因を知っているはずで、その対処にも長《た》けているはず。それに、たいていの医者はとても勤勉である。誰もが太りたくないと思ってはいるが、医者ほど、スマートな健康体でいるための知識を持ち合わせている人はいないはずだ。

それなのに、なぜ「太った医者」がいるのだろう？

体重を減らすための一般的な方法は「食べる量を減らし、運動量を増やす」ことだ。完璧に理に適《かな》っているように見える。しかし、それでも一向に体重が減らないのは、減量したい人がこのアドバイスに忠実に従わないのが原因かもしれない。やろうという気持ちはあっても、なかなか行動に移せないのが世の常だ。

だが、考えてみると、医者というのは、医学部を卒業し、インターンシップ、研修医、フェロー（研究員）として働くなかで、自らを厳しく律し、専心してきた人たちだ。「太った医者は、自分のアドバイスに従うだけの意志の強さがないだけだ」とは考えにくい。となると、残る可能性は、**これまでの一般的なアドバイスが間違っていた**ということになる。もしそうなら、肥満に対する私たちの理解そのものが、根本から間違っているということだ。

肥満がまん延している昨今の社会を見れば、それが最もありえるシナリオではないだろうか。ゆえに、私たちは肥満という「人間の病」を完全に理解するところから根本的に取り組まねばならない。

助言を下す「医者」が太っている

肥満であれそのほかの疾患であれ、まず始めに考えなければならない最も重要なことは**「原因」**である。私たちはその答えをすでにわかっていると思いこみ、この非常に重要な問いに取り組んでこなかった。一見、答えは明らかなように思える。「単なる摂取カロリーと消費カロリーの問題」そう思いこんでいたのだ。

カロリーとは、「食物から摂り入れるエネルギーの単位」のことで、体が様々な機能、たとえば呼吸、新しい筋肉や骨の生成、血液の循環、そのほかの代謝をする際に消費される（食物エネルギーのなかには、脂肪として体に蓄積されるものもある）。

「摂取カロリー」は、私たちが食べることにより得る食物エネルギーのことを指し、「消費カロリー」は様々な代謝のために使われるエネルギーのことをいう。

「摂取カロリーが『体内で燃やされるエネルギー』よりも上回ると体重が増える」「たくさん食べてあまり運動しないと体重が増える」「カロリーを摂り過ぎると体重が増える」と私たちは（医者も）思っている。いま挙げた〝真実〟は自明のことのように見えるため、私たちはいったいそれが本当なのか疑ってかかることをしない。

だが、本当に正しいのだろうか？

「本当の原因」だけに対処する

たしかにカロリーの摂り過ぎは体重増加の〝近因〟かもしれないが、**〝根本原因〟ではない。**近因とは「直接的な原因」で、根本原因とは「一連の事象を最初に引き起こした原因」である。

アルコール依存症を例にとって考えてみよう。何がアルコール依存症を引き起こすのか？　近因は「アルコールを大量に飲むこと」だ――これは否定しようがない真実だが、それがわかったからといって何の役にも立たない。アルコール依存症とは「アルコールを大量に飲むこと」なのだから、この問いと答えは同じことをいっているに過ぎないのだ。

近因に対して治療上のアドバイスをしても――「そんなに大量のアルコールを飲むのはやめましょう」――意味がない。

ここで私たちが本当に注目すべきことは、「なぜアルコール依存症になったのか」という根本的な原因である。根本的な原因としては、次のようなものが挙げられる。

- アルコールのもつ中毒性
- アルコール依存症の家族歴
- 家庭でのストレスの過多
- 依存症になりやすい性格

ここにこそ疾患の真の原因があり、**治療は近因ではなくこうした「根本原因」に対して行われなければならない**。

もうひとつ例を挙げてみよう。飛行機の墜落事故はなぜ起こるのだろうか？　近因は「重力に負けない揚力がないこと」である――これも極めて正しいが、それがわかっても意味がない。根本原因は次のようなものになるだろう。

- 人的ミス
- 機器の故障
- 荒天

根本原因を理解すれば、この場合なら、パイロットの訓練法の改善やメンテナンス計画の厳格化といった**効果的で効率のいい解決法**につなげることができる。

「重力に負けない揚力を」（たとえば翼を大きくする、もっと強力なエンジンにする）というアドバイスをしたところで、墜落事故はなくならない。

成人の6割が「体脂肪」を誤解している

これと同じことはすべてにおいていえる。

たとえば「この部屋はなぜこんなに暑いのか？」

近因　　：入ってくる熱エネルギーのほうが、出ていく熱エネルギーよりも多いから

解決策　：換気扇を回して出ていく熱を増やす

根本原因：設定室温が高過ぎる

解決策　：設定室温を下げる

「なぜボートが沈むのか？」
近因　　：浮力よりも重力のほうが大きいから
解決策　：ボートを軽くして重力を小さくする
根本原因：船体に大きな穴が空いているから
解決策　：その穴をふさぐ

どちらのケースも、**近因に対する解決策には永続性がなく、意味のないもの**である。それに対して、根本原因に対する解決策のほうは、はるかに効果的だということがわかる。

同じことを肥満にも当てはめてみよう。

「なぜ体重が増えるのか？」
近因　　：消費するよりも多くのカロリーを摂取するから

消費カロリーよりも摂取カロリーのほうが多いことが近因ならば、この問いに対する答えは「個人の選択が根本原因」ということになってしまう。私たちはブロッコリーの代わりにポテトチップスを食べることを自分で選び、運動しないでテレビを見ることを自分で選んでいるからだ。だが、この理論からすると、肥満はその仕組みを研究し理解すべきものではなく、あくまで個人の失敗、その人の欠点に帰結してしまう。
やがて、肥満の根本原因を探さずに、問題を次のようなものにすり替えてしまう。

- **食べ過ぎ（暴食）**
- **少な過ぎる運動量（怠惰）**

肥満は「自分が蒔《ま》いた種」といわれ、あくまでも「自業自得」だという認識で終わってしまう。そういった考えで、私たちはこの問題の根本原因を理解したような気になって安心しているのだ。２０１２年に行われた世論調査では、アメリカ人の成人のうち61％が「食事するのも運動するのも個人の責任」であり、そのことが肥満のまん延につながっていると思う、と回答している。(1) 私たちが肥満の人を差別し、嫌う理由もそこにある。

だが、少し考えてみればわかることだが、これは真実ではない。思春期前の男の子と女の子の平均的な体脂肪率は同じだ。だが、**思春期以降、女性の平均体脂肪率は男性よりも50％高くなる。**男性のほうが女性よりも多くのカロリーを摂取するにもかかわらず、こうした変化が起こるのは、なぜなのか。

根本原因は何だろう？ 性格に欠点があるわけでもなければ、女性が男性よりも暴食で怠惰だということでもない。原因は、女性と男性ではホルモンの構成が異なるため、**女性**

は〝燃やすカロリー〟よりも〝体脂肪として蓄えてしまうカロリー〟のほうが多くなることだ。そこに、個人の選択との関係はいっさいない。

妊娠も体重の著しい増加を促す。この場合の根本原因は何か。これもまた、妊娠によるホルモンの変化であることは明らかである——個人の選択ではない。

何百万ドルもかけて導かれた「誤った結論」

近因と根本原因に関する誤解がもとで、「肥満を解消するには摂取カロリーを減らせばいい」と私たちは思いこんでいる。

そして、いわゆる権力者たちも、この〝思いこみ〟に同意している。

アメリカ合衆国農務省が2010年に発表した『米国人のための食生活指針』では、「体重を管理するためにカロリーの総摂取量をコントロールしよう」と力強く推奨された。

アメリカ疾病予防管理センターでは、患者に対してカロリーの摂取量と消費量のバランスをとるように警告しており[2]、アメリカ国立衛生研究所の冊子には「健康的な体重」にするには「食べ物や飲み物から摂るカロリーを減らすことと……運動量を増やすことだ」というアドバイスが書かれている[3]。

こうしたアドバイスはどれも、肥満問題の〝エキスパート〟が好んで言う、あの有名な「食事量を減らし、運動量を増やす」戦略と同じだ。

ここで、こんな疑問が持ち上がる。肥満の原因も対処法もすでに理解して、肥満にならないための教育や肥満解消のプログラムに何百万ドルものお金をかけてきたのに、**なぜ私たちはいまだに太り続けているのだろう？**

糖質制限は「科学上、最新の理論」とは違う

人類はいつもカロリーについて気にしてきたわけではない。**人類史上、肥満が増加したのはごく最近のこと**である。食べ物が豊富にある時代であっても、昔ながらの食生活を続けていれば、人類が肥満で悩まされることはなかったのだ。

その原因として多くの人が挙げているのは、糖類やでんぷん質を含む**「精製された炭水化物（糖質）」**だ。低炭水化物ダイエットの生みの親であるジャン・アンテルム・ブリア＝サヴァラン（１７５５～１８２６年）は、『美味礼讃《らいさん》』（新潮社、２０１７年ほか）にこう記している。「肥満の第２の主因は、人間が毎日摂っている主要な栄養素である〝粉類とでんぷん類〟だ。……**でんぷん質が含まれる食べ物を主食にする動物はすべて、否応なしに太っている**。人間もこの不変的な法則の例外ではない[4]」

食物はすべて３大栄養素である「脂質」「たんぱく質」「炭水化物」のいずれかに分類される。〝３大〟といわれるのは、私たちが口にする食物の大半はこの３つの栄養素からなるためである。でんぷん食品や糖類は炭水化物だ。

その数十年後、イギリスの葬儀屋、ウィリアム・バンティング（1796〜1878年）が、精製された炭水化物が太る要素であることを再発見した。1863年、彼は『市民に宛てた肥満についての手紙』という冊子を出版したが、これは世界で最初のダイエット本といわれている。

彼の生い立ちはごく普通だ。子どもの頃に太っていたわけでもないし、肥満の家系でもない。だが、30代の半ばになってから、彼は太り始めた。急激に増えたわけではなく、せいぜい年に0・4〜0・8キロ程度の増加だったが、62歳になる頃には、身長168センチ、体重92キロになっていた。現代人からすればたいしたものではないかもしれないが、当時は大変な肥満といわれた。彼は悩んだ末、医者にどうやったらやせられるか相談した。

まずバンティングは、食べる量を減らそうとしたが、虚しくもただ空腹を覚えるだけで、何の効果もなかった。次に彼は、ロンドンの自宅近くを流れるテムズ川でボートを漕《こ》ぐなどして、運動量を増やした。体力はついたが「猛烈にお腹がすき、その食欲に負けた[5]」。またしても彼は減量に失敗したのである。

最後に、彼は外科医にアドバイスを求め、新しいやり方を試してみた。糖類とでんぷん質を含む食べ物は太るため、それまで彼の食事のほとんどを占めていたパン、牛乳、ビール、甘いもの、ジャガイモ類を厳しく制限したのだ（今日の、精製された炭水化物を制限したダイエット、すなわち「ローカーボ・ダイエット」にあたる）。

すると、彼の体重はどんどん落ち、体調もすこぶるよくなったので、先ほど紹介した有名な冊子を書くことになったというわけだ。「体重が増えたのは〝太る炭水化物〟を大量に食べていたからだ」と彼は考えたのである。

信じているのは「100年前の説」

20世紀になると、精製された炭水化物の量を制限する食事療法が、肥満の標準的な対処法として確立され、1950年代には、これが最も標準的な肥満解消へのアドバイスとなっていた。読者のみなさんが祖父母に、肥満の原因は何か、と問えば、カロリーの問題だと答える人はいないだろう。代わりに、「糖類やでんぷん質を含む食品を摂らないようにすればいい」と言うに違いない。

かくして、この説が常識となり、実際に人々がその目で結果を観察することで、信憑《しんぴょう》性《せい》が高まっていった。もはや、栄養学のエキスパートや政府の見解など必要なかった。

一方、カロリー計算は、1900年代の初頭にロバート・ヒュー・ローズ博士が『Eat Your Way to Health（健康になる食べ方）』のなかで〝体重をコントロールできる科学的な方法〟として紹介してから一般的に行われるようになった。

続いて1918年に、アメリカの医師で新聞にコラムも掲載していたルル・ハント・ピーターズが、ベストセラーとなった『Diet and Health, with Key to the Calories（食事と健康――カロリーを理解するために）』を出版している。すると、アメリカ合衆国食品局は、当時局長だったハーバート・フーバーの指揮のもと、**カロリー計算が一般化するように方針を転換させた。**ピーターズ医師は肥満の患者に、まずは1日から2日は絶食するようにアドバイスして、その後は一日の摂取カロリーを1200キロカロリーまでと厳しく制限した。

こうして、カロリー計算は現在に至るまで、一般的なダイエット方法として取り入れられるようになったのだ。

「低脂肪」は心臓にも減量にも効果がない

一方、1950年代頃には心臓病の大幅な増加が認知され、社会問題となりつつあった。一見健康そうなアメリカ人が突然心臓発作を起こす、という事例が明らかに増えていたのだ。いまにしてみれば、当時の増加率はたいしたものではなかったといえるが。

ワクチンと抗生物質の発見に加えて、公衆衛生も改善したことで、医療の現場は変わった。以前なら死に至る感染症だった肺炎、結核、胃腸感染症などは治せる病となった。現在では心臓病とがんが死因として比較的多くの割合を占めているため、このふたつが異常に発生しているとの誤解が広がっている（図1-1参照）[6]。

図01-01 「1900年」と「1960年」の死因の比較

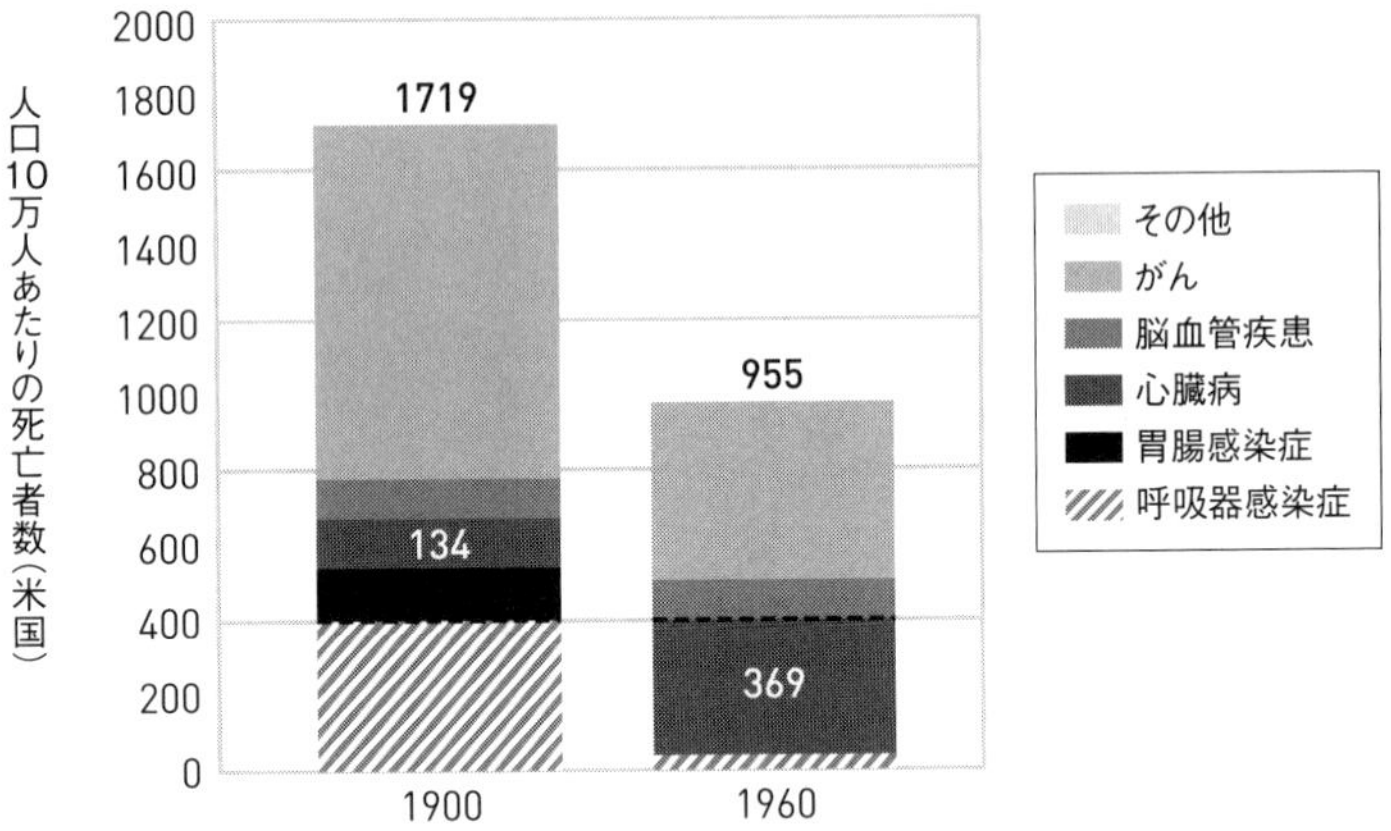

１９００年から１９５０年にかけて平均寿命が延びたことも、心臓疾患の増加が認知される要因となった。

１９００年の白人男性の平均寿命は50歳、[7]それが１９５０年になると66歳になり、１９７０年には68歳にまで延びた。これは、結核などの感染症で死に至る確率が減り、人が長く生きるようになった結果、心臓病の数が増えたことを意味する。

現在、はじめて心臓発作を起こす年齢の平均は66歳である。[8] 50歳の人が心臓発作を起こす確率は、68歳の人が起こす確率よりもかなり低い。つまり、寿命が延びるほど、心臓病の数が増え続けるということだ。

いい話には悪者がつきものである。今回は、食品に含まれる**「脂質」**がその役を担うことになった。食品に含まれる脂質は、心臓発作を引き起こす原因である血中の脂肪分、つまり「コレステロール」を増やすと考えられ、医者たちは低脂質の食事を推奨するようになった。

不確かな情報に基づいて、食品に含まれる脂質が悪者扱いされるようになったのである。

低脂肪食は「高糖質食」と内容は一緒

だが、当時は誰も気がつかなかったが、これにはある問題があった。**3大栄養素のひとつである脂質を減らすということは、その分をたんぱく質か炭水化物に置き換えること**になる。そして、肉や乳製品などたんぱく質を多く含む食べ物には脂質も多く含まれているため、**脂質を減らすためにはたんぱく質も減らさなければならない**。

食品に含まれる脂質を制限するとなると、その分を補うために、必然的に食品から摂る炭水化物の量を増やさなければならないことになる。そして、先進国では、炭水化物はその多くが高度に精製される傾向にある。

つまり、**「低脂質＝高炭水化物（それも精製された）」**という式が成り立つ。

このジレンマは重大な認知的不協和を生み出してしまった。精製された炭水化物は低脂質というプラスの面を持ちながら、同時に太ってしまうというマイナス面も持ち合わせる。

そこで、栄養学のエキスパートたちが出した解決策は、驚くことに「炭水化物は食べても太らない」と提唱することだった。代わりに、「脂質の摂取はカロリーが増えることを意味し、カロリーを摂り過ぎると太る」とした。**エビデンスも歴史上の前例もないのに、ある特定の食べ物ではなくカロリーの摂り過ぎが体重を増やす、と専断した**のだ。脂質は「食品に含まれる悪者」として、太る原因とされた。

だが、すべての人がこの説を信じていたわけではない。イギリスの高名な栄養学者ジョン・ユドキン（1910〜1995年）も、この説に異を唱えたことで有名だ。

彼は、食事と心臓病の関係を研究し、まず**食品に含まれる脂質と心臓病には何の関係もないこと**をつきとめた。そこで、心臓病、そして肥満を引き起こす犯人は糖類だと考えた。(9)(10)

彼が1972年に出版した『純白、この恐ろしきもの』（評論社）は、驚くほど先見の明がある。

しかし、現実世界では「肥満と心臓病を引き起こすのは脂質か、糖類か」をめぐって、研究者たちの論争は激しさを増していく。

「炭酸飲料を飲みなさい」という国家キャンペーン

この争いは、科学的な論争や研究の結果ではなく、政令が出されたことにより決着がついた。1977年、〈栄養と人間欲求における合衆国上院特別委員会〉の委員長だったジョージ・マクガバンは委員会を招集し、〝食品に含まれる脂質が問題〟との決定をくだした。「脂質はカロリーが高いため、心臓病を引き起こすだけでなく肥満の原因にもなる」と断言されたのだ。

この結果は『マクガバン報告』と呼ばれるレポートで発表されている。アメリカ国民は、政治家が行ったこのアドバイスに従い、間もなく世界中の人々もこのアドバイスに従うようになった。

政府機関がアメリカ人の食生活について言及したのは、これが初めてだった。いままで、「あれを食べなさい、これは食べてはいけない」と言うのは母親の役目だと思われていたが、これからは国家が教授してくれるというのだ。彼らは繰り返しこう言った。「脂質を減らして炭水化物を増やしましょう」

そして、国民に向けて、食事における具体的な目標が設定された。それには以下のようなものが含まれていた。

- 炭水化物の量を増やし、摂取カロリーの55〜60％を炭水化物で摂ること
- 脂質の量を減らし、摂取カロリーの40〜30％に抑えること。飽和脂肪酸（肉や乳製品などの動物性食品に含まれる脂質）の量が、脂質の3分の1を超えないようにすること

何の科学的根拠もなしに、かつては〝太るもと〟といわれた炭水化物の扱いがガラリと

変わってしまった。発表された食事療法ガイドラインでは、糖類はあい変わらず体によくないとされた一方で、**「精製された穀物類は修道女のように潔白」**だとされた。

このようにして、炭水化物は栄養学上の罪を免れて生まれ変わり、いまでは「全粒穀物ならさらに健康にいい」と言われるあり様だ。

科学的根拠の有無はほとんど問題にされなかった。このガイドラインが当時の栄養学の常識となり、そのほかは異端とみなされた。これに従わない者は笑われたことだろう。

1980年にアメリカ国民全体に向けて発表された『米国人のための食生活指針』は、マクガバンによるガイドラインで推奨されたものを厳密になぞったものだった。こうして栄養学における常識の変化が世界中で定着してしまったのである。

『米国人のための食生活指針』により——現在は5年ごとに更新されているが——あの悪名高いピラミッド型の食事バランスガイドが、科学的根拠がないにもかかわらず華々しく生まれることになった。ピラミッドの土台を成す、毎日食べるべき食品として挙げられているものは、パン、パスタ、ジャガイモ。これらは、かつては**太りたくないなら避けるべき食品**とされたものだ。

たとえば、1995年にアメリカ心臓協会（AHA）が発行した冊子『アメリカ心臓協会が勧める食事法――健康な米国人のための食生活指針』を見ると、「脂質とコレステロールを多く含まないパン、シリアル、パスタ、でんぷん質を含む野菜を週に6食以上は食べること」と記されている。飲み物に関しては「フルーツ・ポンチや炭酸飲料を選びましょう」と書かれている。なんということだろう。精製された小麦粉でつくったパンと炭酸飲料――最高の食事じゃないか。AHAに礼でも言いたいくらいだ。

誰が言うかで「正解」が二転三転する

こうして、すばらしい新世界に足を踏み入れたアメリカ人たちは、当時の栄養学の権威に従い、脂質を減らし、赤肉を減らし、卵を減らし、炭水化物の量を増やした。

医者が喫煙をやめるようにアドバイスすると、1979年には33%だった喫煙者の割合が、1994年には25%まで減少している。医者が血圧とコレステロールをコントロールするように、と言えば、高血圧の人は40%減少、高コレステロールの人は28%減少した。AHAのアドバイスに従い、アメリカ人がもっと多くのパンを食べ、もっと多くの炭酸飲料を飲むようになったのも当たり前である。

当然ながら、砂糖の消費量は増加した。1977年の『米国人のための食生活指針』では〝砂糖の摂り過ぎを防ぐ〟ことが明確な目標として掲げられたにもかかわらず、砂糖の消費量は2000年まで増え続けている。**脂質に注目するあまり、糖分については見逃さ**

れてしまっていたのだ。〝低脂肪〟や〝低コレステロール〟をうたった食品が増える一方、糖分に注意を向ける者は誰もいなかった。

食品加工業者は、これ幸いとばかりに、加工商品の風味づけをするために糖の添加を増やしていった。また、**精製された穀物の消費量は45%近く増加**し、アメリカ人のパンやパスタの消費量は増え続け、カリフラワーやケールは食べられなくなった(11)。

「バター」を避けた途端、人類は太り始めた

ある意味これは大成功だったともいえる。1976年から1996年にかけて、摂取カロリーに占める脂質の割合は平均で45%から35%に減少、バターの消費は38%減少、動物性たんぱく質は13%減少、卵の消費量も18%減少した。

これほど広く浸透した低脂質ダイエットだが、このときはまだ、その効果は実証されていなかった。人間の健康にどんな効果があるのか、誰も知らなかったのだ。にもかかわらず、私たちは人類史上最もスリムになったと、**致命的に間違った認識に浸っていた**。

そしてパンやパスタなど低脂質の炭水化物を盲目的に受け入れた。皮肉なことに、1863年から低炭水化物ダイエットが取り入れられている事実があるにもかかわらず、アメリカ心臓協会は2000年になってもまだ、低炭水化物ダイエットは危険で酔狂な食事療法だとしている。

図01-02 ▌成人における肥満人口の増加（20〜74歳、アメリカ人）

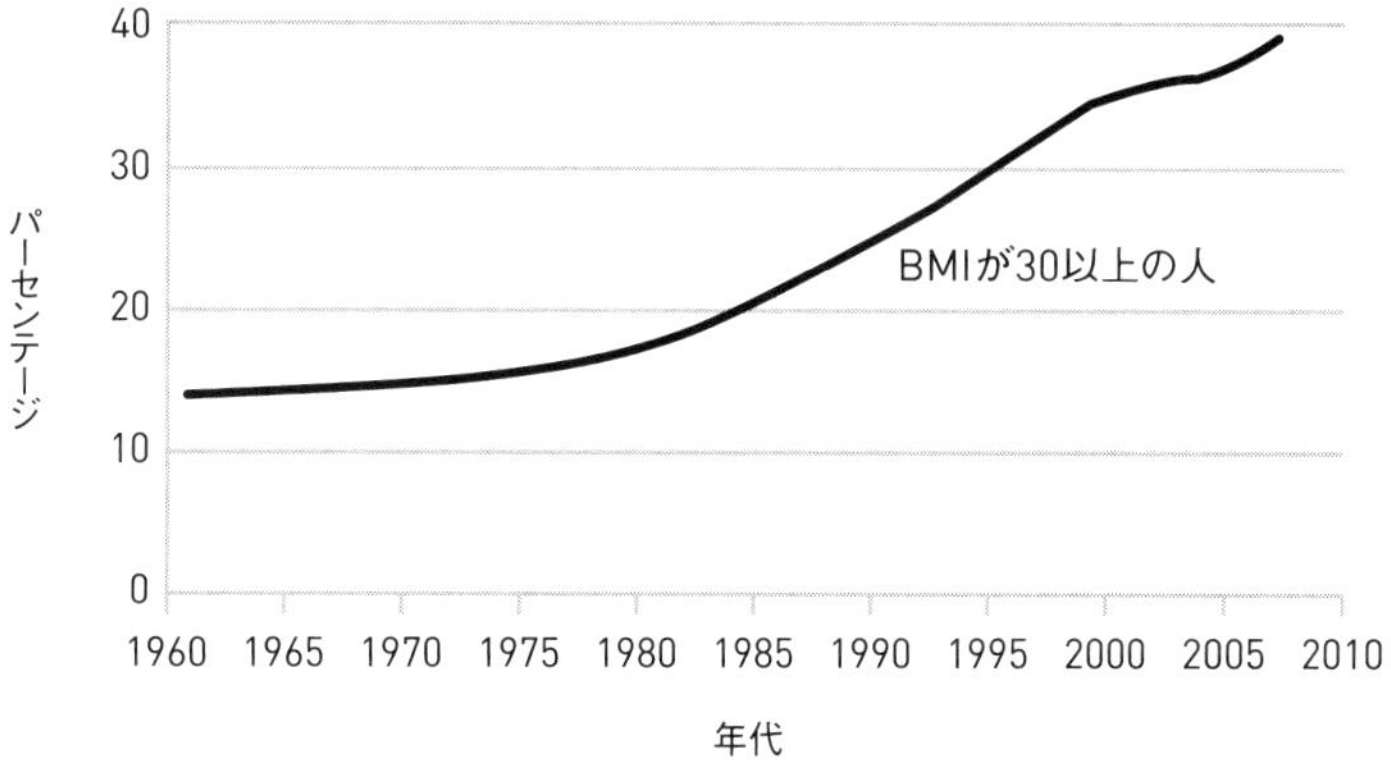

その結果どうなっただろうか？　本来の目的であった心臓病の発症率は期待していたほど減少しなかった。だが、この食事制限で、ある結果がはっきりと表れた――意図していなかったものだ。**ＢＭＩが30以上という定義に基づいた肥満の人の割合が劇的に増えた**のである。図1-2を見てもわかるとおり、この現象が起き始めたのはちょうど1977年からだ。[12]

肥満が急激に増え始めた年は、政府が「低脂質・高炭水化物の食事の推奨」へと指針転換した年と一致している。

これは、たんなる偶然だろうか？　それとも、この失敗は**遺伝的な体質**によるものなのだろうか？

2章 残酷な真実
肥満は親から子へ遺伝する

率直に言おう。**「肥満は一族に遺伝する」というのは極めて明らか**だ。[1]

肥満の子にはたいてい肥満の兄弟がいる。肥満の子どもは肥満の大人になり[2]、肥満の大人は肥満の子どもをもつ。「子どもの頃に肥満だった人が、大人になっても肥満になるリスク」は高い。これらは、否定しようがない事実だ。だが、ここで沸き上がる議論は、これがはたして遺伝的なものなのか、生活環境によるものなのか——つまり、昔からよくいわれる、**「氏か育ちか」**の問題である。

肥満に悩む者がいる家族は、肥満に結びつく遺伝的な特性を共有している。だが、肥満が社会にまん延したのは1970年代に入ってからだ。人間の遺伝子が、これほど短期間に変化するはずはない。遺伝子が肥満の原因だとすれば、個人が肥満になるリスクについては説明がつくかもしれないが、全国的な肥満の増加の説明にはならない。

家族は同じ環境で生活する。同じようなものを、同じような頻度で、同じように食べる。また、家族は車を共有し、肥満を誘発するような化学物質に同じようにさらされる。これらのことから、「現在の生活環境が肥満の主な原因」だと考える人が多い。

カロリーの摂り過ぎが肥満の原因だと考える従来の理論からすると、食べる量が増え運動量が減る、この〝有毒な生活環境〟こそがいけないのだと人々の暮らしを真っ向から非難することになる。実際に、私たちの生活習慣は1970年代からかなり変化している。

「低脂質、高炭水化物」の食事法／「一日の食事回数」の増加／「肉の消費量」の増加／「ファーストフード店」の増加／「車やその他の乗り物」による移動の増加／「テレビゲーム、コンピュータ」の普及／食品に含まれる「糖類」の増加／「一人前サイズ」の増大

これらすべてが、肥満につながる環境要因とされる。ゆえに、肥満に関する現代の理論では遺伝的な要素は勘案されないことが多く、主にカロリーの摂り過ぎが肥満につながると考えられている。「食べるのも運動するのも自発的な行動である。つまり遺伝的な要素はほぼ見当たらない」というわけだ。

では、本当に、人間の肥満に遺伝子はかかわっていないのだろうか？

「親が太っていると子が太る」エビデンス

遺伝と環境的要因が肥満にどのような影響を与えるのかを調べるには、古典的な方法と

して、**「養子を迎え入れた家族」**を研究してみるといい。この方法なら、遺伝的な要素は取り除かれることになる。養子として育てられている子を、〝生みの親〟と〝育ての親〟の双方と比べれば、環境的要因がどの程度関係しているのかを特定できる。

アルバート・J・スタンカード博士は、肥満に遺伝が関係するかどうかを、このような方法で何度か調べている[3]。たいてい生みの親の情報は未公開であることが多く、研究者が容易に入手することはできない。だが、幸いデンマークで、養子縁組に関する情報が比較的完全な形で残されており、双方の親の情報も記録されていた。

そこで、スタンカード博士はデンマークで養子になった540人の成人をサンプルとして取り上げ、それぞれ〝生みの親〟と〝育ての親〟との比較を行った。もし、肥満に最も影響を与えるのが環境的な要因だとすれば、養子は養父母に似るはずで、逆に、もし遺伝的要素が最も影響を与えるのであれば、彼らは生みの親に似るはずである。

その結果、**養父母と養子の体重に、相関関係はまったく見られなかった**。養父母がやせていても太っていても、養子が大人になったときの体重に違いは出なかったのだ。養父母により与えられた環境は、まったく関係がないということになる。

この発見は、かなり衝撃的だった。カロリーに主眼をおいたそれまでの一般的な理論では、「環境的な要因と個人の行動が肥満を招くもの」として非難されていたからだ。この理論では、食習慣、ファーストフード、甘いお菓子の摂取、運動不足、車の普及、遊び場の不足などの環境的要因が、肥満を助長する重大事項だとされていた。だが、スタンカード博士は、**「実際には肥満と環境的要因は関係ない」**という研究結果を打ち出した。事実、とても太っている養子がとてもやせている養父母に育てられている事例もあった。

一方、養子を生みの親と比べたところ、育ての親のときとはまったく異なる結果が出た。こちらは、**双方の体重にはっきりと一貫した相関関係が見られた**のだ。生みの親は育児にほとんど、あるいはまったく関与しておらず、栄養の大切さや運動に対する姿勢などを子どもたちに教えていない。それにもかかわらず、肥満の傾向は親ガモの後ろをついて回る子ガモのように彼らに受け継がれている。**太っている両親の子どもを〝やせている〟家庭で育てたケースでも、子どもはやはり肥満**になった。

太る原因の「7割」は血統にある

これはどういうことなのだろう?

環境的な要因と遺伝的な要因を見分けるのに有効な手法として、**「別々の環境で育てられた一卵性の双子研究」**もある。一卵性の双子の遺伝物質は100%同じで、二卵性の双子の場合は遺伝物質の25%が同じである。スタンカード博士は1991年、別々に育てられた一卵性、二卵性の双子と、一緒に育てられた一卵性、二卵性の双子について調査した。(4)

またしてもその調査結果は、肥満研究者たちに衝撃を与えるものだった。**「肥満を決定づける要素のおよそ70%が遺伝によるもの」**という結果が出たのだ。

70%。この結果は、**あなたの体重が増えやすい原因の70%は血筋によるもの**、ということを意味する。肥満は圧倒的に遺伝の影響が大きいのだ。

だが、同時に、**これほど肥満がまん延しているのは遺伝だけが要因ではない**ともいえる。肥満の発生率はこの数十年、比較的一定に推移してきた。それが、ある年代から急激に広がっている。

前にも述べたように、人間の遺伝子がそんな短期間に変化するはずがない。「肥満は遺伝の影響を最も強く受けているのに、遺伝だけでは説明がつかない」というこの矛盾は、どう説明すればいいのだろうか?

それでも「あなたに〝太る遺伝子〟はない」と断言できる

肥満の遺伝的要素を説明するためにまず生まれたのは、1970年代に広まった**「倹約遺伝子」**という仮説だ。これは、「生き延びるために体重を増やすというメカニズムが、進化の過程で人間に備わった」とする仮説である。

この説では次のような議論が展開される。

旧石器時代には食べ物が少なく、食料を手に入れることが困難だった。食べ物への欲求は、人間のなかで最も強い動物的本能のひとつだ。倹約遺伝子は、食べられるときに出来るだけ多く食べるよう私たちを促す。

この、遺伝子レベルで体重を増やそうとする性質は、人類が生き延びるうえでの利点ともいえ、人間は、体内の食品貯蔵（脂肪）を増やすことで食料が少ない時期も生き延びることができるようになった。カロリーを貯蔵せずにすぐ燃やしてしまう人間は、自然と淘《とう》汰《た》されていく。だが、食料が豊富となったいま、この倹約遺伝子は好ましくないかたちで人間の体に現れ、体重の増加や肥満を生み出すようになってしまった。私たちはただ、「太れ」という遺伝子の指示に従っているだけなのだ……。

この仮説は、表面上は問題なく理屈が通っているように見える。だが、熟れ過ぎたスイカのように、切って中を見てみると腐っている。

最も明らかな問題点は、**「野生の世界で生き残れるかどうかは、体重の問題ではない」**ということだ。捕食動物はやせている獲物よりも、太っていて動きが鈍い獲物のほうを好んで狙う。同じ理屈で、太った捕食動物には、やせていて動きが俊敏な獲物を獲《と》ることはとても難しい。太っているほうが生き延びるうえでいつも有利とはかぎらないし、逆に重大な不利益をもたらすこともある。「ナショナル・ジオグラフィック」チャンネルで、太ったトラやライオンが獲物を追いかけている姿を見たことがあるだろうか？　逃げる側の動物もみな、太っているだろうか？

「食欲を止めるホルモン」に働いてもらう

「人間は、遺伝的に過食しやすいようにできている」という仮説は間違っている。空腹のサインを出すホルモンがあるように、**満腹で食欲にストップをかけるホルモン**もあるのだ。

ビュッフェ形式のレストランのことを思い出してみるといい。〝満腹〟になったら食べ続けることはできない。そのまま食べ続ければ気分が悪くなって、嘔吐《おうと》してしまうのがオチだろう。つまり、**過食させる遺伝子などない**ということだ。

その代わりに、過食を防ぐ「強力な防御態勢」が、私たちには備わっている。

倹約遺伝子の仮説に基づけば、「慢性的に食料が不足していれば肥満にならない」ということになる。では、もともと年間を通じて食料の豊かな社会の場合はどうだろう。

たとえば、南太平洋の自治領トケラウでは、1年中ココナッツ、パンノキ、魚などが豊富にとれる。しかしこの島で肥満が問題になり始めたのは、文明化の波が押し寄せ、食事の西洋化が進んでからのことだ。

また、今日の北米では、世界恐慌（1929〜1933年）以降、広範囲にわたる飢饉《ききん》はない。それでも、1970年代になるまで肥満は広がっていなかった。

野生動物の場合、食料が豊富にあったとしても、冬眠する動物が通常のライフサイクルとして体重を増やす場合を除いて、病的な肥満はほとんど見られない。それに、**食料が豊富にあると、動物の個体数は増えるが、個体の大きさが大幅に増すことはない**。

ネズミやゴキブリを見ても明らかだろう。食料が少ないと、ネズミの数は減る。食料が豊富にあるときは、ネズミの数は爆発的に増える。だが、普通サイズのネズミが増えるだけで、それまでにいたネズミが病的な肥満になるわけではない。

それに、体脂肪率が高ければ生き残るのに有利だというわけでもない。男性のマラソンランナーの平均体脂肪率は5～11%だが、これだけあれば、1か月間何も食べなくても生き残れるだけのエネルギーになる。

また、**太っていることと肥満であることには、大きな違いがある**。肥満は、健康に害をもたらす程度にまで太っている状態を指す。熊は、クジラ、セイウチ、その他の肥えた動物と同じように太っているが、健康への影響に苦しんでいるわけではないので肥満ではない。実際、熊は遺伝子によって太るようにプログラムされている。

だが、人間はそうではない。むしろ、**やせている人のほうが有利になるように進化**してきた生物なのだ。

倹約遺伝子の仮説は肥満の説明にはならなかったが、ではいったい何だったら説明がつくのだろう？　第3部「世界最新の肥満理論」で詳しく見ていくが、**肥満の根本原因は、主に血中の「インスリン」というホルモンの濃度が高くなることによってホルモンの複雑なバランスが崩れること**である。これは後々ポイントとなってくるので、ぜひ記憶にとどめておいてほしい。

赤ちゃんのホルモンの特性は、生まれる前の母親の胎内環境に影響され、その時点でインスリンの分泌力や将来の肥満になる確率が決まる。カロリーのバランスの悪さが肥満の原因であるという説だけでは、この遺伝的要素を説明できない。カロリーのアンバランスを生み出す食べ物の摂取量と運動量は、個人の裁量によるものだからだ。「肥満はホルモンのバランスが崩れることにより起こる」という説のほうが、この遺伝的要素を論理的に説明できるのではないか。

そもそも、遺伝的な要素で説明がつくのは、私たちが目にしている肥満傾向の70％でしかない。逆にいえば、**残りの30％は私たちが自分でコントロールできる**ということになる。では、この30％を最大限に活用するにはどうすればいいのだろうか？

ダイエットと運動をただひたすらすればよい、という答えしかないのだろうか？

いや、違う。これまでの「やせる常識」がいかに間違っていたか、より正確に「正解」に近づくためにも、次のテーマではその誤りにフォーカスしてみていこう。

第 2 部

「カロリー制限」という幻想

カロリーゼロで落ちる体重は「ゼロ」

3章

「食事量は関係ない」と断言できる

「削ってもムダ」だと示す膨大なデータ

昔から、「肥満になるのは摂取したカロリーをうまく消費しないせいだ」とされてきた。つまり、人の体重は次のような簡単な等式で予測できると考えられていたのだ。

- 「摂取カロリー」－「消費カロリー」＝「体脂肪」

この等式が生みだす誤解を、私は〝**カロリー幻想**〟と呼んでいる。とてもシンプルで感覚的にわかりやすい考え方だけに、危険だ。だが、この幻想に基づいて次のような「間違った仮説」が数多く導かれていることを、知っておかなければならない。

「食べた分だけ太る」のどこが間違いなのか

- 間違った仮説その1：「摂取カロリー」と「消費カロリー」は独立した関係にある

この仮説には重大な間違いが含まれている。後で詳しく述べるが、この仮説が間違いであることは数々の実験で実証されている。そもそも摂取カロリーと消費カロリーは、互いに緊密に従属する変数だ（互いに影響し合っている）。摂取カロリーを30％減らすと、消費カロリーも30％減少するといったように、**摂取カロリーの減少は消費カロリーの減少を招く**。結果的に、人間の体重の減少は最小限にとどまるようにできているのだ。

・間違った仮説その2：「基礎代謝率」は一定である

私たちは摂取カロリーのことは気にするくせに、「運動以外で消費されるカロリー」のことはほとんど考えない。摂取カロリーを計算するのは簡単にできるが、体全体のエネルギー消費量の計算は複雑だ。だから、**運動以外で消費されるエネルギーは常に一定であるというわかりやすい仮説が生まれたのだが、これは完全に間違い**である。

基礎代謝量、食事による熱発生効果、非運動性熱産生、運動後過剰酸素消費量、それから運動によって消費されたものをすべて足し合わせたものが、「総エネルギー消費量」だが、この数値は、摂取カロリーやその他の要因で、**人によっては50％も前後**する。

・間違った仮説その3：人間は摂取カロリーを「意識的」にコントロールしている

「食べるという行為は意図的に行われる。私たちは自らの意志で食べることを選択しているのであって、空腹だから食べるというのはごく限られた場合だけだ」と考えられているが、実際には、**複雑に絡み合うホルモンがいつ食べ始めいつ食べ終わるのかを決めている**。

私たちは、主にホルモンによって出される空腹のサインに反応して、意識的に食べることを決定し、ホルモンから満腹のサインが出されたときに、意識的に食べるのをやめる。

たとえば、昼時の空腹時に揚げ物の匂いを嗅ぐと自然と食べたいという本能が働く。しかし、ビュッフェでお昼を十分に食べたばかりなら、同じ匂いを嗅いでも胸がむかむかするだけだろう。いつ食べるか食べないかは、主にホルモンにより決定されている証拠だ。

人間の体には、食べることを決定するための複雑なホルモンの仕組みがある。体脂肪の調整は呼吸と同じように無意識に行われ、こうしたコントロールが可能なのは、**「ホメオスタシス（恒常性維持機能）」**があるためである。そしてホルモンが摂取カロリーと消費カロリーをコントロールしているのなら、肥満はカロリーの摂り過ぎではなく、**「ホルモンの異常」**によって引き起こされるものであると考えていいだろう。

・間違った仮説その4：「脂肪の蓄積」は基本的に調節できない

そもそも、**体内のシステムはすべてホルモンの働きによって調節されている。**

身長の高さは「成長ホルモン」によって決まり、生殖機能の成熟を司《つかさど》っているのは「テストステロン」や「エストロゲン」といったホルモンだ。血糖値は「インスリン」「グルカゴン」などの働きにより、体温は「甲状腺刺激ホルモン」や「遊離サイロキシン」によって調節される……といったように、人間の体内では、数え切れないほどのホルモンが働いている。

だが、脂肪細胞の増殖は基本的に調節することができない、と私たちは思っていた。「食べればそれだけ脂肪が増える」「過剰に摂取されたカロリーはすべて鍵の壊れたドアのように脂肪細胞に入っていってしまう（脂肪細胞にカロリーが〝チャージ〟されることで体が太りだす）」と信じこんでいたのだ。

だが、この仮説は間違っていることがすでに証明されている。**体脂肪の増加を調節するホルモンが、新たにいくつも確認されている**のだ。なかでもよく知られているのは、脂肪の増加を調節する「レプチン」だが、アディポネクチン、ホルモン感受性リパーゼ、リポタンパク質リパーゼ、脂肪組織トリグリセリドリパーゼなども、体内の脂肪を調節する重要な働きをすることがわかっている（脂肪を溜《た》め込むよう促すホルモンがいくつもあるということ）。

つまり、「脂肪の増加がホルモンで調節されている」なら、肥満はカロリーの摂り過ぎではなく、ホルモンの異常により引き起こされるものであると言い切れる。

• 間違った仮説その5：どんな食品で摂ろうと、カロリーはカロリーだ

たしかに、どんな食品で摂ろうと、カロリーはカロリーなのだが、この仮説は**最も危険**である。「犬は犬である」「机は机である」と言うのと同じだ。犬は犬であることに間違いはないが、犬にも机にもたくさんの種類がある。ここで本当に問題となるのは、すべてのカロリーが同じように脂肪を増やす原因であるかどうかだ。

「どんなカロリーもカロリーだ」と言ってしまうと、体重の増加に影響する重大な唯一の変数が「カロリーの摂取量」であることを暗に示すことになり、どんな食べ物でもそのカロリーこそが問題だ、ということになる。

だが、「オリーブ油のカロリー」は「砂糖のカロリー」と同じような代謝応答を促すだろうか？　答えは明らかに〝ノー〟だ。このふたつの食品にはわかりやすい重要な違いがいくつもある。砂糖は血液中のグルコース（ブドウ糖）の濃度を高め、すい臓にインスリンの分泌を促すが（インスリンの主な役割は血中の糖濃度を調節すること）、オリーブ油を摂取してもそうはならない。オリーブ油が小腸から吸収されて肝臓に運ばれても、血液中のグルコースやインスリンが増えることはない。

つまり、**このふたつは、まったく異なる代謝やホルモン反応を引き起こす**のだ。

いま挙げた5つの仮説——体重を減らすにはカロリー制限をするのがいい、とされる根拠となっていた仮説——は、どれも間違いであることが証明されている。**すべてのカロリーが同じように体重増加の原因になるわけではない**のだ。

だから、私たちはもう一度、始めから考え直さなくてはいけない。

いったい何が体重の増加を招くのか、について。

図03-01 ▍「3大栄養素」のビフォー/アフター

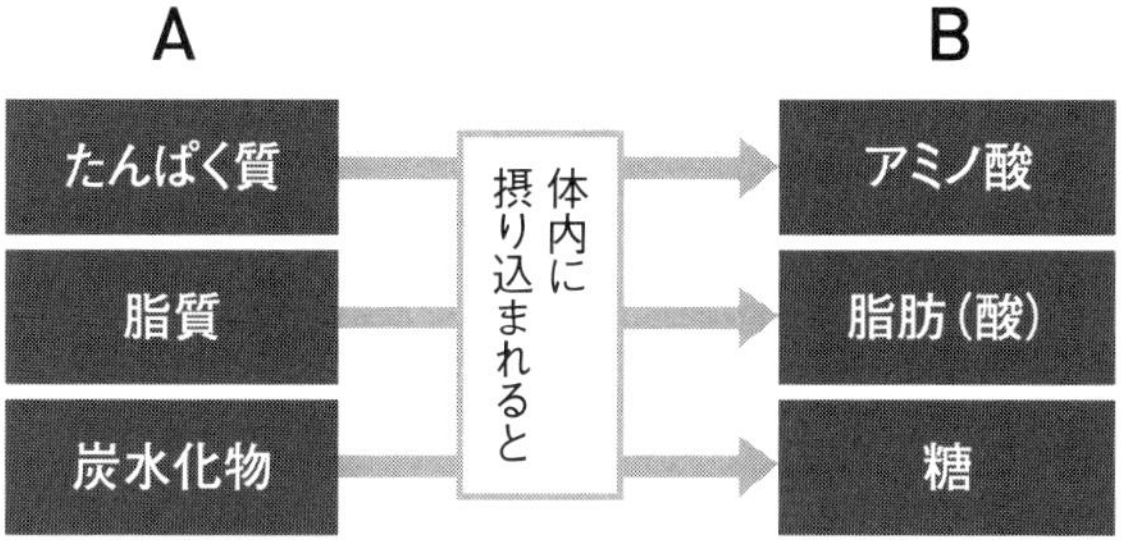

A→Bに変わる際、Aによって体内で分泌されるホルモンや酵素が異なる

「カロリー」と「油脂」は別物

カロリーとは簡単にいうと、**「エネルギーの単位」**だ。「食品を燃焼させたときに放出される熱量」がその食品のカロリーの値である。

私たちが口にする食べ物にはすべてカロリーがある。食べ物はまず胃に入り、そこで胃酸と混ぜ合わされたあと、ゆっくりと小腸に運ばれる。そして小腸、大腸を通る間に、体のあちこちに栄養分として吸収されていく。残ったものは便となって排出される。

ここで簡単に（そして大まかに）栄養素の話をしておこう。

たんぱく質は、体内に入るとその構成要素であるアミノ酸に分解される。アミノ酸は体の組織をつくったり修復したりするのに使われ、余ったものは蓄積される。一方、脂質は体に直接摂り込まれ、炭水化物はその構成要素である糖に分解される。たんぱく質、脂質、炭水化物のどれも体にエネルギーを供給する重要なものだが、代謝過程は大きく異なっている。

これは、**その栄養素によって刺激されるホルモンや消化酵素が異なる**からだ。これが後々、「肥満の謎」を解くうえで効いてくる。

「摂取カロリーが増えても太らない」というアメリカ20年研究の結論

私たちの体重が増えるのはなぜだろう？　現世に定着した〝最も一般的な答え〟は、「カロリーの過剰摂取」だろう。1971年から2000年にかけてのアメリカにおける肥満率の増加は、一日の摂取カロリーがおよそ2000～3000キロカロリー増加したこと(1)と関係していると見られたが、ここで注意しなければならないのは、「相関関係は因果関係ではない」ということだ。

さらにいえば、体重の増加と摂取カロリーの増加の相関関係は、最近では見られなくなっている。(2)実際に、1990年から2010年にかけて行われた米国国民健康栄養調査（NHANES）のデータでは、**「摂取カロリー増加と体重の増加に相関関係はない」**との結果が示された。肥満は一年ごとに0・37％増えたが、摂取カロリーはほぼ一定だったのだ。女性のカロリー摂取量の平均は１７６１キロカロリーから１７８１キロカロリーへ若干の増加が見られたが、男性の場合はむしろ２６１６キロカロリーから２５１１キロカロリーへと減少している。

イギリスでも「因果関係なし」との結果に

　英国における肥満の広がりは、北米とほぼ同じ様相を呈している。もう一度述べるが、体重の増加と摂取カロリーの増加に関連性があるというのは、正しくない[3]。英国の場合、摂取カロリーの増加も、食品から摂る脂質の増加も、肥満とは関係がなかった――因果関係はないということだ。**実際、肥満率は上昇しているのに対し、摂取カロリーは減少していた**。よって、そのほかの要因が変化したものと考えられる。

　だが、私たちは、自分の体はカロリーと体重を量る天秤《てんびん》のようなもので、カロリーのバランスが崩れると、時間とともにそれが脂肪の蓄積となって現れると思っている。

・「摂取カロリー」－「消費カロリー」＝「体脂肪」

　熱力学の第1法則（エネルギー保存の法則）では、「エネルギーの獲得と喪失は独立して起こりえない」とされているので、もし、消費カロリーが常に一定なら、摂取カロリーを減らせば体重の減少につながるはずだ。肥満研究の第一人者ジュール・ヒルス博士は、２０１２年の『ニューヨーク・タイムズ』紙に寄稿した記事[4]のなかでこう説明した。

「物理学的に考えれば、体内に摂り入れるカロリーと出て行くカロリーが同じなら、体脂肪は変わらない、という法則が成り立つ。食べ物が体を動かす燃料として使われるときに、カロリーが消費される。だから、体脂肪を減らすには——肥満を解消するには——摂取するカロリーを減らさなければならない、もしくは運動量を増やして消費カロリーを増やさなければならない、あるいはその両方をやらなければならない。摂取するカロリーがかぼちゃであろうと、ピーナッツであろうと、フォアグラのパテであろうと、それは変わらない」

「頭脳労働」でもカロリーは減る

だが、人間の体というのは個々のシステムが独立して働いているわけではない。エネルギーは常に出たり入ったりしている。〝食べる〟という行為により、エネルギーは体内に摂り込まれるが、便となって体から排出されるものもある。

今日、余分に食べた200キロカロリーは、燃やされてエネルギーに変えられるかもしれない。あるいは、便として排出されるかもしれないし、肝臓で使われるかもしれない。

私たちは体内に摂取するカロリーのことばかり気にしているが、**実は消費カロリーのほうが、はるかに重要**だ。

体の消費エネルギーを決定づけるものは何だろう？　仮に、私たちが一日に2000キロカロリーの化学エネルギー（食べ物）を摂り入れるとしよう。この2000キロカロリーはどのような代謝活動に使われるだろうか？　可能性として挙げられるのは、次のようなものだ。

- 熱の発生
- たんぱく質の合成
- 新しい骨や筋肉の形成
- 認知（脳）
- 心拍数の上昇
- 1回拍出量（心臓が1回の拍動で送り出す血液の量）の増加
- 身体運動
- 解毒作用（肝臓、腎臓）
- 消化（すい臓、腸）
- 呼吸（肺）
- 排泄《はいせつ》（腸および結腸）
- 脂肪の生成

私たちは、摂取したエネルギーが燃やされて熱になっても、たんぱく質の合成に使われてもまったく気にしないのに、ことエネルギーが脂肪として蓄えられるとなると気になって仕方がなくなる。だが、人間の体が過剰なエネルギーを消費する方法は、体脂肪として蓄えるほかにも無数にあるのだ。

「食べない人ほどやせにくい」はどの研究を見ても明らか

甲状腺、副甲状腺、交感神経、副交感神経、呼吸機能、循環機能、肝臓、腎臓、胃腸の機能のどれもが、ホルモンによってしっかりコントロールされている。体脂肪も例外ではない。実際、**人間の体には、体重をコントロールするためのシステムがいくつもある。**

脂肪が蓄積するのは、実は**「エネルギーの分配」**に問題があるとされている。

たとえば、体温を上げるよりも脂肪の合成に使われるエネルギーのほうが多い、といったこともその要因のひとつだ。エネルギーがどう消費されるかはホルモンによって自動的にコントロールされるため、私たちが意識的にコントロールできるのは運動によるエネルギー消費だけとなる。「脂肪の蓄積にこれくらい、新しい骨の形成にはこれくらいのエネルギーを振り分けよう」と自分で決めることはできない。こうした代謝過程は計測することができないため、ホルモンによって使われるエネルギーは「比較的一定している」と考えられてしまっている。特に、消費カロリーは摂取カロリーに関係なく一定である、と。つまり、私たちはこのふたつを独立変数だと消去法的に思いこんでいるのだ。

例を挙げてみよう。あなたが一年に稼ぐお金（収入）と使うお金（支出）で考えてみる。あなたは一年に10万ドル稼ぎ、10万ドル使っているとする。もし収入が年間2万5000ドルに減ったら、支出はどうなるだろう？　それでも毎年10万ドル使い続けるだろうか？あなたはおそらく、すぐに破産してしまうようなことはせずに、代わりに、年間の支出額を2万5000ドルに抑えて予算のバランスをとろうとするはずだ。この場合、収入と支出は、一方の減少がもう一方の減少を直接引き起こす従属変数だといえる。

この理屈を肥満にも当てはめると、摂取カロリーを減らして減量できるのは、消費カロリーが変わらない場合だけということになる。だが実際は、**摂取カロリーを急激に減らすと、体はエネルギーの収支のバランスをとろうとして消費カロリーを急激に減らすだけ**で、体重の減少には直接つながらない。

これまで行われてきたカロリー制限の実験では、まさにこのことが証明されてきたのだ。

「食べずに毎週22キロ」歩くとどうなるか？

カロリー制限の実験をして、その効果を研究するのはたやすい。幾人かに食事を制限させ、体重が減少するか、その後も減少した体重を維持できるかを調べればいいだけだ。

こうした研究はこれまですでに行われている。

1919年、ワシントンのカーネギー研究所で、摂取カロリーを減らしたときにエネルギーの総消費量がどのように変化するかについての詳しい研究が行われた[5]。研究対象となったボランティアは、一日1400キロカロリーから2100キロカロリー程度に食事を制限する〝半飢餓状態〟におかれ、経過を観察される。これは通常の摂取カロリーより30%削減された食事である（今日の減量のための食事療法では、ほぼ同じレベルのカロリー制限が課されている）。さて、摂取カロリーを削減したことでエネルギーの総消費量（消費カロリー）は変わっただろうか？

実験参加者の**総エネルギー消費量は30%も減少**し、平均して、実験前のおよそ3000キロカロリーから1950キロカロリーに減っていた。100年近くも前から、摂取カロリーは消費カロリーに深く関わっていることが明らかだったわけだ。

30%のカロリー制限をすれば、消費カロリーもほぼ同じ30%減少する。つまり、エネルギーの収支バランスは常に保たれていることになる。

その数十年後の1944年と1945年、今度はアンセル・キーズ博士（1904〜2004年）が飢餓実験を行っている。これは「ミネソタ飢餓実験」と呼ばれ、詳細は2巻にわたる『The Biology of Human Starvation（飢餓状態にある人間の生理学）』[6]として1950年に出版された。

第二次世界大戦後、何百万という人が飢餓にさらされたが、その頃はまだ科学的な研究が進んでおらず、飢餓状態が人間の生理活動に与える影響は知られていないも同然だった。ミネソタでの実験は、カロリー制限をしている時期と、飢餓状態からの回復期における人間の状態を理解する目的で行われた。事実、この研究結果を踏まえて、飢餓状態にある人間の心理状態を詳しく書いた、救護者用の現場マニュアルが作成された[7]。

実験内容はこうだ。被験者は平均身長178センチ、平均体重69・3キロの健康で、平均的な体格の若い男性36人。始めの3か月、被験者は一日の摂取カロリーを3200キロカロリーとする、ごく標準的な食生活を送った。次の6か月は半飢餓状態にするため、1570キロカロリーのみが与えられたが、目標である体重24％減（もとの体重比）を達成するよう摂取カロリーの調整が行われたため、一日の摂取カロリーを1000キロカロリー未満に制限された男性もいた。与えられた食事は高炭水化物のものばかりで、ちょうど戦後の荒廃したヨーロッパで手に入る食べ物と同じようなもの（ジャガイモ、パン、マカロニなど）が与えられた。肉や乳製品などはほとんど与えられなかった。加えて、彼らは運動として週に22キロ歩かされた。

カロリー制限の時期が終わると、3か月間のリハビリ期間に入り、この間、徐々に摂取カロリーを増やしていく。このとき想定されていた一日の消費カロリーは3009キロカロリーだった。[8]

「デメリット」がメリットをゆうに上回る

実験対象となった男性たちには、心身ともに変化が見られ、キーズ博士本人もこの実験の過酷さに衝撃を受けた。実験期間の全般にわたって、被験者は常に寒がっていた。そのひとりはこう説明している。「**寒くて仕方ないんです。**7月の天気のいい日だというのに、私は防寒のためにシャツとセーターを着て町を歩いています。被験者ではなく、食事も十分に摂っている私のルームメイトは、夜は蒲団《ふとん》もかけずに寝ているというのに、**私は2枚の毛布にくるまって寝ているんです**[9]」

その男性は、**安静時代謝量が40%も落ちていた。**興味深いことに、この結果は30%の減少が確認された1919年の研究結果と酷似している。被験者の体力を測る指標も21%減少し、心拍数も35回――平均的な心拍数は1分間に55回――に減少していた。心臓の1回拍出量は20%減少し、平均体温は35・4度に下がり、血圧も下がっていた。[10]

被験者の耐久力は半減、とても疲れやすく、めまいを起こすようになっていた。髪も抜け、爪も割れるようになった。

「心臓」が弱まり「髪」が抜ける

精神的にも、悲惨な影響が見られた。被験者は食べ物以外のことにはいっさい興味がなくなり、食べ物に強烈に魅せられるようになった。なかには、料理本や台所用品を集める被験者もおり、常に襲われる激しい空腹感のせいで精神を病んでいった。**集中力がなくなり、大学を中退する者まで出た**。

いったい何が起こったのか。実験を始めるまで、被験者たちは普段の生活のなかで一日約3000キロカロリーを摂り、消費していた。それが突然、摂取カロリーを一日約1500キロカロリーに減らされたことで、体の機能は30〜40%のエネルギー削減を余儀なくされ、彼らの体内では混乱が生じたのだ。

具体的には、次のようなことが挙げられる。

- 体を温めるために必要なカロリーが少なくなると、体温が下がる。結果：**常に寒けを覚える**。
- 心臓が血液を送り出すために必要なカロリーが少なくなると、ポンプ機能が弱くなる。結果：**心拍数と1回拍出量が減る**。
- 血圧を保つために必要なカロリーが少なくなると、体は血圧を下げようとする。結果：**血圧が過度に下がる**。

- 活発な脳の代謝に必要なカロリーが少なくなると、認知機能が弱くなる。結果：**倦怠感《けんたいかん》を覚え、集中力が欠如する。**
- 体を動かすのに必要なカロリーが少なくなると、動けなくなる。結果：**身体活動が不活発になる。**
- 髪や爪の生成に必要なカロリーが少なくなると、髪や爪が生え変わらなくなる。結果：**爪が割れ、髪が抜ける。**

毎日1500キロカロリーしか摂取しないのに、体が毎日3000キロカロリーのエネルギーを使い続けたとしたら、いったいどうなるだろうか？　まず体中の脂肪が燃焼され、次に蓄積されたたんぱく質が燃焼され、そのあと死に至る。

当然である。だから、体はエネルギーのバランスをとるため、自動的に一日の消費カロリーを1500キロカロリーに抑えようとするのだ。実際は、**もしものときのために少し余力を残そうと、消費カロリーはもう少し低く調整されるかもしれない**（一日1400キロカロリーほど）。

食べる量を減らすと「前以上」に太る

少し考えてみれば、摂取カロリーが減った体は消費カロリーを減らさなければならないことは、すぐにわかる。一日に摂取するカロリーを500キロカロリー減らすと、1週間に0・45キロの脂肪が落ちていくと考えられる。では、これを200週間続ければ、90キロ落ちて、体重が0キロになるのだろうか？

もちろん、そうはならない。体はどこかの時点で、カロリー消費量を削減して、減少した摂取カロリーとのバランスを自動的にとるようにできている。**ミネソタ飢餓実験の被験者たちは35・3キロほど体重が落ちる計算だったが、実際に落ちたのは16・8キロだけ――予測の半分以下にとどまった。**「体重を減らし続けるためにはさらに厳格なカロリー制限が必要だったのだろうか」と考えてしまいがちだが、それは違う。

そのあと、被験者の体重はどうなっただろうか？

半飢餓状態にあるとき、体脂肪は体重よりもずっと速く落ちていった。体に力を与えるため、体内に蓄積されていた脂肪から先に使われていくからだ。回復期に入ると、被験者の体重はおよそ12か月で元に戻った。だが、体重はその後も増え続け、**結果的に実験前の体重よりも多くなってしまった。**

体は代謝活動（総エネルギー消費量）を抑えることで摂取カロリーの減少に素早く対応するが、それはいつまで続くのだろう？　カロリー制限を続けていれば、やがて体はエネルギー消費量を元に戻すのだろうか？

端的に答えれば、**「戻さない」**といえる。[11] 2008年に行われた研究では、始めは被験者の体重は10％減り、エネルギーの総消費量も予測どおり減少した。この状態は実験が終了するまで、まる1年続いた。その後1年経っても、体重が減った体のエネルギー消費量は低い——平均すると一日に約500キロカロリーほど——ままだった。**カロリー制限をすると、それに反応して代謝活動がすぐに減り、その減少がいつ終わるともなく続く**のだ。

「リバウンド」は意志の力と無関係

こうした実験結果を見れば、カロリー制限ダイエットが体にもたらす影響は明白である。たとえば、ある女性がダイエットに取り組む前には、一日に2000キロカロリーの食事をし、2000キロカロリーを消費していたとしよう。医者の勧めに従って彼女はカロリーを制限し、1回の食事量を減らし、低脂質の食事を心がけ、一日に摂るカロリーを500キロカロリー削減する。**すぐに、彼女の総エネルギー消費量も500キロカロリーか、それ以上に落ちる**。すると、彼女はめまいと倦怠感を覚えるようになり、寒がり、常に空腹を感じ、イライラして気分が落ち込んだりする。

それでも、そのうちきっとよくなるだろうと信じてダイエットを続ける。始めは体重が減ったが、削減された摂取カロリーに見合うように彼女の体がカロリー消費量を抑えるようになると、体重は横ばいになる。彼女は医者の言う通りに食事制限をしていたにもかかわらず、1年経っても事態は改善しない。そしてカロリーを制限した食事を同じように食べ続けても、やがて体重は少しずつ戻り始める。ほとほと嫌気がさした彼女はうまくいかないダイエットをやめ、また元通り一日2000キロカロリーの食事を摂り始める。彼女の代謝活動によるエネルギー消費量は一日1500キロカロリーまで落ちていたので、**あっという間に彼女の体重は増え、以前よりも太ってしまう**。周りにいる人たちは、彼女の意志の弱さが原因だといって非難する。

あなたにもこんな経験がないだろうか？　彼女の体重が戻ったのは彼女の失敗ではない。こうなるのは当たり前なのだ。

ここに書いたことはすべて、過去100年の間に詳細に記録されてきたことだ！

「食べた量」以上に脂肪は燃えない

もうひとつ例を挙げてみよう。

私たちが石炭火力発電所を運営していると仮定する。発電するためには、毎日2000トンの石炭を仕入れて燃やさなければならない。石炭が不足するといけないので、倉庫にはいくらかの石炭を備蓄してある。

さて、突然、1500トンの石炭しか調達できなくなったとする。それでも私たちは毎日2000トンの石炭を燃やすべきだろうか？　もしそうすれば、備蓄してある石炭まであっという間になくなってしまい、発電所は閉鎖するしかなくなる。町全体に、大規模な停電が発生することだろう。すると、無秩序な社会になり略奪も横行する。上司は私たちの愚行を咎《とが》めてこう言い放つ。「おまえらはクビだ！」私たちにとっては困った事態だが、上司がそう言うのももっともだ。

現実の世界では、私たちはもっとうまく対処する。1500トンの石炭しか調達できないことが判明した時点ですぐに、発電量を減らし、石炭の輸送量がさらに減るといけないので、実際は、1400トンしか燃やさないかもしれない。町では、明るさこそ落とさなければならないかもしれないが、大規模停電は起こらずに済む。上司は言う。「よくやった。君らは見かけほどバカじゃないな。みんな昇給だ！」その後も私たちはできるかぎり長く、1400トンの低出力を続ける。

摂取カロリーを減らすと消費カロリーも必然的に減るので、**「摂取カロリーを減らせば体重が減る」という理論の根幹となる仮定条件が、そもそも間違っている**のだ。この結論は、これまでに何度も証明されてきた。それでも私たちは、「今回のダイエットこそはどうか成功しますように」と願い続けている。

うまくいくことは、ない。この事実を直視しよう。心の底では、私たちもそのことに気づいている。カロリー制限をしたり、1回の食事量を減らしたりしても、倦怠感と空腹感を覚えるだけなのだ、と。**最悪なのは……減った体重がすべて元に戻ってしまうこと。**私たちはそれを知っているはずだ。

それなのに、医者が、栄養士が、政府が、科学者が、政治家が、メディアがこぞって、何十年も、「体重を減らしたければ摂取カロリーと消費カロリーを変えなければならない」と声高に言ってきたせいで、私たちはそれを忘れてしまった。「まずカロリーを制限しましょう」「食事量を減らし、運動量を増やしましょう」そう繰り返し聞かされてきたので、それがはたして真実なのかどうか、疑ってみようともしない。

その代わりに、ダイエットの失敗の原因は自分にある、と考え、失敗を自分のせいにしてしまう。食事療法を守らなかったのがいけないのだと、心のなかで自分を非難する人もいる。自分の意志の弱さを責め、言っても仕方のない後悔を口にしたりする。

だが、失敗したのは自分のせいではない。1回の食事量を減らし、カロリーを制限するダイエットは、失敗するのが当たり前なのだ。

食事量を減らしても、体重が減り続けることはない。

7年半「食事減×運動増」を続けて1キロも減らなかった

1990年代の初頭まで、バルジの戦い（1944〜1945年、アルデンヌ地方でのドイツ軍と連合軍の戦い）さながら、贅肉《バルジ》との戦いはうまくいっていなかった。肥満は加速度的にまん延し、2型糖尿病もそのあとを追うかのように増えていった。

低脂質の食事を摂ろうというキャンペーンも、期待していた成果が得られなかったために下火になっていく。**パサパサの皮なし鶏むね肉やライスケーキを頑張って食べても、私たちはどんどん太り、病気になる。**

解決策を模索しようと、アメリカ国立衛生研究所はおよそ5万人の閉経後の女性を集めて、過去最大規模の、食事療法に関する研究を行った。

2006年に研究結果が発表されたこのランダム化比較試験は、「Women's Health Initiative Dietary Modification Trial（女性の健康促進において食事介入が疾患のリスクを低減させるかどうかについての試験）」と呼ばれた[12]。この試験は、食事療法に関してこれまでに行われた研究の中で、間違いなく最も重要なものだろう。

研究対象となった女性のおよそ3分の1は、1年間にわたって18種類の教育セッション、グループ活動などに参加し、自分の目標を声に出して宣言したり、個人的なフィードバックをもらったりした。日々の食事では脂質を制限し、一日の摂取カロリーを20％削減。同時に、野菜や果物を一日5回、穀物は6回摂るよう指示され、運動量も増やすよう推奨された。

一方、比較グループの女性たちは、いつもと変わらない食生活を送るよう指示された。『米国人のための食生活指針』を手渡されただけで、あとは何のアドバイスもなかった。

研究開始時の被験者の平均体重は76・8キロ、平均BMIは29・1で、被験者は米国内基準で〝前肥満〟のカテゴリー（BMIが25〜29・9）に分類される人たちだった。〝肥満〟（BMIが30以上）の人は実験から除外された。被験者は、医者に勧められた食事法を取り入れることで肥満、心臓病、がんなどが期待どおり減るかどうかを、7年半にわたって追跡調査された。

食事療法のカウンセリングを受けたグループには、成果が見られた。このグループの女性は、一日の摂取カロリーを1788キロカロリーから1446キロカロリーに減らした状態で7年余りを過ごした。カロリーに占める脂質の割合は38・8％から29・8％に減少、逆に炭水化物は44・5％から52・7％に増加。一日の運動量は14％増えた。対する比較グループは、これまでと同じように高カロリー、高脂質の食事を摂り続けた。

結果はこうだ。「食事量を減らし、運動量を増やした」グループは幸先よく、最初の1年で体重が平均1・8キロ減少したが、2年目になると体重が増え始め、実験が終了する頃には、**実験グループと比較グループに大差はなかった**。

実験グループの女性の脂肪は筋肉に変わったのだろうか？　残念ながら、ウエストはおよそ平均0・6センチ、ウエスト・ヒップ比（ウエスト÷ヒップ）の平均も0・82から0・83に増え、彼女たちは**以前よりも実質太った**ということになる。**「食事量を減らし運動量を増やして7年半で減量しよう」という作戦では、実際は1キロも減らすことが**

図03-02 ▌7年半にわたる「太った」ダイエット実験

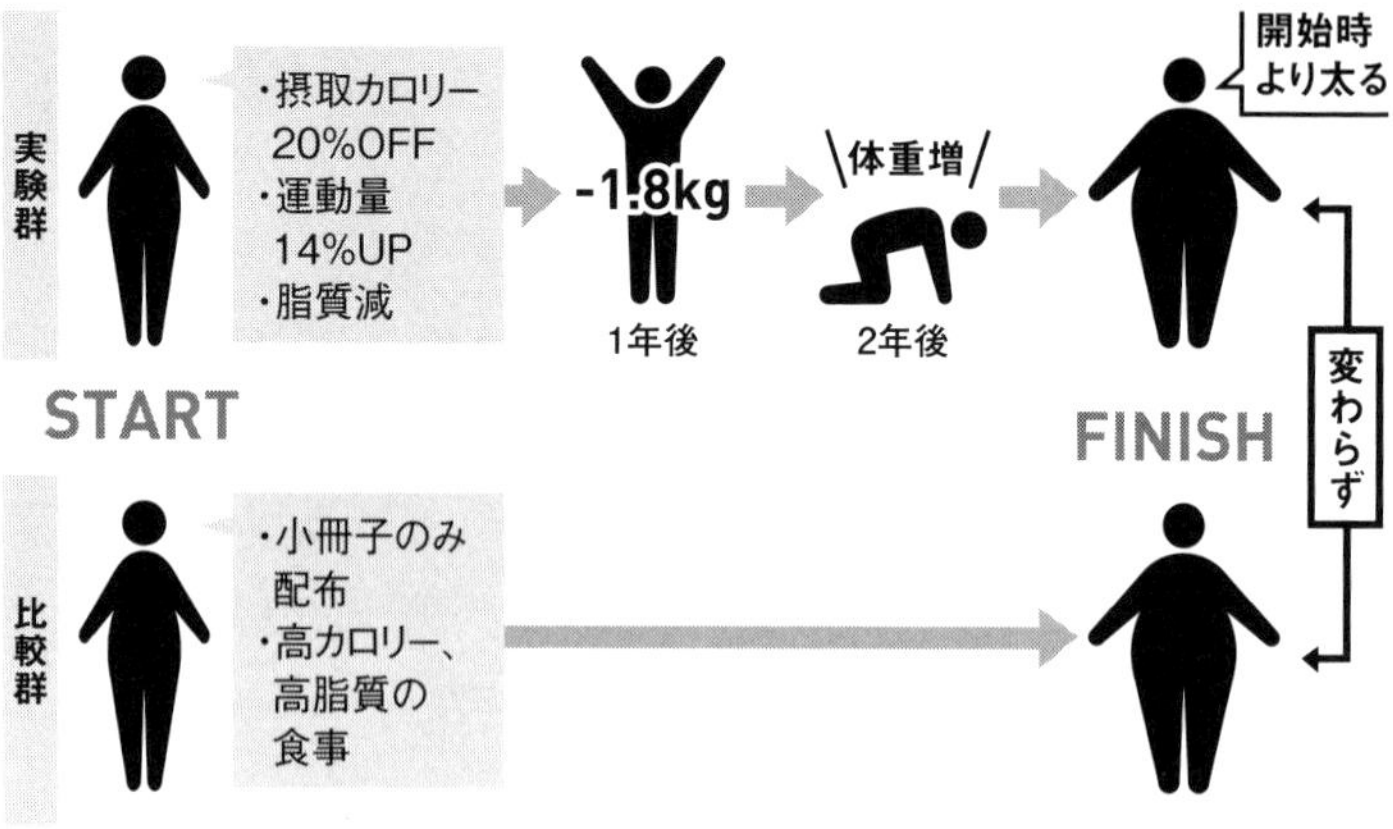

できなかったのだ。

この研究は、食事療法の実験記録に、新たな失敗を書き加えただけとなった。カロリー制限をしても減量にはつながらないということが、繰り返し確認されたわけである。アメリカ合衆国農務省の報告書を見れば、この失敗がさらにはっきりとわかる[13]。

こんなことを言う人が多い。「どうしてなのかわかりません。私は食事の量も減らしています。運動量も増やしています。それなのに体重が減らないんです」私にはその理由がわかる——**「食事を減らして運動量を増やす」というアドバイスが間違っているの**だ。

カロリー制限ダイエットに効果があるのだろうか？　答えは「ノー」だ。「Women's

Health Initiative Dietary Modification Trial」は、これまでに行われた「食事量を減らして運動量を増やす」方法の研究のなかでも、最も大掛かりで、最悪で、難しい研究だった――結果は、この方法が無意味であることを明らかにしただけだった。

「満腹ホルモン」の出が悪くなる

摂取カロリーと消費カロリーを調整して体重を減らそうという考え方は、「私たちが食べることを意識的にコントロールできる」という仮定のうえに成り立っている。だが、この考えは本章冒頭で見たように、ホルモンが体に大きな影響を与えるという事実を無視している。人間に元来備わっている特性は、〝恒常性の維持（ホメオスタシス）〟と〝変化への適応力〟だ。

人間の体は、日々変わりゆく環境にさらされる。そうした変化の影響を最小限に抑えるために、体は調節機能を使って、もとの状態に戻ろうとする。体重に関しても、同じことがいえる。

摂取カロリーが減ると、体ではふたつの大きな適応作用が起こる。1つ目の変化は、これまで見てきたように、エネルギーの総消費量の大幅な減少である。そして2つ目は、**空腹感をさらに刺激するホルモン信号が出される**という変化だ。体は、失った体重を取り戻すために「もっと食べろ」と私たちの脳に訴えるのだ。

この変化は、体重の減少に適応しようとするホルモンの働きについて精密に調べられた、2011年の研究で実証されている[14]。

被験者たちは一日あたり500キロカロリー削減された食事を与えられ、その結果、平均で13・5キロ体重が減少した。次に、その体重を維持するために、グリセミック指数(GI値)【訳注：食後血糖値の上昇を示す指数】の低い、低脂質の食事を摂ることと、一日に30分の運動をすることを課された。すると、被験者のやる気に反して、彼らの体重は半分だけだが元に戻った。

この研究で、グレリン(主に食欲を増進させるホルモン)などの様々なホルモンの値が分析された。すると、**体重が減ったことにより被験者のグレリンの分泌量は大幅に増え、1年以上経ってもまだ、通常のレベルよりも分泌量が多い**ことがわかった。

つまりこれは、やせようとしたことで被験者は、実験前より空腹を覚えやすくなり、それは研究が終わる頃になってもまだ続いていたということだ。

さらに、いくつかの満腹ホルモン(ペプチドYY、アミリン、コレシストキニンなど、食べ物に含まれるたんぱく質や脂質に反応して満腹感を与えるホルモン)の分泌量についての調査も行われた。こうしたホルモンが活発に分泌されることで、私たちは食べ過ぎを防ぐことができる。最初に体重が落ちてから1年以上経っても、**被験者の３つの満腹ホルモンの分泌量は、実験前よりもずいぶん低かった**ことがわかった。

つまり、被験者は満腹を感じづらくなったということだ。

脳の「我慢領域」が弱まる――ブレーキの喪失

空腹を感じることが多くなったうえに、満腹を感じづらくなると、食欲が高まる。

こうしたホルモン変化はすぐに起き、かつ、いつまでも続く。ダイエットをしている人が空腹を感じやすいのは、魔教に精神を操られているわけでも、意志が弱いわけでもない。ダイエット中に空腹感が増すのは自然なことで、体重の減少によって当然起こるホルモン反応ともいえる。

キーズ博士のミネソタ飢餓実験では、〝半飢餓状態の神経症〟という症状が初めて報告された。減量している人は食べ物の夢を見やすい。食べ物のことが頭から離れない状態になり、食べ物のことばかり考えるようになる。こうした異様な症状が出るのは、肥満のせいではない。正常な、「ホルモンの働きによる反応」だ。

まとめると、体重が減ると、ふたつの重要な反応が起きる。まず、エネルギーの消費を節約するためにエネルギー総消費量がすぐに減り、それがずっと続く。そして、体はもっと食べ物を得るためにホルモンに空腹のサインを出させ、その量は時間を追うごとに増していく。つまり、食べる量を減らして減量すると、失った体重を元に戻そうという本能が強く働き、空腹感が増し、代謝機能が弱まるのである。

機能的磁気共鳴画像法（ｆＭＲＩ）を用いた研究では、感情や認知を司る脳の部分が、食べ物による刺激で明るく光ることがわかっている。裏を返せば、**減量すると制御機能を持つ前頭葉皮質の活動が弱まる**ということなので、減量した人は食べ物に対する欲求を抑えるのが難しくなるのだ[15]。

これは、意志の弱さや道徳感の欠如とは、いっさい関係がない。生きるための自然なホルモンの働きにすぎない。むしろ、空腹が意思の錯乱を呼んでいるともいえる。

空腹を覚え、体が冷え、倦怠感を覚え、気分が落ち込む。これらはすべて、カロリー制限によって起こる自然な身体的反応だ。代謝機能が低下し空腹感が増すことは、肥満の原因ではない——結果だ。

肥満を解消するにはカロリー制限をするのがいいという理論の大きな柱——たくさん食べようと思ってたくさん食べてしまうから肥満になるのだ——は、率直にいって間違っている。たくさん食べようと思って食べているのではないし、食べ物が美味しいから、塩気や甘味や脂肪が美味しいから、たくさん食べてしまうのでもない。

脳が「もっと食べろ」と命じるから食べているのだ。

「カロリーを計算」してもいいが意味はない

カロリー制限は過酷なわりに失望しか生み出さない。

それでも専門家はいまだに「カロリー制限は減量に効く」と言っている。そして、体重が減らないとこう言う。「それは君のせいだ。君が食べ過ぎたからだ。君が怠け者だったからだ。頑張りが足りなかったせいだ。本当にやせたいと思っていないからだ」

実は、誰も認めたがらない真実がある。**「低脂質、低カロリーダイエットは効果がない」とすでに証明されている**ということだ。実に残酷な話である。食事量を減らしても、減量の効果は続かない。そう、うまくいかないのだ。本当に。

〝信頼できる健康情報をくれる人〟が「食事量を減らせば体重が減る」と言い、それを信じたせいでダイエットに失敗した人が自分自身を責めてしまうとは、なんとも残酷な話だ。

できるだけシンプルに言おう。**「食事量を減らす」のは意味がない**。それが真実だ。酷かもしれないが、受け入れてほしい。

「アスベスト」の次点レベル

ちなみに医薬品によるカロリー制限の方法は、まったく間違っているこの理論を強調しているに過ぎない。

肥満治療薬の「オルリスタット」は、食品に含まれる脂質の吸収を妨げるものである。オルリスタットは、低脂質、低カロリーダイエットの食事と同じ効果をもつ薬だ。

副作用は多いが、なかでも厄介なのは、〝便失禁〟と〝油状の排便〟だ。食品に含まれる脂質で吸収されなかったものが排泄され、たびたび下着を汚すことになる。

減量に関するフォーラムでは、この〝オレンジ色の油状の便〟について有益なアドバイスが行われている。白い下着をつけないように。そして、ただのおならだと思って安心しないように。

2007年、オルリスタットは、アメリカの消費者グループである〈プレスクリプション・アクセス・リティゲーション〉により、最悪な薬に対して贈られる〝苦い薬大賞〟を獲得した。この薬はほかにも、肝毒性、ビタミン欠乏症、胆石など、深刻な副作用があったが、**肥満治療薬であるオルリスタットの最も救いがたい問題点は、そもそも「まったく効果がない」**ということだ[16]。

無作為二重盲検法（医薬効果を客観的に検定する方法）による研究では、この薬を一日3回、4年間飲み続けたところ、2・8キロの体重の減少が見られた[17]。だが、91％の患者が副作用を訴えている。副作用を補って余りある効果があるとはいえない。

人工油脂である「オレストラ」もまた、カロリー制限が有効だという間違った理論に基づいて生まれたものだ。数年前に華々しく登場したオレストラは、体内で吸収されないためカロリーがない。

しかし発売から2年が経つと、オレストラの売り上げは落ち始めた。[18] 何か問題があったのだろうか？　オレストラを使っても体重が減らなかったのだ。

2010年、オレストラは『タイム』誌が掲載した「最悪な発明品トップ50」に入った。これは、**アスベストに次ぐ順位**だった。[19]

4 章

運動神話

残念ながら、走っても、走っても、やせません

ピーター・アッティア医師は〈ニュートリション・サイエンス・イニシアティブ〉の共同設立者だ。この組織は、栄養や肥満の研究における科学的分析の質を向上させることを目的として設立された。数年前まで、彼は長距離を得意とする水泳選手で、ロサンゼルスからサンタカタリナ島まで、およそ40キロ泳ぎきった十数人のうちのひとりだった。彼は、運動選手にとってはごく一般的な高炭水化物の食事を摂り、毎日3、4時間の練習を丹念に行っていた。それなのに、当時の彼は自分が最適だと思う体重を18キロオーバーし、BMIは29で体脂肪率は25%だったという。

だが、**運動をしていれば体重が減るはずではないのか？**

カロリーのバランスがとれていないこと――摂取カロリーの増加と消費カロリーの減少――が肥満になる原因だとされている。だから、私たちは、体重を減らすには運動が最も大切だと信じてきた。運動量を増やせば、摂り過ぎたカロリーを燃やせるはずだ、と。

「運動人口が増えても、太った人は減らない」統計データ

たしかに、運動するのは健康にいい。

「医学の祖」といわれた古代ギリシャの医者、ヒポクラテスもこんなことを言っている。

「少な過ぎず多過ぎず、適度に栄養を摂り運動をすれば、私たちは間違いなく健康になれるだろう」

1950年代になると、心臓病への懸念が広がり始めたこともあって、身体活動や運動についての関心が高まり始めた。1955年には、アイゼンハワー大統領が〈青年の体力に関する大統領諮問委員会〉を設置。1966年には、アメリカ公衆衛生局が、「減量には運動量を増やすのが最も効果的」と提唱し始め、エアロビクスのスタジオが雨後の筍《たけのこ》のように次々と開設されていった。

1977年にはジェイムズ・フィックスの『奇蹟のランニング』（クイックフォックス社）が大ベストセラーとなった。私が高校生だった1980年代の必読書といえば、ケネス・クーパー医師の『The New Aerobics（新しいエアロビクス）』だ。この頃、余暇に運動を取り入れる人が、どんどん増えていった。

運動をする人が増えたことで、肥満率は当然、減少するだろうと思われた。どこの国の政府も、減量のための運動を奨励するのに何百万ドルという資金をつぎ込み、国民を運動

させることに成功していた。英国では、1977年から2008年までに、普段から運動する人の割合が、男性では32％から39％に増え、女性でも21％から29％に増えた。[1]ところが、問題があった。**運動する人が増えても、肥満率の減少にはまったく効果がなかった**のである。私たちがオールディーズの曲に合わせて踊って汗をかいても、肥満は容赦なく増えていった。

「運動しない国」ほどやせの人が多い

図4-1[2]を見てほしい。

肥満率の上昇は世界的な傾向だ。最近実施された8か国を対象にした調査では、年間の運動日数は世界平均で112日だったところ、アメリカ人は最多の135日だった。オランダ人が最も少なく、93日。[3]どこの国でも、人が運動をする主な目的は体重を減らすことだ。こうして運動をした結果、肥満率の減少につながったかって？

よくぞ聞いてくれた。**年間の運動日数が少なかったオランダ人とイタリア人についていえば、ダンベルを使ってトレーニングに励んでいるアメリカ人に比べて、肥満率は3分の1**にとどまっている。

米国国民健康栄養調査（NHANES）のデータを見ても、問題は明らかだ。2001

図04-01 世界レベルで起きる肥満パンデミック

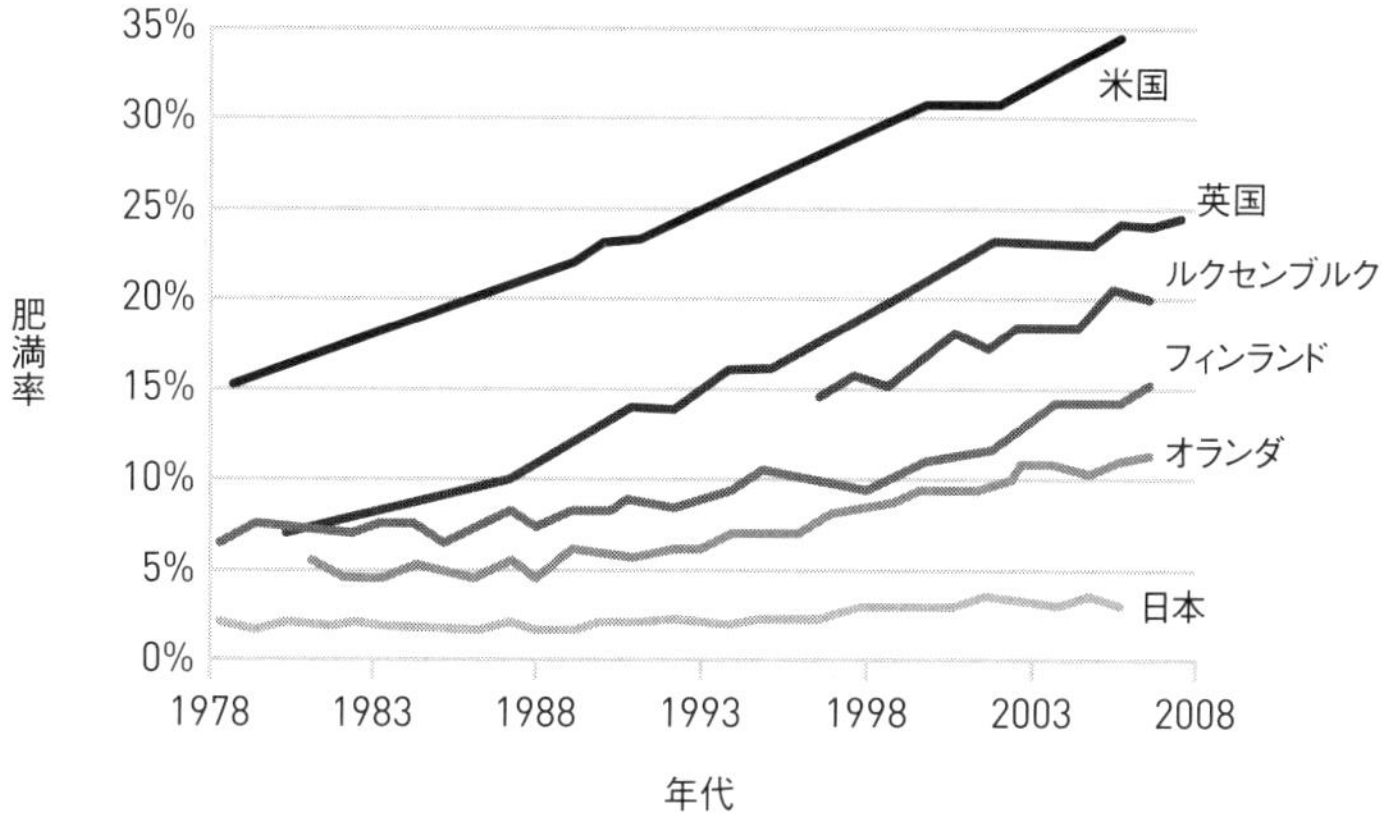

年から2011年にかけて、運動量は総じて増えている[4]。特定の地域にかぎっていえば(ケンタッキー州、バージニア州、フロリダ州、南北カロライナ州)運動量は大幅に増えた。

だが、むごい真実がここにある。運動量の増減にいっさい関係なく、肥満は増えている。運動量を増やしても、肥満は減らなかったのだ。

どうにも解せない結果だ。もっと運動をしなければだめだ、と言う人もいた。逆に、あまり運動をしないほうがいい、と言う人もいた。どっちにしろ、肥満は同じように増えていくのだから。

では、視点を変えて子どもの肥満を減らすのに、運動は有効だろうか? 端的に答えれば、**有効ではない**。2013年に発表された論文では、3歳から5歳までの子どもの運動量（活動量計を用いて計測された）と体重が比較されている。[5] 執筆者は、**「運動と肥満の間には何ら関連が見られない」**と結論づけた。

1日32キロ歩いて消費するカロリーは「月並み」

なぜうまくいかないのだろう?

摂取カロリーと消費カロリーのバランスが問題であるという理論に基づけば、運動量の減少こそ、肥満が増える主な原因ということになる。たとえば、かつてはどこに行くにも歩いて行ったのに、いまでは車を使っている。車など、人間の労力を節約する機器が増えたせいで、私たちの運動量は減っており、それが肥満につながったといわれている。テレビ、ゲーム、コンピュータの普及によって、座っている時間も長くなっている。

こうした説は、うまい詐欺師の言葉のように、始めは極めて理論的に聞こえる。だが、問題点がある。「真実ではない」という点だ。

研究者のハーマン・ポンツァーは、いまでも原始的な生活スタイルで暮らしている狩猟採集民族についての研究を行った。タンザニアのハッツァという民族は、食料を採取するために一日に24～32キロも足で移動する。彼らが一日に消費するエネルギーは、典型的な会社員よりも、ずいぶん多いだろうとあなたは思うかもしれない。だが、ポンツァーは『ニューヨーク・タイムズ』紙に寄稿した記事のなかで、驚くべき結果を述べている。**「これほど体を使っていても、ハッツァ族が一日に燃やすカロリーは、欧米諸国の一般的な成人とほとんど変わらないことがわかった」**(6)

比較的最近の活動率を、肥満が本格的にまん延する以前の1980年代の活動率と比べても、それほど減っているわけではない。(7)ヨーロッパ北部の諸国では、1980年代から2000年代の半ばまで、運動によるエネルギー消費量が計算され記録されてきた。それによると、驚いたことに、運動量はむしろ1980年代よりも実際は増えていることがわかった。

そこで研究者たちは、さらに一歩進んだ研究を行った。予測される野生哺乳動物のエネルギー消費量を計算したところ、エネルギー消費量は外気温とBMI指数によってほぼ決まることを突き止めた。それを基に、野生哺乳動物のピューマ、きつね、カリブー【訳注：北米のトナカイ】など**活発に活動する哺乳動物と、2015年の〝肥満人間〟の身体活動を比べたところ、肥満人間の身体活動量は決して少なくない**ことがわかったのである。

狩猟採集をしていた時代から運動量が減っているわけではない。1980年代と比べても運動量が減っているわけではない。それなのに肥満は驚異的なスピードで広まった。となると、運動量の低下が肥満を招く主な原因であるとは考えにくい。

運動量の低下が、肥満がまん延するようになった原因でないならば、おそらく運動をしても肥満をなくすことはできないだろう。

運動して燃やせる脂肪は「5%」が限界

一日に使われるカロリー（出ていくカロリー）は、正確にいえば**「総エネルギー消費量」**という。総エネルギー消費量は、基礎代謝量（のちほど定義する）、食事による熱発生効果、非運動性熱産生、運動後過剰酸素消費量、そしてもちろん運動によるエネルギー消費量を足し合わせたものだ。

- 「総エネルギー消費量」＝基礎代謝量＋食事による熱発生効果＋非運動性熱産生＋運動後過剰酸素消費量＋運動によるエネルギー消費量

ここで大切なポイントは、**総エネルギー消費量に含まれるのは運動によるエネルギー消費量だけではない**、という点だ。総エネルギー消費量の大部分を占めるのは運動ではなく**基礎代謝量**だ。これは、呼吸、体温の維持、心臓の拍動の維持、脳機能、肝臓機能、腎臓機能など、代謝によって体の機能を維持する働きだ。

例を挙げてみよう。軽い運動をしている平均的な男性の総エネルギー消費量は、一日あたり2500キロカロリーだ。これに対して、毎日、ゆっくりと（時速3キロ程度）45分間歩いた場合に燃やされるエネルギーは、およそ104キロカロリー。言い換えれば、ウォーキングをしても総エネルギー消費量のわずか5％ほどしか消費しないということになる。**カロリーのほとんど（95％）が基礎代謝に使われる**ということだ。

基礎代謝量は数多くの要因によって変わってくるが、その要因には次のようなものが含まれる。

- 遺伝
- 性別（基礎代謝量は、通常は男性のほうが高い）
- 年齢（基礎代謝量は年齢とともに落ちていく）
- 体重（基礎代謝量は筋肉量にともなって増えていく）
- 身長（基礎代謝量は身長が高いほど高い）
- 食事（過食か少食か）
- 体温
- 外気温（体が温められるか、冷やされるか）
- 臓器の機能

そのほか、睡眠、食事、運動以外の活動によって消費されるエネルギーのことを「非運動性熱産生」という。たとえば、散歩、ガーデニング、料理、掃除、買い物などがそれにあたる。

また、食事による「熱発生効果」は、食べ物を消化・吸収するときに使われるエネルギーを指す（食べ物に含まれる脂質などは吸収されやすく、代謝に要するエネルギーは少ない。たんぱく質の合成のほうが難しく、より多くのエネルギーを要する、など）。食事による熱発生効果は、食事量、食事回数、多量栄養素によって変わってくる。

「運動後過剰酸素消費量」は、細胞の修復、燃料の補充、そのほか運動後の回復活動に使われるエネルギーだ。

前述したように、基礎代謝量を測るのはとても難しいため、「非運動性熱産生、食べ物による熱発生効果、運動後過剰酸素消費量は常に一定である」という、わかりやすいけれども間違った仮説を私たちは作り上げてしまった。この間違った仮説のせいで、「私たちが変えることができるのは運動によるエネルギー消費量だけ」という重大な誤りを含んだ結論が導かれている。そして、消費カロリーを増やすには運動量を増やせばいい、といわれるようになってしまった。

だが、ひとつの大きな問題は、**基礎代謝量は一定ではない**ということだ。**摂取カロリー**

を減らすと、基礎代謝量は最大で40％も減少する。逆に、**摂取カロリーを増やせば、基礎代謝量は50％も増える。**

どうしても「食べた以上に動く」とやせそうに思える

これまで、「肥満の解消には食事療法と運動の両方が大切」だと、どちらも同じくらい重要であるかのようにいわれてきた。

だが、**食事療法と運動は、どちらも同じくらい大切というわけではない。**食事療法がバットマンだとすると、運動はさしずめロビン（バットマンの弟子という役どころの架空のスーパーヒーロー）といったところだろう。**肥満の原因の95％を占めるのは食事**なのだ。だから、そこにすべての注意を向けなければならない。論理的に考えれば、食事に的を絞ったほうが効果が出やすいということになる。

もちろん、運動は健康のためにいいし、大切だ——ただ、同じように大切なわけではない。運動することによる利点もあるだろうが、**体重を落とす効果は期待できない。**

野球にたとえて考えてみよう。バントは大切なテクニックのひとつだが、おそらく試合の5％ほどを左右するに過ぎない。残りの95％は打撃、ピッチング、守備にかかっている。だとすると、練習時間の50％をバント練習にあてるのは馬鹿げているだろう。

あるいは、もしこれから受けるテストの95％が数学で、5％が単語の書き取りだったとしたら？　勉強時間の50％を単語練習にあてるだろうか？

「マラソン」でもごくわずかしか減らない

「運動をしても思ったほど体重は減らない」という事実は、これまでに行われた医学研究で十分に立証されている。

25週間にわたって行われた研究では、**実際に減った体重は予測の30％**にとどまったことがわかっている[8][9]。最近行われた実験では、被験者の運動を週5回に増やし、1回あたり600キロカロリーを消費させた。10か月後、運動をした被験者たちの体重は4・5キロ減った[10]。だが、減ると予測されていた体重は16キロだったのだ！

長期にわたって実施されたほかのランダム化比較試験の多くも、運動が減量に及ぼす影響は限定的か、あるいはまったくないことを示している[11]。2007年に行われたランダム化比較試験では、**1年にわたって週6日、エアロビクスをやった被験者の体重は、女性の場合、平均で約1・4キロ減少、男性の場合は1・8キロの減少が見られただけ**[12]だった。

デンマークの研究グループは、座っていることの多かった人たちにマラソンをさせてみた[13]。すると、男性は平均で2・3キロ、体重が減少した。だが、**女性の体重の減少は……**

ゼロだった。体重を減らすことに関しては、運動はそれほど効果的ではないのだ。これらの研究では、体脂肪率にも大きな変化は見られなかった。

最も野心的で、多くの費用をかけて行われた、食事療法に関する包括的な研究「Women's Health Study（女性の健康に関する研究）」でも、運動についての研究が行われた。[14] 3万9876人の女性が、運動をよくする（一日に1時間以上）グループ、適度にするグループ、ほとんどしないグループの3つに分けられた。10年間にわたって観察が続けられたが、運動をよくするグループの女性に、体重の減少は見られなかった。さらに、研究結果には「身体組成に何ら変化は見られなかった」とある。つまり、**脂肪が筋肉に変わったということもなかった**、ということだ。

食欲が「思っている以上」に増大する

なぜ、実際に落ちた体重は予想よりはるかに少なかったのだろう？　その犯人は**「代償作用」**という現象だ——これには主にふたつのメカニズムがある。

まず、**運動をすると摂取カロリーが増える**——激しい運動をしたあとは、いつもより多く食べてしまうものだ（体にとって必要だから〝お腹がすく〟のだ）。ハーバード公衆衛生大学院の538人の学生を対象に行われたコホート研究（ある集団の生活習慣などを追跡調査して、疾患のリスクとその要因を明らかにする研究）では、「運動はエネルギーを消費する活動だと考えられているが、我々の研究結果はこの仮説を支持しない」とされた。[15]
運動の時間が1時間超過するたびに、学生らは292キロカロリー余分に食べたのだ。
体は安定した状態を保とうとする。だから、摂取カロリーが減れば、消費カロリーも減る。同様に消費カロリーが増えれば、摂取カロリーも増えるのだ。

代償作用のふたつめのメカニズムは、**運動以外の活動によって、そのほかの時間の過ごし方が変わってくる**というものだ。一日中頑張って働いたら、空いた時間に運動をしようとは思わないだろう。ハッツァ族は一日中歩き回るため、休めるときには体を休めていた。これとは対照的に、一日を椅子に座って過ごすことの多いアメリカ人は、機会があれば体をなるべく動かそうとしている。

この原則は、子どもであっても同じだ。学校で体育の授業を受けている7歳から8歳の児童と、体育の授業を受けていない児童を比較したところ、[16]体育の授業を受けているグループは、平均して週に9・2時間、学校で運動していたのに対し、もう一方のグループは学校ではいっさい運動をしていなかった。
だが、活動量計を使って身体活動を測定し、1週間の活動量の合計を比べたところ、ふたつのグループに差はなかった。なぜだろう？　**体育の授業を受けていたグループは、その分、家ではあまり動かなかった。体育の授業を受けていなかったグループは、家に帰っ**

てから、その分動いていた。結局、その差はなくなったというわけだ。

さらにいえば、運動することによって得られる利点には、当然ながら限りがある。食べ過ぎてしまった分を、運動を増やして清算しようというのは無理な話だ。偏った食事のツケから逃れることはできない。

また、運動量を増やすのが、いつもいいこととはかぎらない。運動は体にとってストレスのかかるものだ。少しの運動は体にいいが、やり過ぎるのは体によくない。(17)

肥満を減らしたいなら、肥満になってしまう原因に焦点をあてなければならない。もし、私たちの資金と調査と時間とやる気を運動に注いでしまったら、実際に肥満と戦うための資源は残っていないだろう。

「肥満に関する101の問題」と題した最終テストに、いま私たちは挑んでいる。95%の食事に関する問題と5%の運動に関する問題の出来によって、成績がつけられる。それなのに、私たちは勉強時間とやる気の50%を、運動に関する問題の勉強に費やしている。私たちのいまの成績が〝F（不合格）〟なのも無理はない――〝F〟は〝Fat（太っている）〟の〝F〟だ。

5章

過食のパラドックス
「食べ過ぎると太る」も大嘘？

サム・フェルザムは、個人向けにトレーニングの指導を行う認定マスタートレーナーとして、英国の健康産業で10年余り働いてきた。「カロリー制限理論はおかしい」と考えていた彼は、この理論が間違っていることを証明しようと、古くから行われてきた科学実験の手法である〝自己実験〟を行った。

従来の過食実験に新しいやり方を取り入れようと、一日に5794キロカロリーの食事を摂り、体重の増加を記録することにした。彼はやみくもに5794キロカロリーを摂ったわけではない。低炭水化物、高脂質の自然食品の食事を、21日間にわたって摂ったのである。自身の臨床経験に基づけば、「体重が増える原因はカロリーそのものではなく、精製された炭水化物にある」とフェルザムは信じていたからだ。彼が摂った食事の主要栄養素の内訳は、炭水化物10％、脂質53％、たんぱく質37％だった。一般的なカロリー計算では、7・3キロ体重が増えると予測された。だが、実際に増えた体重は、**わずか1・3キロ**だった。さらに興味深いのは、**ウエストが2・5センチ以上細くなっていた**ことだ。体重は増えたが、それは筋肉の重さだった。

だが、この結果は、フェルザムが何を食べても太らないような幸運な人だからと考えられなくもない。そこで、次の実験では、低炭水化物、高脂質の食事をやめてみた。その代わりに、一般的なアメリカの食事である、加工度の高い〝混ぜ物〟食品を多く取り入れた食事を、一日あたり5793キロカロリー食べ、それを21日間続けた。この実験の主要栄養素の内訳は、炭水化物64％、脂質22％、たんぱく質14％だ――『米国人のための食生活指針』に極めて似ている。すると今回の実験では、**カロリー計算から予測されたものとほぼ同じ分だけ体重が増えた――7・1キロだ。ウエストは9・14センチも膨らんだ。**わずか3週間で、お腹のぜい肉が増えたのだ。

同じ人間がほぼ同じカロリーの食事をしたのに、このふたつの食事法は驚くほど異なる結果を生み出した。食事内容の違いが原因であることは明らかであり、カロリー以外の要素が問題だということは、はっきりしている。

これは、まさに「過食のパラドックス」――カロリーの過剰摂取だけが体重増加の原因ではない――であり、従来のカロリー制限理論を覆すものだ。

「過食実験」はなぜ成功しないのか

「食べ過ぎが肥満を招く」という仮説の真偽は、簡単に検証することができる。ボランティアの被験者に食べ物を過剰に与え、何が起きるかを観察すればいいのだ。仮説が正しければ、被験者は肥満になる。

ありがたいことに、こうした実験はすでに行われている。イーサン・シムズ教授が1960年代の終わり頃、この手の研究では最も有名な実験を行った[1][2]。

彼はネズミを太らせようとした。だが、どれほどたくさん食料があっても、ネズミは満腹になるとそれ以上食べない。いったん満腹になると、どんなに刺激を与えても食べようとしない。これでは、ネズミは肥満にはならない。強制的に食べさせても代謝量が増えただけで、体重は増加しなかった。

するとシムズは、突拍子もない疑問を抱いた。人間を故意に太らせることはできるだろうか？　この問いは一見、シンプルなものに聞こえるが、これまでこの疑問に答えることのできる実験が行われたことはない。「その答えはわかりきっている」と誰もが思いこんでいたからだ。「食べ過ぎれば肥満になるのは当たり前だろう」と。

だが、それは本当だろうか？　シムズは近くにあるバーモント大学でやせている学生を集め、何でも好きなものを食べて体重を増やすように指示した。だが、シムズと学生の予想に反して、**学生たちは肥満にはなれなかった**。まったく思いもよらないことだったが、人間を太らせるのは、そう簡単なことではなかったのだ。

この結果はおかしいと思うかもしれないが、最近ビュッフェ形式のレストランで食事をしたときのことを思い返してみるといい。もうこれ以上食べられない、というくらいまで食べたことだろう。そのとき、ポークチョップ（豚の骨つきロース肉）をあともうふたつ、食べられると思うだろうか？　たぶん無理だろう。あるいは、食べるのを嫌がる赤ん坊に食事をさせようとしたことはあるだろうか？　赤ん坊は、血だらけの殺人鬼が目の前にいるかのように泣き叫ぶ。赤ん坊にたくさん食べさせようというのも無理な話だ。

人間に過食をさせるのは、思っていたほど簡単ではない。

「たっぷりの食事」を拒んだ刑務所の囚人たち

シムズはやり方を変えた。おそらく、この実験でうまくいかなかった原因は、学生たちが運動量を増やしてカロリーを燃焼させたからだろうと考えた。それなら体重がうまく増えなかったのも当然だ。

だから次は、たくさん食べるように指示したうえで、運動し過ぎないように制限しなければならない。その実験をするために、彼はバーモント州立刑務所の受刑者たちを被験者に選んだ。一日4000キロカロリーの食事をきちんと食べているかどうかを確かめるために、食事時間には毎回、係員がそばで見ていた。運動も厳しく制限した。

すると、面白いことが起きた。**受刑者たちの体重は始めこそ増えたが、その後は増えな**

くなった。始めはカロリーの多い食事が摂れることを喜んでいた彼らだが[3]、体重が増えるにつれ、たくさん食べるのが次第にしんどくなり、実験から脱落する者も出てきた。

だが、なかには、一日あたり1万キロカロリーまで食べるように説得された受刑者もいた！　結局、その後の4～6か月で、実験に参加し続けた受刑者の体重は、元の体重の20～25％程度増えた——ただし、この数字はカロリー理論から予測したものより、はるかに少なかった。そして体重の増加の仕方は、人により異なった。何かが、体重の増加に大きな個体差を生み出しているわけだが、それは摂取カロリーでも運動量でもない。

鍵となるのは、「代謝量」だ。被験者のエネルギー消費量は50％も増えていた。実験開始時の総エネルギー消費量は、一日あたり平均1800キロカロリーだったのが、2700キロカロリーに増えていたのだ。**被験者の体は、元の体重に戻そうと、余分なカロリーを燃やそうとしていた**わけだ。

この実験が終了したあと、被験者の体重はあっという間に、何の努力も要せず、元に戻った。被験者のほとんどが、増加した体重を維持することはなかった。**食べ過ぎによって体重が増加し、元に戻らないということはない**。同じように、食べる量を減らして体重が減っても、それを維持することはできないというわけだ。

あなたの体重は「勝手に調整」される

シムズが行った別の研究では、ふたつのグループに分けられた患者の比較が行われた。

やせている患者のグループには、太るまで食事をたくさん摂らせた。〝とても太っている〟のカテゴリーに入る人のグループには、〝太っている〟というレベルになるまで——つまり、ひとつめのグループと同じ体重になるまで——ダイエットをさせた。(4)

どちらのグループも同じような体重になったが、このふたつのグループで、総エネルギー消費量に違いはあっただろうか？　元々とても太っていたほうの被験者は、元々やせていた被験者の半分のカロリーしか燃焼させていなかった。元々とても太っていた被験者の体は、元の高い体重に戻そうとして代謝量を減らしていたのだ。対照的に、元々やせていた被験者の場合は、元の低い体重に戻そうとして、代謝量を増やしていたのである。

ここでも発電所にたとえて考えてみよう。毎日2000トンの石炭を調達して2000トンの石炭を燃やしているとしよう。突然、毎日4000トンの石炭を受け取るようになった。このとき、私たちはどうするべきだろうか？　仮に、従来通り一日に2000トン燃やし続けるとしよう。そうすると、石炭の在庫が積みあがっていき、倉庫はいっぱいになってしまうだろう。すると、上司は大声でこう言う。「なぜ、汚い石炭を私のオフィスに積み上げているんだ？　お前はクビだ！」

だが、私たちはもっと賢いやり方をするだろう。つまり、燃やす石炭の量を一日400トンに増やせばいいのだ。そうすると、発電量も増えるし、石炭が積みあがることもない。上司は言う。「君らはいい仕事をしているじゃないか。おかげで発電量の最高記録を達成したよ。みんな昇給してやろう」

「ハンバーガー」を食べても体はやせようとする

私たちの体も、同じように賢い方法をとろうとする。摂取カロリーが増加すると、消費カロリーを増やしてバランスをとろうとする。総エネルギー消費量が増えると、私たちはより活発になり、体温が高くなり、体の調子もよくなる。たくさん食べることを強要される期間が終わっても、増えた代謝量のおかげで余分な脂肪はすぐに減る。増加したエネルギー消費量の70％は非運動性熱産生だ[5]。

いま述べたような結果は、決してこの実験に特有の結果というわけではない。実際、過食に関する研究では、どれも同じ結果が出ている[6]。1992年に行われた研究では、被験者は通常の1・5倍のカロリーの食事を6週間食べ続けた。すると、体重と体脂肪は一時的に増えた。総エネルギー消費量の平均も、過剰な摂取カロリーを燃やそうとして10％以上増えた。やがてたくさん食べることを強要される期間が終わると、体重は元に戻り、総エネルギー消費量も元の値に戻った。

この研究の報告書ではこう結論づけられている。**「生理学的なセンサーが体重の変化に敏感に反応して、それを元に戻そうとしていることが認められる」**

ごく最近では、フレデリック・ニストロム教授が、被験者にいつもの倍のカロリーをファーストフードで摂らせる実験をした[7]。体重とBMIは平均で9%増え、体脂肪は18%も増えた――それ自体は、なんの驚きもない。だが、総エネルギー消費量はどうなっただろうか？　**一日に消費されるカロリーも12%増加**していた。世界で最も太る食べ物を食べたときでさえ、体はカロリーの増加に反応して、余分な摂取カロリーを燃やそうとする。

過去50年にわたり定説とされ、議論の余地がないほどの真実とされてきた肥満の理論「カロリーを摂り過ぎると必ず肥満になる」は、真実でないとしかいいようがない。何もかもが間違っている。

太るのは「体重の設定値」が高いから

カロリーを余分に摂取することで、自分の体が最適と判断する体重よりも一時的に重くすることはできる。だが、代謝量が増え、**そのうち体重は減って元どおりになる**。同じように、摂取カロリーを制限することで、自分の体が最適と判断する体重よりも一時的に軽くすることはできる。だが、代謝量が減り、体重はそのうち増えて元どおりになる。

肥満の人は自分の代謝量は低いと考えがちだが、実はその逆であることが証明されている。[8] 体重が少ないほど総エネルギー消費量は少ない。やせている被験者の平均エネルギー消費量は2404キロカロリーだが、肥満の人の平均エネルギー消費量は、運動をあまりしていないにもかかわらず、3244キロカロリーだ。

肥満の人の体は、体重を増やそうとしているのではない。余分なエネルギーを燃やして減らそうとしている。では、なぜ、肥満の人は……肥満なのだろう？

ここで関係する基本的な生物学的原理は、「恒常性の維持」である。**体重や肥満に関しては〝設定値〟というものがある**と考えられているが、この考えは1984年にキーシーとコルベットという二人組により提唱されたものである。[9] 体重が設定値から大きく変わることのないように、恒常性を維持しようとするメカニズムが働いて、体重が増えたり減ったりする。体重が設定値よりも低くなると、代償作用（109ページ参照）が働いて体重が増える。体重が設定値よりも高くなると、代償作用が働いて体重が減るというわけだ。

だから、**肥満の問題点は、「設定値が高くなっている」ということにある。**

少食に変えても「体の抵抗」にあうだけ

例を挙げてみよう。

次に、元の体重に戻すために食事を調整し、さらにそこから10～20％の体重を減少させることに成功した。その状況ごとに、総エネルギー消費量が測定された。

被験者の体重が10％増えたとき、彼らの一日の総エネルギー消費量は、ほぼ500キロカロリー増えていた。予想されたように、体は余分な摂取カロリーを燃やそうとしていたのだ。体重が通常どおりに戻ったときには、総エネルギー消費量も元に戻っていた。次に、10％から20％体重が減少したときの一日の総エネルギー消費量は、およそ300キロカロリー減少していた。総エネルギー消費量が状況に応じて減ったため、食べる量を減らしても思ったほど体重は減らなかった。

どうりで体重を減らすのは難しいわけだ！　ダイエットは始めこそうまくいくが、体重が減ると基礎代謝が低くなる。すぐに代償作用が働き始め、当分それが続く。だから、減った体重を〝維持〟しようと思ったら、私たちは果てしなく摂取カロリーを減らしていかなければならないことになる。そうでなければ、体重は一定になったあと、ゆっくりと元に戻り始める――ダイエット経験者ならみんな知っている現象だ。

20世紀に行われたダイエットに関する研究のほとんどすべてが、これと同じことを示している。いまなら、あなたにもその理由がわかるだろう。

「体内の仕組み」を存分に利用する

自動温度調節器を例にとって考えてみよう。

通常の室温は21度だ。自動温度調節器の設定を0度にしたら、寒過ぎるだろう。私たちは、発生する熱と逃げていく熱の温度差によって室温は決まると思っている。そこで、室温を上げるためには熱の発生を増やさなければならないと考えて、私たちはポータブル・ヒーターを買い電源を入れる。だが、熱の発生は室温を高くする直接的な原因にすぎない。ヒーターをつけたことで室温が始めは上がる。だが、室温が高くなり過ぎたと自動温度調節器が感知すると、エアコンのスイッチが入る。エアコンとヒーターは互いに争い続け、ついにはヒーターが故障してしまうだろう。そして室温は0度に戻る。

ここで間違っていたのは、直接的な原因しか考えていなかったことだ。この場合、部屋が寒いことの根本的な原因は、自動温度調節器の設定温度が低過ぎることだ。私たちの失敗は、この家には室温を0度に戻すための恒常性の維持（自動温度調節器）というメカニズムがあることを認識していなかった点にある。最も賢い解決法は、自動温度調節器が働いていることに気づいて、設定温度を、より快適な21度にして、ヒーターとエアコンがせめぎ合うような状況をつくらないことだろう。

ダイエットがなかなかうまくいかず、失敗してしまうことが多いのは、私たちが常に自分の体と戦っているからだ。体重が減ると、体は体重を元に戻そうとする。最も賢い解決法は、自分の体が恒常性の維持というメカニズムを働かせていることに気づいて、**それを低くするように調整する**ことだ――それこそが、私たちが挑むべきものだ。

だが、自分の温度調節器の設定値を低くするためには、どうしたらいいのだろう？

この答えを求めて突きつめると、まず**「レプチン」**というホルモンに行きあたる。

やせたい人が真っ先に「やるべきこと」

1890年、ウィーン大学のアルフレッド・フローリッチ教授が、肥満に影響する神経ホルモンの原理を初めて解明した。

彼は、突然肥満になった男の子が、その後、脳の視床下部（ホルモン分泌をコントロールする器官のひとつ）の損傷が原因だと診断された例を取り上げた。後になって、視床下部の損傷は、制御不能なほどの体重増加を招くことが確認されている。[11]

このことから、視床下部は、エネルギーのバランスを調整する鍵となる部分であり、肥満はホルモンのバランスが崩れることにより起こることがわかった。

視床下部を通っている神経は、理想的な体重、つまり体重の設定値を決める役割を担っている。だから、脳腫瘍や外傷性の視床下部の損傷によって、治療が効かない超肥満になることがある。一日の摂取カロリーを500キロカロリーに制限しても効果は出ない。

視床下部は、エネルギーの摂取と消費にかかわる信号を統括するところだ。だが、そのコントロール機能は、まだよくわかっていなかった。1959年、ロメイン・ハーヴィが、「脂肪細胞が体内を循環する『満腹因子』を生み出している」と提唱した。(12) 脂肪の蓄積が増えると、この因子が増える。この因子は血液を介して視床下部に到達し、その結果、脳が食欲を抑制したり代謝を高めたりする信号を送るため、脂肪の蓄積量は通常の状態に戻る。

このように、体には体重が増え過ぎないようにする機能がある。

そして、この満腹因子の研究はさらに続いた。

1994年には、この因子は**「レプチン」**だということがわかった。レプチンとは、脂肪細胞が生み出すたんぱく質だ。レプチンという名前は、ギリシャ語の〝lepto（やせている）〟からきている。このメカニズムは、何十年も前にハーヴィが提唱したものとほぼ同じだ。脂肪組織が増えると、レプチンが増える。レプチンが脳まで達すると脂肪の蓄積をこれ以上増やさないようにするために、食欲が抑制される。

その後すぐに、人間では非常に稀だが、「レプチン欠損症」という超肥満を引き起こす疾病が見つかった。そして外因性レプチン（体外で生成されたレプチン）の投与による治療が、レプチンの欠損による超肥満を劇的に改善させた。

図05-02 なかなかやせられない秘密

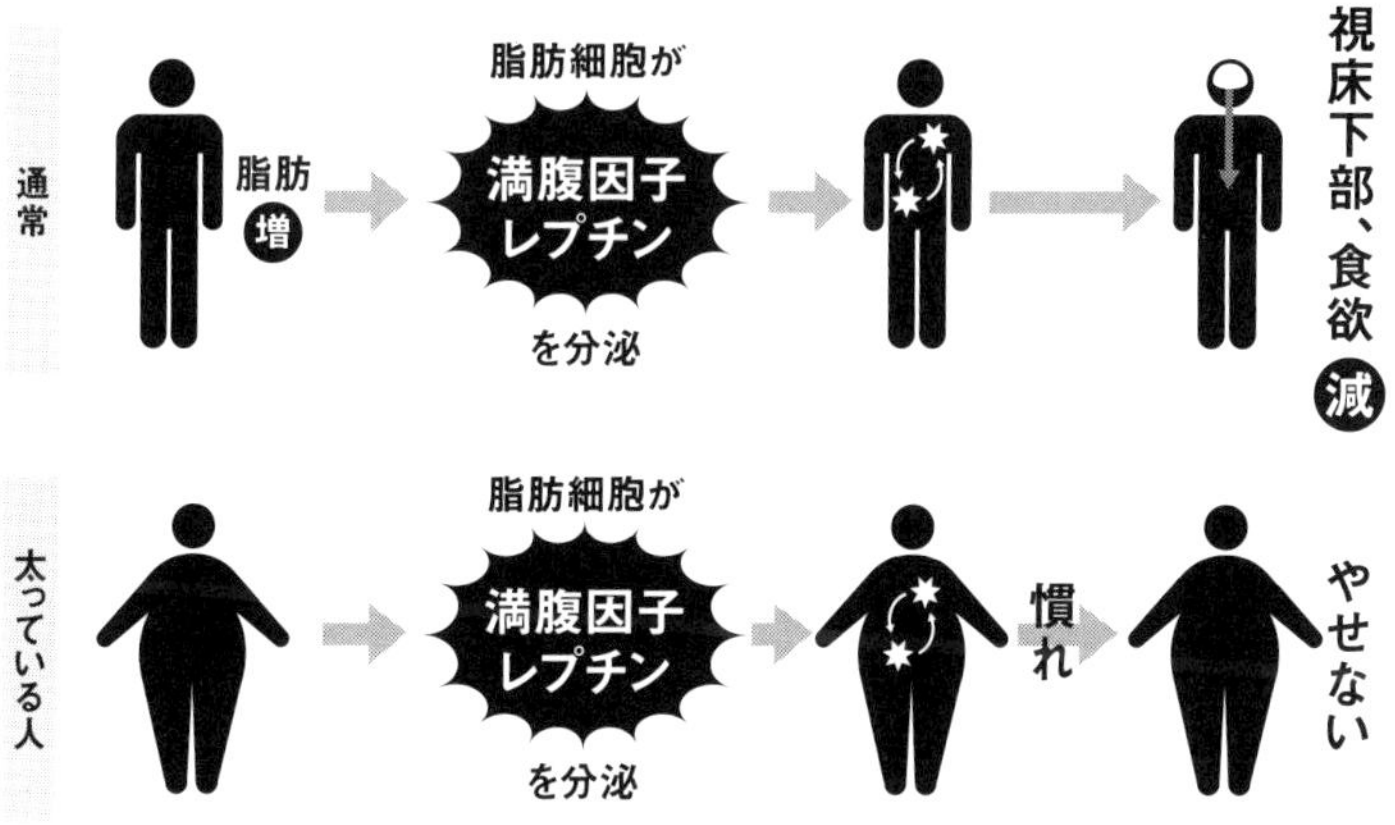

レプチンの発見は、医学界や科学界に大きな興奮をもたらした。ついに肥満遺伝子が発見された、との見方もあった。だが、たしかにレプチンは、稀に起こる〝超肥満〟においては重要な役割を果たしているが、〝一般的な肥満〟における役割については、まだ研究が進んでいなかった。

肥満患者に投与される外因性レプチンの1回量が次第に増やされていき[13]、私たちはその結果をかたずをのんで見守った……が、**患者の体重はいっさい減らなかった**。さらに研究が進められたが、まったく期待外れなこの結果を確認するだけに終わった。

肥満の人のほとんどは、レプチンが欠如しているわけではなかったのだ。むしろ彼らのレプチンの分泌量は多い。少ないわけではない。分泌量が多いにもかかわらず、期待されたような体脂肪を減らす効果は得られなかった。つまり、**肥満の一因は、レプチンがたくさん分泌されることに体が慣れてしまって効果がなくなる「レプチン抵抗性」によるもの**だったのだ。

レプチンは、通常、体重の調整にかかわる主要なホルモンだ。しかし、肥満の人の場合は、外因性レプチンを投与しても効果は見られなかったので、**レプチンは体重の調整に関しては、あくまで二次的なホルモンで体重の設定値の決め役ではない**ということになる。レプチンを投与してもやせることはできない。人間の肥満は、レプチンの不足ではなく、レプチン抵抗性によるものだからだ。

ここで、私たちはまた、最初の疑問に戻ってしまう。レプチン抵抗性が生じるのはなぜなのだろう？　どうして肥満になってしまうのだろう？

この疑問こそ、肥満の本質を突いているといえる。

第3部

世界最新の肥満理論

「肥満ホルモン」が宿主の体重を操作する

6章 研究の成就

ついに全容解明した「体重変化のメカニズム」

真実をいつまでも隠しておくことはできない。カロリー制限理論は間違っていた。役に立たなかった。過剰なカロリー摂取が肥満を引き起こした原因ではないのなら、カロリーを削減しても肥満を治せるはずはない。

いまこそ、この廃墟《はいきょ》から、より新しく、より確実な肥満理論を打ち立てるときだ。体重が増える原理を正しく理解すれば、新しい希望が見えてくる。もっと理に適った、成功につながる対処法を見つけることができる。

体重が増える原因は何だろう？　これまで、実に様々な説が提唱されてきた。

カロリー／褒美としての食／糖分／食物依存症／精製された炭水化物／睡眠不足／小麦／ストレス／すべての炭水化物／食物繊維不足／食物に含まれる脂肪分／遺伝的性質／赤身肉／貧困／すべての肉／裕福さ／乳製品／腸内細菌／スナック類／子どもの頃の肥満

こうした様々な説が飛び交い、あたかも互いが両立することなどなく、肥満の真の原因はたったひとつであるかのように争い合っている。たとえば、最近、巷《ちまた》をにぎわせている〝低カロリーダイエット〟と〝低炭水化物ダイエット〟をめぐる論争では、どちらかが正しければ、もう一方は間違っているだろうと考えられている。肥満に関する調査のほとんどは、こうした考えに基づいている。

だが、この考え方は間違っている。なぜなら、**どの説もいくらかの真実を含んでいる**からだ。

ほかの例で考えてみよう。心臓発作の原因は何だろう？　要因として考えられるものの一部を挙げてみよう。

家族歴／高コレステロール／年齢／喫煙／性別／ストレス／糖尿病／運動不足／高血圧

これらの要因のなかには、改善できるものもあれば、そうでないものもあるが、どれも心臓発作のリスクを高めるものだ。喫煙は危険因子だが、だからといって糖尿病は危険因子ではないということにはならない。どの要因もある程度の影響があるので、どれも正しい。だが、どれも正しくないともいえる。なぜなら、ひとつの要因だけが心臓発作を起こす原因ではないからだ。たとえば、循環器疾患を改善するのに、禁煙をするのと血圧を下げるのとどちらがいいかを比べることはない。どちらも大切だ。

「年単位の調査」を分析する

肥満研究におけるもうひとつの大きな問題は、**「肥満は時間依存性の問題」**だということを考慮に入れていない点だ。

長い期間をかけないと肥満にはならない。通常は何十年とかかる。典型的な肥満患者には、子どもの頃は少し体重が多かっただけだが、少しずつ、平均して年に0・5〜1キロほど増え続けたという人が多い。こう聞くとわずかなものだと思うかもしれないが、これが40年以上続くと、体重は35キロほど増えることになる。肥満になるのに要する時間を考えると、**短期間の研究ではあまり役に立たない**ことがわかる。

肥満は何十年もかけて引き起こされる。だが、**公表された何百という研究では、1年にも満たない期間についての考察しかなされていない**。わずか1週間足らずの期間しか扱わない研究も何千件とある。それでも研究者たちはみな、「人間の肥満について解明した」と主張している。

明快で、考え抜かれた、包括的な肥満理論は〝まだ〟ない。体重の増減を理解するための枠組みも〝まだ〟ない。そのことが、肥満の研究が前に進まない原因になっている――

だからこそ、挑んでみよう。**「ホルモンが肥満の原因である」**という理論を、明確な証拠でもって打ち立てるのだ。

肥満とは、ホルモンによる体脂肪量の調節がうまくいかないことである。体は、ちょうど家にある自動温度調節器のように設定体重を保とうとする。現在の設定体重よりも体重が軽いときは、体が食欲を増進させ、代謝量を減らし、設定体重になるように体重を増やそうとする。だから、食べ過ぎたり代謝量が減ったりするのは、肥満の原因ではなく、体のシステムが働いた結果だ。

だが、そもそも体重の設定値がこれほど高いのはなぜだろう？　これは「肥満の原因は何か？」という問いと、本質的には同じことを問うている。答えを見つけるためには、**設定体重がどのように決まるのか**を知らなくてはならない。

人間は〝脂肪調節器〟をどのように上げ下げしているのだろう？

「ホルモン」ですべて説明がつく

大きくいうと、**肥満の原因は、体内のホルモンのバランスが崩れることによって体重の設定値が高くなり過ぎること**だ。

ホルモンは、多数の体内システムの調節を担う科学的な伝達物質で、食欲、脂肪の蓄積、血糖値の調節などを行う。では、どのホルモンが肥満の原因なのだろう？

体脂肪の調節を主に担うレプチンは、設定体重を決める主要なホルモンではないことがわかっている。グレリン（食欲を増進させるホルモン）やペプチドＹＹ、コレシストキニンといった満腹ホルモン（満腹という信号を出すホルモン）も、食べさせたり、食べるのをやめさせたりするホルモンで、設定体重そのものには影響を及ぼさない。

設定体重に影響を与えるかもしれないと思われるホルモンであっても、研究で因果関係が確認されなければならない。つまり、「そのホルモンを人に注入したら体重が増える」ことが確認されなければならない。その点、先ほどの食欲を増進させるホルモンや満腹ホルモンは、こうした因果関係が見られなかった。だが、因果関係が見られたホルモンがふたつあった。**「インスリン」**と**「コルチゾール」**である。

３章で、肥満に関するカロリー制限理論は、５つの間違った仮説に基づいていると説明した。だが、肥満のホルモン理論は、そうした間違った仮説には基づいていない。

先に答えを明かすようだが、次を見てほしい。

間違った仮説その１：「摂取カロリー」と「消費カロリー」は独立した関係にある

↓ホルモン理論では、なぜ摂取カロリーと消費カロリーが密接に関わり合っているのかがしっかりと解明されている。

間違った仮説その2：「基礎代謝率」は一定である

↓ホルモン理論では、体重を増やしたり減らしたりするために、ホルモンが信号を出して基礎代謝率を調節していることが解明されている。

間違った仮説その3：人間は摂取カロリーを「意識的」にコントロールしている

↓ホルモン理論では、飢餓ホルモンあるいは満腹ホルモンが、人間の意志とは離れたところで食べるかどうかを決めるのに主要な役割を担っていることが解明されている。

間違った仮説その4：「脂肪の蓄積」は基本的に調節できない

↓ホルモン理論では、脂肪の蓄積は、体のほかのシステムと同じように、食べたものや運動量の変化に応じて、しっかりと調節されていることが解明されている。

間違った仮説その5：どんな食品で摂ろうと、カロリーはカロリーだ

↓ホルモン理論では、何によってカロリーを摂るかで代謝作用が変わってくることが解明されている。体温を維持するために使われるカロリーもあれば、脂肪として蓄積されるカロリーもある。

「貯蔵ホルモン」が細胞内に〝糖〟を押し込む

肥満と深い関係にある「インスリン」に触れる前に、まずはホルモンそのものについて理解しておかなければならない。

ホルモンとは、標的細胞に情報を伝達する微分子のことである。たとえば、甲状腺から分泌される甲状腺ホルモンは、活動を活発にせよという情報を全身の細胞に伝達する。インスリンは、血中のグルコース（ブドウ糖）をエネルギーとして使えという情報をほぼ全身の細胞に伝達する（そうして血糖値を調節する）。

こうした情報を伝達するためには、ホルモンは標的細胞の表面にある「受容体」を介して標的細胞と結びつかなければならない。ちょうど鍵と鍵穴のような関係だ。インスリンは、インスリン受容体に働きかけて、グルコースを細胞内に摂りこませる。インスリンが鍵で、鍵穴（受容体）にうまく適合した状態だ。すると、細胞がドアを開け、グルコースが細胞内に入っていく。

ではインスリンはどのようにして発生し、私たちの体内で活動するのだろうか？

食べ物を食べると、その食べ物は胃や小腸で分解される。たんぱく質はアミノ酸に、脂質は脂肪酸に分解される。糖がつながって出来た炭水化物は、糖の最小単位である単糖類に分解される。食物繊維は分解されず、吸収されないまま体内を移動する。そして、すべての細胞は血糖（血中のグルコース）をエネルギーとして使うことができる。特定の食物、

図06-01 ▌インスリンは細胞に糖を「貯蔵」させる

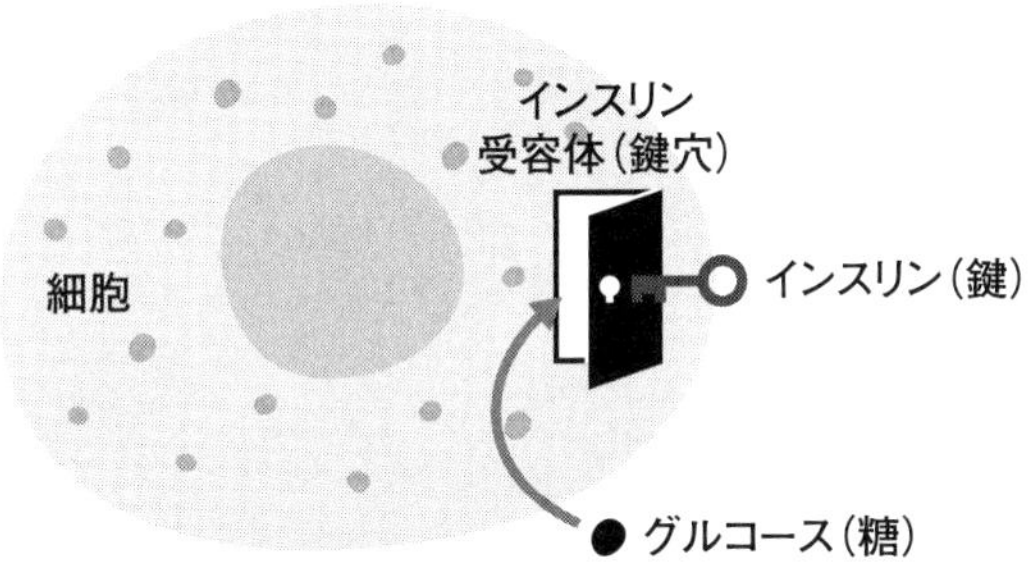

❗インスリンは「脂肪の蓄積」も担っている

特に精製された炭水化物は、ほかの食物よりも血糖値を上げやすい。血糖値が上がると、インスリンの分泌が促される。

血糖への影響はあまりないが、たんぱく質もインスリンの分泌量を上げる。反対に、食物繊維は血糖値もインスリンの分泌量も、ほとんど上げることはない。分泌されたインスリンは2、3分後に半減し、その後分解されて血中からなくなる。

インスリンはエネルギー代謝を調節する大切なホルモンで、後述するように脂肪の蓄積や貯蔵を促進する基礎的なホルモンである。それに、インスリンは、グルコースをエネルギーとして使用するために細胞内に摂りこませる。十分な量のインスリンがないと、血中のグルコースはどんどん増えてしまう。

脂肪は「肝臓がぱんぱん」になってから溜まる

食事をすると、炭水化物は体内で分解されて必要量以上のグルコースができる。インスリンは、この多量のグルコースを血中から放出させて、あとで使えるように細胞に蓄えておかせる働きをする。

また、私たちの体はこのグルコースをグリコーゲンに変えることで、肝臓に蓄えることもできる――この過程を**「グリコーゲン合成」**という。グルコースの分子が互いに鎖のようにつながって、グリコーゲンが合成される。インスリンはグリコーゲン合成を促す物質であるということもできる。だが、グリコーゲンを貯蔵する肝臓の容量には限りがある。**容量いっぱいのグリコーゲンが貯蔵されると、余った炭水化物は体脂肪に変わる。**

食事をして数時間経つと、血糖（グルコース）とインスリンの量は減り、筋肉、脳、そのほかの臓器で使うことのできるグルコースが減る。すると、肝臓がグリコーゲンを分解してグルコースにし、エネルギーとして放出して体内を循環させる――グリコーゲンを肝臓内に貯蔵するときと、ちょうど逆の働きだ。私たちの体は、グルコースからグリコーゲンを合成したり、グリコーゲンをグルコースに分解したりすることを、簡単に行えるようになっているのだ。

この働きは通常は夜中に行われる。ただし、これは夜中に食事をしない場合の話だ。こうしてグリコーゲンは簡単に利用できるが、使える量には限りがある。食事を摂らな

図06-02 ▌炭水化物を大量に摂ると「体脂肪」が溜まる

炭水化物摂取

▼

❶ グリコーゲン合成

●炭水化物が分解されて、大量のグルコース（ブドウ糖）発生（▶細胞に摂り込まれる）

●インスリンが体内のグルコースをグリコーゲンに変換して肝臓に蓄えさせる

▼

❷ 肝臓の許容量が限界を迎える

●肝臓のグリコーゲン許容量がいっぱいになると、余った炭水化物が脂肪として蓄えられる

▼

❸ 5〜6時間後、肝臓がグリコーゲンを分解

●インスリンの働きにより体内のグルコース量減

▶肝臓が蓄えていたグリコーゲンをグルコースに分解して体内を循環させる

いでいる時間が短ければ、様々な身体機能に必要なグリコーゲンは体内に蓄積されている量で十分まかなえる。だが、食事を摂らないでいる時間が長くなってくると、体は蓄積されている脂肪から新しくグルコースを生成しなければならない――この過程は**「糖新生」**（〝新しく糖をつくる〟という意味だ）と呼ばれる。このとき、脂肪が燃やされてエネルギーとして放出され、体にいきわたる――脂肪を蓄積するときと、逆の働きだ。

簡単にいってしまえば**インスリンは貯蔵を促すホルモン**ということだ。食べ物をたっぷり食べるとインスリンが分泌される。インスリンは糖や脂肪の貯蔵を促す。**何も食べないときは、インスリンの分泌量は減り、糖や体脂肪を燃やす働きが始まる。**

このプロセスは毎日起こっている。通常は、食事をするとインスリンの分泌量が増え、体はグリコーゲンや脂肪というかたちでエネルギーを蓄える。食事をしないと、インスリンの分泌量は減り、体は蓄えておいたエネルギーを使う。食べる時間と食べない時間のバランスがとれているかぎり、このシステムのバランスもとれている。たとえば、朝7時に朝食を食べ、夜7時には夕食を食べ終わるとすると、食べ物を摂取している時間が12時間、食べ物を摂らない時間が12時間となり、バランスがとれていることになる。

お腹がすくのは「脂肪が燃える前兆」

グリコーゲンは「財布」のようなものだ。お金が常に出たり入ったりする。財布の中身はいつでも簡単に使うことができるが、中に入れられる金額は限られている。だが、脂肪は、「銀行口座に貯金してあるお金」のようなものだ。すぐに使うことはできないが、口座内にはいくらでもエネルギー（お金）を貯めておくことができる。

グリコーゲンは財布のように、体にグルコースを素早く提供することができる。だが、グリコーゲンの供給には限りがある。一方、貯蔵脂肪は、銀行口座のように、いくらでもエネルギーを貯めておくことができるが、すぐには使えない。

このたとえはもちろん、**蓄積された脂肪を減らすことの難しさ**を表したものだ。

銀行にあるお金を使う前に、まずは財布にあるお金を使うのが普通だろう。だが、財布を空にはしたくない。同じように、私たちの体は、脂肪銀行にあるエネルギーを使う前に、グリコーゲンの財布からエネルギーを使う。だが、グリコーゲンの財布を空にはしたくない。だから、グリコーゲンの財布をいつもいっぱいにしておこうとする。そうすれば、脂肪銀行に行く必要はないからだ。

つまり、**グリコーゲンが底をつき始めると、体は脂肪を燃やし始める前に、空腹を感じ何か食べたくなる**。そうやって食欲に任せてものを口に運び、グリコーゲンの貯蔵庫を絶えず補充していると、蓄積された脂肪をエネルギーとして使わずに済んでしまうのだ。

覚えてほしいのは、通常の状態であれば、食事を摂るとインスリンが大量に分泌され、糖や脂肪の蓄積が促されるということだ。食事をしない時間はインスリンの分泌量が低く、グリコーゲンや脂肪が燃やされる。つまり、**インスリンが過剰に分泌される状態が続くと、脂肪の蓄積が増える**ということだ。食事を摂る時間と摂らない時間のバランスが崩れると、インスリンの分泌量が増え、体脂肪が増える――そして肥満になる。

では、インスリンは「体重を調節するホルモン」といえるだろうか？

年齢とともに「設定値」が上がっていく

脳内の視床下部が、「望ましい設定体重になるように体脂肪を増やせ」という命令を発すると、体は太り始める。使えるカロリーを脂肪に変え、体はエネルギー不足の状態になる。すると、体は合理的な反応として、さらにカロリーを摂ろうとする。体は、空腹を感じるホルモン信号を増やし、満腹を感じるホルモン信号を減らす。

食べたい衝動を意識的に抑え、カロリー摂取を制限することは可能だ。そうすれば、しばらくの間は視床下部の命令を阻止できるが、視床下部はほかの方法を使って体を説得しようとする。体はほかの機能を停止させて成長に必要なカロリーを節約し、代謝量を落とす。つまり、**摂取カロリーの増加と消費カロリーの減少（すなわち、食事量の多さと運動量の少なさ）は肥満の原因ではなく、体のシステムが働いた結果として起こる**ことなのだ。

図06-03 ▌脂肪はなかなか燃えてくれない

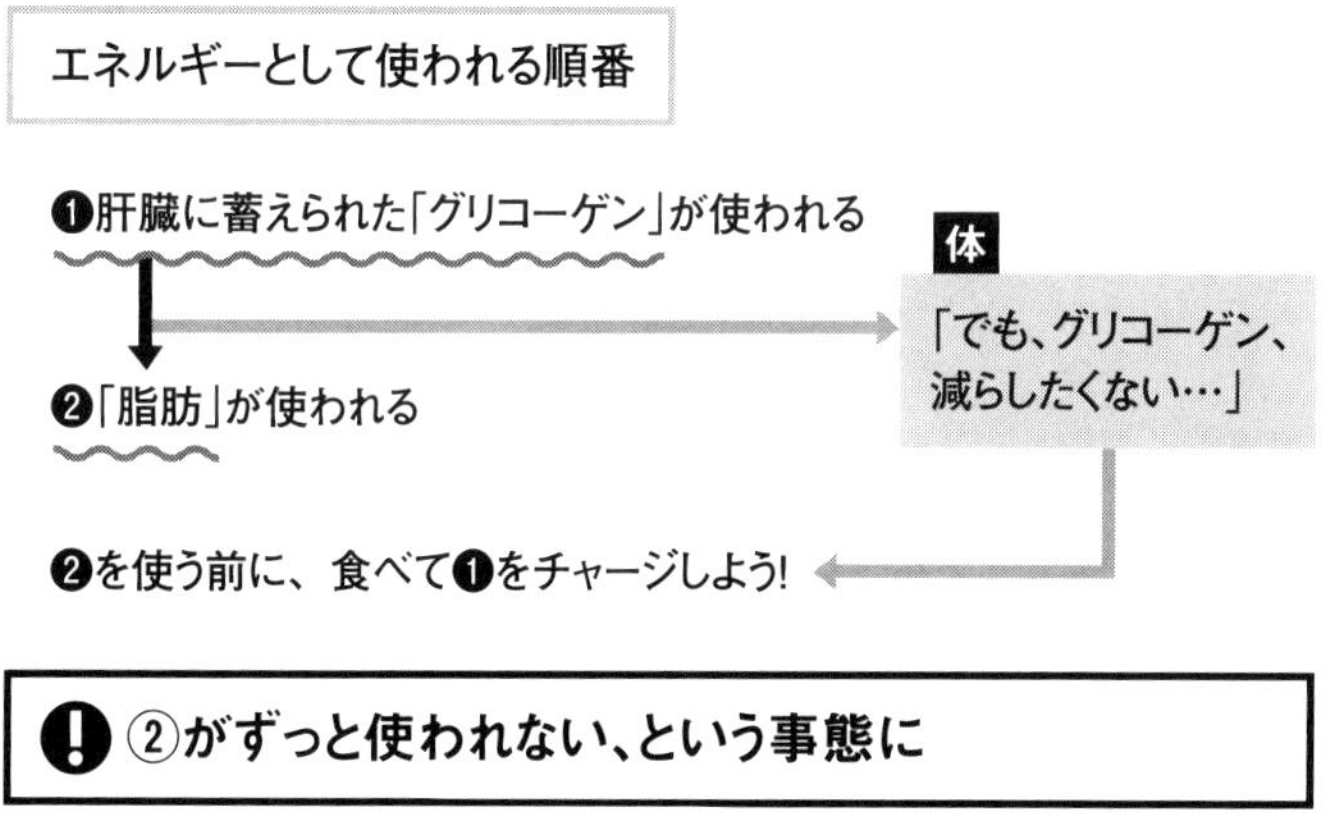

エネルギーとして使われる順番
❶肝臓に蓄えられた「グリコーゲン」が使われる
❷「脂肪」が使われる
体
「でも、グリコーゲン、減らしたくない…」
❷を使う前に、食べて❶をチャージしよう!
! ②がずっと使われない、という事態に

このように、体重というのは厳格にコントロールされていて、ほとんどの人の体重は比較的一定している。体重が増えている人も、その増え方はとてもゆっくりだ——年に0・5キロから1キロほどだ。

だが、これは、体重の設定値が変わっていないということではない。**時と共に、体重を管理する自動調節器が体重の設定値を徐々に上げていく。**

肥満を理解するには、何が設定体重を調節しているのか、なぜ体重の設定値がそんなに高いのか、そしてそれを低い値にリセットする方法を知ることが大切だ。

エネルギーの蓄積やエネルギー・バランスの調節を主に担うインスリンが、設定体重を調節している容疑者なのは明らかだ。

肥満になるかどうかは、脳内の視床下部

図06-04 ▌「やせの人」と「肥満の人」のインスリン反応の違い

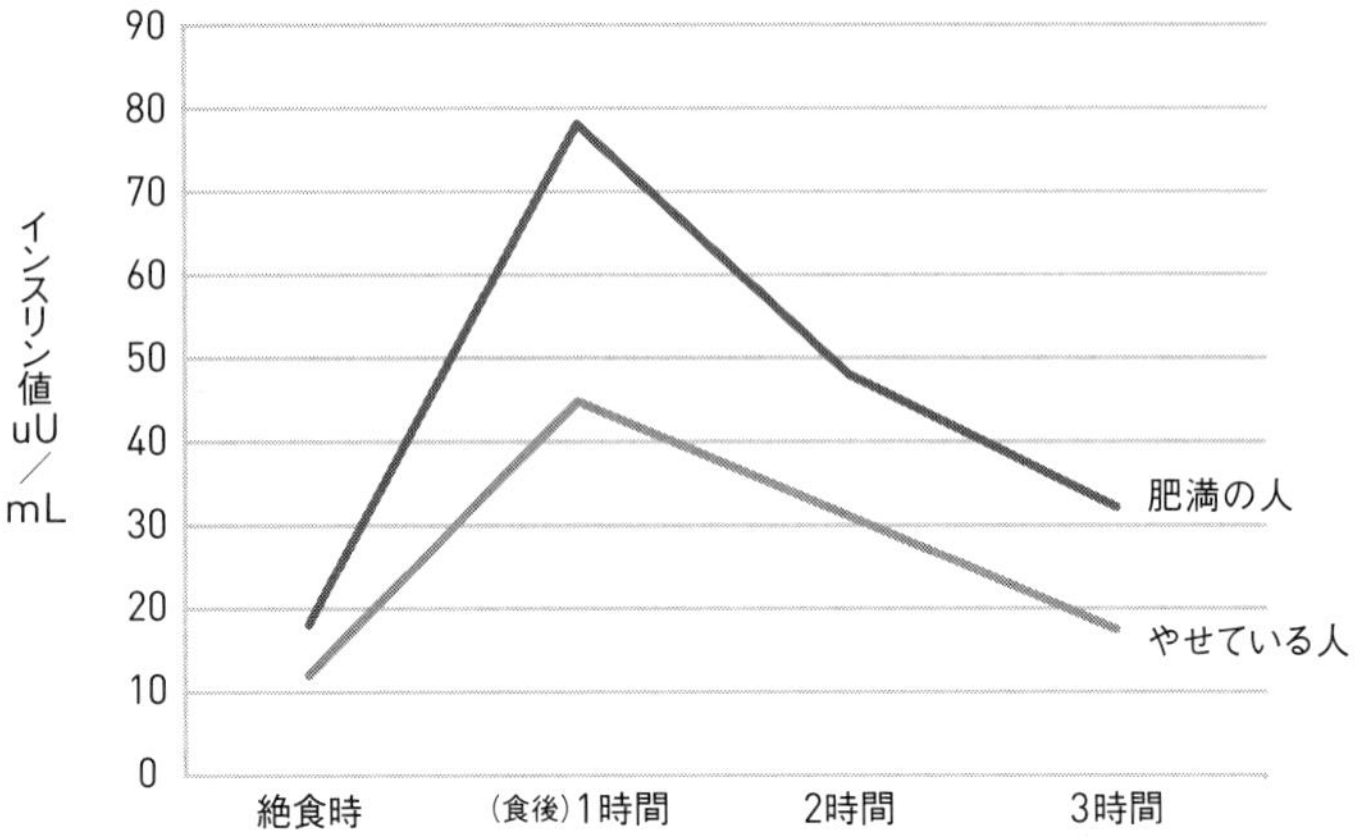

が決めた設定体重による。インスリンが肥満の原因ならば、インスリンは主に脳に働きかけて「太れ」という指令を出していることになる。この仮説に基づけば、**インスリンの分泌量が高いと、体重の設定値も高くなる**ということになる。

もちろん、インスリン反応は「やせている人」と「肥満の人」とで大きく異なる。肥満の人は空腹時インスリン値が高い傾向にあり、食べ物に対してインスリンが過剰に反応する[1]（図6-4参照）[2]。この傾向からも、こうしたホルモンの働きによって、体重が増えると考えることができる。

インスリンが肥満を引き起こしているのだろうか？　この問い――肥満のホルモン理論の鍵となるもの――については、次章で詳しく見ていこう。

7章 「インスリン」が肥満ホルモン
ぜい肉の首謀者

実のところ、私は誰でも太らせることができる。

どうやるかって？ **インスリンを投与**するのだ。あなたがどれほど意志の強い人であろうが、どれほど運動しようが関係ない。どれほど食べるものに気をつけようとも無駄だ。あなたは確実に太る。〝十分な量のインスリン〟と〝十分な時間〟さえあればいい。

インスリンの過剰分泌が肥満に関係するという説は、古くからいわれてきた。[1] 肥満の人は普通の体重の人よりも、ずっと多くのインスリンを分泌する。また、やせている人の場合、食後に分泌されるインスリンの値はすぐに低くなるが、肥満の人の場合は、いつまでも高いままである。

肥満の人のインスリン値はやせている人に比べておよそ20％高いが、[2] この**高いインスリン値と、胴囲、ウエスト・ヒップ比といった代表的な指標との間には、強い相関関係が認められる。**

インスリン値を測るのは非常に難しい。なぜなら、食べたものに反応して一日のなかでも常に変化しているからだ。〝平均値〟を測ることはできるが、そのためには、一日に何度も計測する必要がある。ただし、空腹時のインスリン値は計測しやすく、一度の計測で済む（夜中に何も食べずにいて朝に測ればいい）。研究によって、**空腹時のインスリン値の高さと肥満には、やはり密接な関係があることがわかり、さらに被験者の体重ではなく体脂肪のみに着目した場合は、より強い相関関係がある**ことがわかっている。テキサス州サンアントニオで8年にわたって行われた心臓疾患に関する研究でも、空腹時のインスリン値は体重の増加と密接に関わっていることがわかった。[3]

さて、これで高いインスリン値と肥満には関係があることが明らかになった。次に考えなくてはならないのは、この関係がはたして因果関係かどうかである。

「高いインスリン値」が肥満の根本原因なのだろうか？

「インスリン」を注射すると〝4・5キロ〟増えた

「高インスリンが肥満を招く」という仮説は容易に検証することができる。あるグループに実験的にインスリンを投与して体重を量れば、因果関係を証明することができる。だから、この実験によって明らかにしたい根本的な疑問はこうだ。

「インスリンを投与すると太るのか？」

歯切れよく一言で答えるならば、**「太る」**。治療として定期的にインスリンを投与している患者や、インスリンを処方している医者は、この恐ろしい真実をすでに知っている(4)。

インスリンを増やせば増やすほど、太る。インスリンが肥満を引き起こしているのだ。糖尿病患者を対象にした数多くの研究で、この事実は立証されている。インスリンが体重の増加を招く。

インスリンは1型、2型、どちらのタイプの糖尿病にも、治療として用いられる。1型糖尿病は、すい臓にあるインスリンを分泌する細胞が壊れてしまい、インスリンの分泌量が非常に低くなってしまう病気だ。患者は生きるためにインスリンの投与が必要になる。これに対して2型糖尿病は、インスリン値は高いが、体内の細胞がインスリンに対して抵抗性をもってしまっている状態だ。患者はインスリンの投与が必ず必要というわけではなく、まずは投薬治療を行う。

1993年に行われた画期的な「糖尿病のコントロールと合併症の発症に関する試験」では、1型糖尿病患者の血糖を厳格にコントロールすることを目的として、標準的な量のインスリンを投与した場合と、投与量を多くした場合との比較が行われた(5)。

被験者の体重はどうなっただろう？　**インスリンを多量に投与されたグループの被験者の体重は平均で4・5キロ増え、標準的な量を投与されたグループよりも多くの体重増加が見られた**。なんと、30％以上もの被験者の体重が〝大きく〟増えたのだ！　実験前は、どちらのグループの被験者も同じくらいの体重で、肥満ではなかった。

ふたつのグループの違いは、投与されたインスリンの量だけだ。被験者が突然、意志薄弱になったのだろうか？　実験前よりも怠惰になったのだろうか？　よく食べるようになったのだろうか？　違う、そうではない。インスリン値が高くなったからだ。それが原因で、被験者の体重が増えたのだ。

「体内インスリン量」が多いほど太る

2型糖尿病患者を長期間にわたって調べた結果でも、同じようにインスリンの効果によって体重が増えることがわかっている[6]。英国の糖尿病試験を行う団体が実施した試験は、2型糖尿病について行われた試験のなかでも最も大規模で長期間にわたるものだった。

この試験の主な目的は、「厳格な血糖値コントロールは2型糖尿病の治療に有効かどうか」を調べることだった。この試験では、被験者がふたつに分けられ、ひとつのグループには標準的な治療が、もうひとつのグループには集中的な治療が行われた。集中的な治療が行われたグループの被験者には、インスリンの直接投与か、体内のインスリンの分泌を促す治療薬「スルホニル尿素薬」の経口投与のいずれかが行われた。どちらの治療法もインスリン値を上げるものであるが、メカニズムが異なる。インスリンの直接投与はスルホニル尿素薬よりもインスリンの血中濃度が高くなる。

被験者の体重はどうなっただろうか？　集中的な治療を行ったグループの被験者は、平均で3・1キロの体重増加が見られた。**インスリンの直接投与による治療を行った人はさらに多く、4キロの体重増加が見られた**。

インスリンの直接投与によるものにしろ、スルホニル尿素薬によるものにしろ、インスリン値が上がったことで、大幅な体重の増加が起こったのだ。この実験でも、インスリン値が上がると体重が増えるという結果になった。

「持効型インスリン」という新しいタイプのインスリンも、体重の増加を生む。[7]　2007年に行われた研究では、「持効型」を含む3つの異なるタイプのインスリン製剤が比較されている。患者の体重はどうなっただろうか？

研究結果では「どのグループにも、総じて体重の増加が見られた」と記されている。最も少量のインスリンを投与する、基礎的なインスリン療法グループの患者の体重増加が最も少なく、平均1・9キロだった。食事前にインスリンを投与するグループは投与するインスリンの量が最も多く、体重の増加も平均で5・7キロと最多だった。その中間のグループは平均で4・7キロ体重が増加した。つまり、**医者が与えるインスリンの量が多くなるほど、患者の体重が増えた**ことがわかったのだ。

「血糖値を下げると太らない」は完全に間違い

さらに、摂取カロリーの削減は効果がないこともわかった。1993年に行われた興味深い研究[8]では、インスリンの投与量を6か月かけて増やして、2型糖尿病患者の血糖値が通常のレベルに戻された。このとき同時に、患者の摂取カロリーが一日に300キロカロリー以上減らされた。

患者の血糖値は問題ない。だが、体重はどうなっただろう？　**平均して8・7キロも増えていた**のだ！　以前よりも食事量を減らしたにもかかわらず、患者の体重は恐ろしく増えていた。彼らの体重が増えた原因はカロリーではない。インスリンだ。

もちろん、**インスリンは糖尿病患者以外の人にも体重増加をもたらす**。「インスリノーマ」――きわめて稀に発症するインスリン分泌腫瘍――の患者の例を考えてみるといい。この病気は通常、糖尿病患者以外に認められる。年間の推定発病率は100万人にわずか4人だ。

この腫瘍は常に多量のインスリンを分泌させる。インスリンは血糖を細胞内に摂りこませて血糖値を下げる働きがあるため、患者は低血糖の症状を繰り返し起こす。では、体重はどうなるだろうか？　一連の研究では**72％の患者に体重の増加が見られた**[9]。腫瘍を摘出すると、25人中24人が改善した。悪性インスリノーマを取り除くと、素早く、持続的な体重の減少が見られたのである[10]。

2005年の事例研究[11]では、インスリノーマと診断された20歳の女性が取り上げられている。彼女はインスリノーマと診断される前に、11キロも体重が増加していた。

インスリンが真因と言い切れる「5種の横断調査」

外因性のインスリンの投与が体重の増加を招くことを、これまで見てきた。だが、ほかにも、「経口血糖降下薬」といった、経口で薬を摂取して体内のインスリン分泌を高める薬物療法がある。これらの薬も肥満を引き起こすとすれば、インスリンと体重の増加に因果関係が存在することの確かな証拠になる。

①「3つの薬」で比較する

2型糖尿病の投薬治療に使われる薬剤はいくつかある。「スルホニル尿素」系の薬剤は、血糖を下げるためにインスリンをもっと分泌するよう、すい臓を刺激する。**このタイプの薬はどれも、体重の増加を引き起こす**ことで知られている[12]。

そのほかの経口血糖降下薬としては、「メトホルミン」がある。メトホルミンは肝臓が生成するグルコースの量を抑え[13]、筋肉に摂りこまれるグルコースの量を増やす薬だ[14]。

インスリンの直接投与、スルホニル尿素薬、メトホルミンは、体内のインスリン値に与える効果が異なる。インスリンの直接投与は、血中のインスリン値を最も高くする。スルホニル尿素薬などの薬剤もインスリンを上げるが、インスリンの直接投与ほどは上がらない。メトホルミンはインスリン値を上げない。この3つの治療法が比較された研究を見てみよう。[15][16]

スルホニル尿素薬もメトホルミンも、血糖をコントロールするという点は同じだ。では、これらの異なる治療法が体重に与える影響はどうだろう？

インスリン投与グループが最も多く、平均で4・5キロ体重が増えた（つまり、医者がインスリンを増やしたところ、患者の体重が増えた）。スルホニル尿素薬を摂取したグループも、平均2・5キロ体重が増えた（医者がインスリンを少し増やしたところ、患者の体重が少し増えた）。一方で、**メトホルミンを摂取したグループは、食事制限のみをしている患者と同じで、体重の増加は見られなかった**（医者はインスリン量を増やさなかった。すると患者の体重も増えなかった、ということ）。

②体内の「インスリンへの感度」をよくしてみる

「チアゾリジン系」の薬剤は、糖尿病患者のインスリン感受性（体内のインスリンへの反応力）を高めるために用いられる。インスリン値を上げることはないが、インスリンの効力を高める働きがあり、結果として血糖値が下がるということだ。

これらの薬剤は、血糖値を下げるだけでなく、ほかにも大きな影響があった。インスリン感受性を高めるこれらの薬は、**患者のインスリンの効力を高めた結果、体重増加の原因となった**のである。

③薬で「空腹」を感じにくくさせる

インクレチン・ホルモンは食べ物に反応して胃の中で分泌される。このホルモンは空腹の感じ方を遅くするが、吐き気を催すという副作用がある。そして短期的にインスリンの分泌を増加させるが、こうした作用は食事を摂ったときにしか起こらない。

インクレチンの効果を高める薬についての研究が行われたが、こうした薬は概して、多少の体重の増加をもたらしただけだった。だが、研究結果にはばらつきが見られる。[17][18]

インクレチン製剤を多量に摂ると体重の減少を促進するが、これは空腹の感じ方を遅くする効果のせいだろう。医者はインスリンの量を持続的に増やすことはしなかった。すると、体重は増えなかった、ということだ。

④薬で「炭水化物」を消化しにくくする

「αグルコシダーゼ阻害剤」系の薬剤は、炭水化物の消化を助ける酵素が小腸内で分泌されるのを阻害する。結果として、体が吸収するグルコースが減り血糖値が下がる。[19]

吸収するグルコースの量が減ると、患者のインスリン値も少し減少する。体重はどうだろう？　そう多くはないが十分な体重減少が見られた[20]（インスリンが少し減ると患者の体重も少し減ったということだ）。

⑤「血糖値」を半減させる

2型糖尿病向けの薬剤として最も新しいものが「SGLT-2（ナトリウム・グルコース共輸送体）阻害剤」である。これらの薬剤はグルコースが腎臓に再び摂りこまれるのを阻害し、尿と共に排泄させる。それにより血糖値が下がり、インスリンの産生が減る。SGLT-2は食後のグルコース量を35％、インスリン値を43％ほど下げる。[21]

では、SGLT-2阻害剤が体重に及ぼす影響はどうだろう？　**研究では一貫して、この薬剤を摂取した患者の体重が明らかに減り、その状態が続くと報告されている**。[22]ダイエットに関する研究では、始めは体重が減るがそのうち元に戻ってしまうというものがほとんどだが、SGLT-2阻害剤に関する研究では、薬剤を服用している患者の体重の減少は1年以上続くと報告されている。[23]さらに、体重が減るのは筋肉の減少によるものではなく、**圧倒的に体脂肪の減少によるもの**だとされている。

ただし、その減少の幅はそう多くはない。体重の2・5％ほどだ（医者がインスリンを減らすと、患者の体重が落ちたということに変わりはない）。

調査数を「257」に増やしても同じ結果が出た

糖尿病治療以外にも、体重の増減に絶えず影響を与える治療がある。最近のメタアナリシス（複数の研究結果を統合して分析する調査方法）では、54種類の薬剤について257の無作為試験が行われ、体重の変化と関係のある薬剤があるかどうかが調べられた。[24]

精神疾患の治療に使われる「オランザピン」は、体重の増加に関係がある――平均2・4キロほど増えるといわれている。オランザピンはインスリン値を上げるのだろうか？そのとおり。コホート研究で、それが確認されている。[25]

神経痛の治療に広く使われる「ガバペンチン」も、体重の増加に関係がある――平均すると2・2キロほど増えるといわれている。ガバペンチンはインスリンの効力を高めるのだろうか？　そのとおり。この薬剤により深刻な低血糖が引き起こされるという研究がいくつもある。[26]ガバペンチンには、体内のインスリンの産生を増やす働きがあるようだ。[27]

「クエチアピン」も抗精神病薬の一種で、平均して1・1キロほどのわずかな体重増加と関係がある。クエチアピンもインスリン値を上げるのだろうか？　そのとおり。クエチアピンを服用し始めると、インスリンの分泌が高まる。[28]

いま挙げた薬剤はどれもインスリン値を上げる。すると体重が増える、ということだ。

体重が落ち始める「条件」

インスリンが「体重が増える原因」ならば、インスリン値を低くすれば逆の効果が得られるのだろうか？

インスリン値が低くなるにつれ、体重が大幅に減っていくはずだ。前述の「SGLT-2阻害剤」はグルコースとインスリンを減らす働きがあり、インスリンの減少が体重に与える影響を示すいい例だ。さらに恰好《かっこう》の例は、治療を受けていない1型糖尿病患者である。

1型糖尿病は、自己免疫によってインスリンを産生するすい臓のβ細胞を破壊してしまう病気で、インスリンの分泌量が極めて低くなってしまう。血糖値は上がるが、この病気の特徴は**急激にやせてしまう**ことだ。1型糖尿病は、古代からその記録がある。高名な古代ギリシャの医師であるカッパドキアのアレタイオスが、古い文献にこう記している。「糖尿病は……肉や手足が溶けて尿として出ていってしまう病気だ」どれほど多くのカロリーを摂取しても、患者は体重を増やすことができない。

この病ではインスリン値が大幅に下がってしまう。そして、患者の体重は減る。

1型糖尿病患者のなかには、〝糖尿病による摂食障害〟という症状が出る人もいる。いまの1型糖尿病患者は、毎日インスリンを投与する治療を行っているのだが、なかには、美容のために体重を減らしたいと願っている患者もいる。糖尿病による摂食障害とは、短期間でかなりの体重を減らすことを目的に、故意にインスリンの投与をしないことだ。これはとても危険で、まったくお勧めできない。だが、体重を減らすという意味では絶大な効果があるので、患者のなかには、それがやめられない人もいる。

インスリン値が下がる。すると体重が減るのである。

インスリンが「設定値のつまみ」を回す

結果は絶えず一貫している。

インスリン値を上げる薬剤を使うと、体重が増える。

インスリン値に影響を与えない薬剤を使ったときは、体重は変わらない。

インスリン値を下げる薬剤を使うと、体重が減る。

血糖値の上下による体重への影響はない。最近の研究では、糖尿病によって体重が減った人の75%は、インスリン値を見れば体重が減ることが予測できたという。[29] 意志の強さなど関係ない。摂取カロリーも関係ない。仲間からのサポートや周囲からの圧力が原因でもない。運動量も関係ない。**問題はインスリン**なのだ。

インスリンが肥満を引き起こす——つまり、**インスリンが体重の設定値を調節する重要な働きをするものに違いない**、ということだ。インスリンが多いと、設定体重も増える。

そして、視床下部が「太れ」というホルモン信号を体内に発する。すると、私たちは空腹を感じて食べる。私たちが故意にカロリー摂取を控えると、総エネルギー消費量は減る。だが結果は同じ――体重が増える。

洞察力に富んだゲーリー・トーベスが、著書『ヒトはなぜ太るのか？　そして、どうすればいいか』（メディカルトリビューン）でこう記している。「私たちは食べ過ぎるから太るのではない。太っているから食べ過ぎるのだ」では、なぜ私たちは太るのか？　それは体重の設定値が高過ぎるからだ。それはなぜか？　インスリンの分泌量が多いからだ。

肥満を理解する要は〝ホルモン〟だ。設定体重もそうだが、人間の代謝機能はすべてホルモンによって調節されている。体脂肪などの重要な生理学的変数は、日によって変わる摂取カロリーや運動に左右されるものではない。そうではなく、ホルモンが精密に、厳格に、体脂肪を調節している。体重を意識的にコントロールできないのは、脈拍、基礎代謝率、体温、呼吸などを、自分で意識的にコントロールできないのと同じことだ。**これらはすべて自動的に調節されており、体重もそれと同じ**なのだ。

ホルモンが空腹を知らせてくれる（グレリン）。ホルモンが満腹であることを知らせてくれる（ペプチドＹＹ、コレシストキニン）。ホルモンがエネルギー消費量を増やしてくれる（アドレナリン）。ホルモンがエネルギーの消費を抑えてくれる（甲状腺ホルモン）。

そして肥満は、ホルモンが脂肪の蓄積をうまく調節できなくなることで起こる。

満腹ホルモンを打ち消す「作用」がある

インスリンがどのように体重の増加をもたらすのかはとても複雑な話で、いまだ厳密な全容は解明されていない。だが、いくつもの説がある。

小児肥満の専門家であるロバート・ラスティグ教授は、**「インスリン値が高くなると、満腹信号を出すレプチンの働きが阻害されてしまう」**という説を示している。

レプチンの分泌量は体脂肪に比例して増える。レプチンは、ネガティブ・フィードバックとして、食べる量を減らして体を理想体重に戻すように、視床下部に働きかける。だが、レプチンに常にさらされていると脳がレプチンに対して抵抗性をもってしまうため、体重を増やせという信号を減らすことができなくなってしまう[30]。

加えて、多くの点で、インスリンとレプチンは対照的なホルモンである。インスリンは体脂肪の蓄積を促す。レプチンは体脂肪の蓄積を減らす。だから、インスリン値が高いということは当然、レプチンの働きを阻害することになる。

食事をしたときのレプチン反応も、肥満の人とやせている人とで異なる。やせている人の場合は、食事をするとレプチンの量が増える――それは当然だ。レプチンは満腹ホルモンなのだから。ところが、肥満の人の場合、食事をしてもレプチンの効果が表れない。食事をしたにもかかわらず、彼らの脳は食べるのをやめろという信号を受け取らない。

肥満の人に見られるレプチン抵抗性は、「自己制御機能によって起こる」ともいわれている。[31][32]常に多量のレプチンが出ている状態が続くことで、満腹感を得られない「レプチン抵抗性」という現象が起きるからだ。またレプチンとは関係ないメカニズムによって、高いインスリン値が体重の増加を促すのも、もちろん肥満に直結する。

だが、何よりも大事なのは、**インスリンが肥満の原因**であるという事実を知ることだ。肥満はホルモンのバランスが崩れるせいで起こるとわかれば、そのための対処をすればいい。もし、カロリーの過剰摂取が肥満の原因だと信じていたなら、カロリーを減らしさえすればいいということになるだろう。だが、このやり方はこれまでうまくいった例《ため》しがない。**インスリンの分泌量が多いことが肥満の根本原因なのだとすれば、インスリンの分泌量を抑えればいい**ということは明らかだ。

課題は、どうやってカロリーのバランスをとるかではなく、どうやってホルモンのバランスをとるかだ。そして肥満における最大の課題は、「どうやったらインスリンの分泌量を抑えられるか」ということにつきる。

8章 イライラするたび体重増加 「ストレス太り」は実在する

何もインスリンを投与しなくても、私はあなたを太らせることができる。実のところ、相手が誰であっても太らせることができる。どうやるかって？ 体内で産生される**「コルチゾール」**というホルモンを人工的に合成した、「プレドニゾン」を投与するのだ。プレドニゾンは、気管支ぜんそく、関節リウマチ、狼瘡《ろうそう》、皮膚疾患である乾癬《かんせん》、炎症性腸疾患、がん、糸球体腎炎、重症筋無力症など、数多くの疾患の治療に用いられる。

どの場合にも見られる、プレドニゾンの効果はなんだろう？ **インスリンと同じく、「太る」**ということだ。それもそのはず、インスリンもコルチゾールも、炭水化物代謝において重要な役割を果たしているからだ。コルチゾールによる刺激が続くとグルコースの量が増え、それにともなってインスリンの分泌量も増加し太るのだ。

「消化」がストップする

コルチゾールは**〝ストレスホルモン〟**とも呼ばれ、一連の「闘争・逃走反応」を引き起こす。これは恐怖を感じたときの生体反応のことだ。

旧石器時代、コルチゾールの分泌を促すストレスといえば、たとえば捕食者に追い回されるといったような、身体的なものが多かった。コルチゾールは、次の行動——闘うか逃げるか——を体に準備させるために必要なホルモンなのだ。

コルチゾールが分泌されるとグルコースの利用が促進され[1]、筋肉にエネルギーが供給される——走って逃げて食べられないようにするためには、これがとても大切だ。ストレスのかかった状況を生き延びるために、使えるエネルギーのすべてが注ぎこまれる。このとき、成長、つまり消化活動とそのほかの長期にわたる代謝活動は、いったん制限される。そして、たんぱく質が分解され、グルコースに変えられる（糖新生）。

すると、新しく利用できるようになったグルコースを燃やして、すぐに活発な身体活動（闘争か逃走か）が行われる。しばらくして、死んでしまうか、あるいは危険が去るかのどちらかになると、コルチゾールの分泌量は元の低い値に戻る。

ここが大切なところだ。いま見てきたように、体はコルチゾールやグルコースの短期的な増加には問題なく適応することができる。だが、それが長期間続くと、〝問題〟が起こるのだ。

「ストレスホルモン」が肥満物質を増やす

一見、コルチゾールとインスリンは逆の働きをするように見える。インスリンは貯蔵を促すホルモンだ。インスリン値が高いとき（食事をしているとき）、体はグリコーゲンや脂肪という形でエネルギーを貯蔵する。一方、コルチゾールは、エネルギーを貯蔵庫から取り出して、グルコースなどすぐに使えるものに変え、体を次の行動に備えさせる働きをする。

だから、コルチゾールとインスリンが、どちらも同じように体重を増加させる効果があると聞いたら驚くだろう――だが、確かにそのような効果がある。短時間の身体的なストレスに対しては、インスリンとコルチゾールは逆の働きをする。だが、**長期間の心理的なストレスにさらされたときは、それとはまったく違ったことが起きる。**

現代社会に生きる私たちは、身体的なものではない「慢性的ストレス」を多く抱えているため、体内で多量のコルチゾールが分泌され続けている。たとえば、結婚生活や職場での問題、子どもとの言い争い、睡眠不足などは深刻なストレスだが、血糖（グルコース）を燃やさなければならないような活発な身体活動を行うことはない。だから、慢・性・的・なストレスにさらされている場合は、グルコースの値は高いままということになる。

そしてここが重要なのだが、**血中のグルコースの値が何か月も高いままだと、インスリンの多量分泌が促される。**つまり、**コルチゾールの値が慢性的に高い状態にあると、イン**

スリンの分泌量が増える――このことは、いくつもの研究で立証されている。

「BMI」の数値も高くなる

1998年に行われたある研究では、ストレス認知度が上がるとコルチゾールの分泌量が増えること、さらに**コルチゾールの増加はグルコースとインスリンの増加に確かにつながることが示されている**。[2] インスリンは肥満を招く主な要因なので、このときにBMIと腹部肥満が増したのは特に驚くことではない。

人工的に合成されたコルチゾールを使って、インスリンを実験的に増やすこともできる。**実験に参加した健康なボランティアに多量のコルチゾールを投与したところ、インスリン値が通常の状態よりも36%上昇した**。[3] **プレドニゾン薬でコルチゾール値を上げた場合でもグルコースが6・5%、インスリンが20%増えた**。[4]

プレドニゾンを投与し続けると、主に肝臓[5]や骨格筋[6]で、インスリン抵抗性（インスリンに体が慣れて効かなくなる状態）の症状が見られるようになる。コルチゾールとインスリンの間には直接的な関係があり、コルチゾールが分泌されるとインスリンがそれに反応して大量に分泌されるということだ。[7]

だから、プレドニゾンを長期間にわたって使用すると、一般の患者にも、肥満の糖尿病患者にも、インスリン抵抗性が見られるようになる。[8] そして、インスリン抵抗性の状態になると、悪いことにインスリンの分泌量はさらに増える（体が、「この量でインスリンが効かないなら、もっと増やそう！」と判断するため）。

コルチゾールが増えると血糖が増加するので、インスリンが分泌されるようになる。その結果、インスリン抵抗性が発現しても不思議ではない。このインスリン抵抗性が、肥満には大きく関わっている。インスリン抵抗性の状態になるとインスリンの分泌量がさらに増え、インスリンの分泌量が増えると肥満になる。いくつもの研究で、**コルチゾールの分泌量が増えると、インスリン抵抗性を引き起こす**ことが確かめられている[9][10][11]。

コルチゾールの分泌量が増えるとインスリンの分泌量も増えるのだとすれば、コルチゾールの分泌量を減らせばインスリンも減らすことができるはずだ。拒絶反応を抑えるために何年も何十年もプレドニゾンを服用してきた移植患者を見れば、そのことがわかる。

ある研究によれば、**彼らにプレドニゾンの服用をやめさせると、血液中のインスリン濃度が25％下がり、さらに体重は6％、ウエスト回りも7・7％減少した**という[12]。

「不快な刺激」でお腹が出る

私たちが本当に知りたいのは「コルチゾールの過剰分泌が体重の増加につながるのか？」ということだ。これを根本的に検証するためには、次のような実験が必要になる。

「プレドニゾンを投与することで、人を太らせることができるか？」もしできるなら、関連性があるというだけでなく、因果関係を証明できることになる。はたしてプレドニゾンは肥満の原因なのだろうか？　**間違いなくそうだ！**　体重の増加は、最もよく知られた、プレドニゾンの恐ろしい副作用だ。これは因果関係があるということだ。

ある疾患、特に長期間にわたり過剰にコルチゾールが分泌される「クッシング病」の研究も役に立つ。この疾患は、1912年に体重の増加、異常な髪の伸長、無月経の症状があった23歳の女性の症状を見て、ハーヴェイ・クッシングがクッシング病と名付けたものだ。クッシング病患者の実に3分の1に、高血糖と明らかな糖尿病の症状が見られた。

症状が軽い人を含めて、クッシング症候群の顕著な特徴は体重が増加することだ。ある事例研究では、**97%の人に腹部の肥満が見られ、94%の人に体重の増加が見られた。**[13][14]　患者たちは、どれほど食事を減らしても、どれほど運動をしても体重が増える。**過剰なコルチゾールの分泌を招く疾患はどれも、結果的に体重が増える。**　コルチゾールが体重の増加を引き起こすということだ。

また、別の調査でスコットランド・グラスゴーの北部地方から無作為に選ばれた被験者を調べたところ、コルチゾールの排出率は、BMIや胴回りと、強い相関関係があることがわかった[15]。**体重の重い人ほどコルチゾールの排出量も多い**。コルチゾールが原因で体重が増加し、特に腹部に脂肪が蓄積すると、最終的にはウエスト・ヒップ比も高くなる（この結果は重要だ。なぜなら体重増加のなかでも、**特に腹部の脂肪蓄積は健康に悪い**からだ）。

コルチゾールの量を測るほかの指標を見ても、腹部の肥満と関係があることがわかる。尿中のコルチゾール排泄量が多い人は、ウエスト・ヒップ比も高い[16]。唾液中のコルチゾールが多い人も、BMI値とウエスト・ヒップ比が高い[17]。

頭髪の分析によっても、長期間、体内でコルチゾールが分泌されているかどうかを調べられる。肥満の人と通常の体重の人とを比べた研究では、肥満の人の頭髪に含まれるコルチゾールの量が多いことが発見された[18]。つまり、**慢性的にコルチゾールによる刺激があると、インスリンの分泌と肥満が増える、という確かな証拠がある**ということだ。

これにより、肥満のホルモン理論が成り立つ。「慢性的なコルチゾールの分泌がインスリンの値を高くし、それが肥満につながる」というわけだ。

「運動」はストレス放出には効果的

逆の場合はどうだろう？　コルチゾールが多いと体重が増加するのなら、コルチゾールの分泌量が少なければ体重が減るはずだ。

これとまったく同じ状態なのが、「アジソン病」だ。これは副腎皮質機能低下症とも呼ばれ、1855年にトーマス・アジソンが、古くからあるこの症状を報告したことで知られている。コルチゾールは副腎で産生される。副腎の機能が低下すると、体内のコルチゾールが急激に減る。副腎機能が低下するアジソン病の特徴は体重が減少することだ。**患者の97%に体重の減少が見られる**[19]（コルチゾール値が低くなると体重が減るということだ）。

過剰なコルチゾールが体重を増加させるという事実は、否定のしようがない。


さて、ここまでの考えをまとめると、つまりは、**ストレスが体重の増加を招く**ということだ——これは、厳密な証拠がなくても、誰もが直感的にわかるだろう。ストレスはカロリーや炭水化物で出来ているわけではないが、肥満につながる。長くストレスが続くと、コルチゾールの分泌量が増え、それが体重の増加につながるというわけだ。

ストレスを減らすことは難しいが、とても大事なことだ。巷でいわれていることとは逆だが、テレビやパソコンの前に座っているだけではストレスは解消されない。**活動的になることがストレスの緩和につながる**。ストレスの緩和に効果があると実証されてきた方法はたくさんある。たとえば、マインドフルネス瞑想《めいそう》、ヨガ、マッサージ療法、運動など。

マインドフルネスについての研究では、**参加者はヨガや瞑想、グループ・ディスカッションをすることで、コルチゾールの分泌と腹部の脂肪を減らすことができる**と判明した[20]。

マインドフルネス瞑想や睡眠衛生の向上によってストレスを軽減する実践方法については、付録Cを参照してほしい。

研究で出た太りにくい睡眠時間は「7時間」

今日では、睡眠不足も慢性的なストレスのもとである。睡眠時間は常に減り続けている。[21] 1910年の平均睡眠時間は9時間だったが、最近では、30歳から64歳の大人の30％以上が、一晩の睡眠時間が「6時間未満」だと答えている。[22] シフト制で働いている労働者は特に睡眠不足になりがちで、一晩の睡眠時間は「5時間未満」だという。[23]

集団調査では常に、短時間睡眠と体重増加に関係があることが認められており、[24][25] **体重が増えるかどうかを分ける睡眠時間は「7時間」**だという。5、6時間しか睡眠をとらない人は、体重が増加するリスクが50％も高くなると報告されている。[26] 睡眠が不足すればするほど、体重が増えるということだ。

睡眠不足は心理的に強いストレスを引き起こし、コルチゾールの分泌を促す。すると、多量のインスリンが分泌され、インスリン抵抗性を引き起こす。**一晩、睡眠が不足すると、コルチゾールの値は100％以上増える**。[27] 翌日の夜になってもまだ、コルチゾールの値は37％から45％ほど高い状態にある。[28]

健康なボランティアの人たちの睡眠を4時間に制限したところ、一晩だけで[30]**、インスリン感受性が40%減少した**[29]（つまり、インスリンが効きにくくなってもっと分泌される恐れがあるということ）。さらに睡眠制限を5日間続けると、インスリンの分泌は20%増え、インスリン感受性は25%減少した。コルチゾールは20%増えていた[31]。ほかの研究では、睡眠時間を短くすると2型糖尿病のリスクが増すことがわかっている[32]。

体脂肪や食欲を調節するホルモンであるレプチンとグレリンは一日のリズムが決まっているが、このリズムは睡眠妨害によって狂ってしまう。ウィスコンシン睡眠コホート研究とケベック州で行われた家族研究[33]からは、睡眠時間が短いと体重が増えること、そしてレプチン（満腹ホルモン）が減りグレリン（食欲ホルモン）が増えることがわかった。

睡眠不足は、体重を減らそうとする努力を無駄にしてしまう[34]。だが、面白いことに、**ストレスがあまりない状態で睡眠不足になっても、満腹ホルモンであるレプチンは減らないし空腹感が増すこともない**[35]。このことから、睡眠不足そのものが問題なのではなく、睡眠不足によってストレスホルモンがより活性化し、空腹になるメカニズムが働くことが問題であることがわかる。

だがとにかく、いい眠りを十分にとることが、減量計画に欠かせないことは疑いようがないだろう。

9章

「低炭水化物ダイエット」の真相

データは「常識」とやや違っていた

ここまで、インスリンが肥満の原因であることを見てきたので、次は「インスリンの分泌を増やす食べ物は何か、インスリンの分泌を抑制する食べ物は何か？」を考えてみよう。

インスリンの分泌を増やす食べ物の最有力候補は、**「精製された炭水化物」**――高度に精製された穀物や糖分である。「炭水化物は太るもと」というのは、特に新しい考えというわけではなく、ウィリアム・バンティングの時代（19世紀）よりもさらに遡った古い時代からある考え方だ。

高度に精製された炭水化物は、血糖値を上げる食べ物として悪名高い。血糖値が上がると、インスリンの分泌量は増える。インスリンの分泌量が増えると、体重が増加して肥満になるのは前章までのとおり。この原因と結果の連鎖は、**「炭水化物・インスリン仮説」**として知られるようになった。この議論の中心にいたのは、名うてのロバート・アトキンス博士だ。

1963年当時、アトキンス博士は太っていた。100年前のウィリアム・バンティングと同じように、アトキンス博士も自分の体重をなんとかしなければいけないと考える。当時、体重が100キロもあった彼は、ニューヨーク市で心臓病専門医として働き始めたところだった。まず彼は、〝昔ながらのやり方〟で体重を減らそうとしたが、うまくいかなかった。

あるとき、その昔、低炭水化物ダイエットについての医学文献が書かれていたことを思い出し、自分でも低炭水化物ダイエットを試してみることにした。すると驚いたことに、うたい文句どおりの効果があった。カロリーを制限しなくても、気になっていた余分な体重を減らすことができたのだ。そこで、患者たちにも低炭水化物ダイエットを勧めてみたところ、目をみはるような成果が出た。

1965年、彼は『ザ・トゥナイト・ショー』（1954年から放送されているアメリカの深夜トーク番組）に出演、1970年にはファッション雑誌『ヴォーグ』にも登場した。1972年には『Dr. Atkins' Diet Revolution（アトキンス博士のダイエット革命）』を出版。この本は瞬く間にベストセラーとなり、歴史上、最も速いペースで売れたダイエット本となった。

なぜ「低炭水化物ダイエット」は大昔からあるのか

アトキンス博士は、自分がローカーボ・ダイエット（低炭水化物ダイエット）を考案したとは決して主張しなかった。彼がローカーボ・ダイエットについて本を書くずっと以前から、この方法は知られていたからだ。

1825年には、ジャン・アンテルム・ブリア＝サヴァランが、炭水化物と肥満についての本を執筆している。ウィリアム・バンティングも1863年に、ベストセラーとなった小冊子『市民に宛てた肥満についての手紙』で、炭水化物と肥満の関係について記している。この考え方は、およそ2世紀前からあったわけだ。

ところが、1950年代の半ばには、「カロリー制限理論」が優勢になってくる。食べ物のことを論じるよりもカロリーのことを論じるほうが、はるかに科学的に見えたからだ。なかにはカロリー制限理論に異を唱える人もいた。アルフレッド・ペニントン博士は、1953年に、医学雑誌『ニューイングランド・ジャーナル・オブ・メディシン』に寄稿した記事のなかで、肥満における炭水化物の役割を強調している。[1] ウォルター・ブルーム博士は、低炭水化物ダイエットとファスティング（断食）療法とを比べた研究の結果、どちらも同じように体重の減少が有意に見られることを発見した。[2]

1967年に出版された『The Doctor's Quick Weight Loss Diet（医者が勧める速効ダイエット）』では、著者のアーウィン・スティルマン博士が、「高たんぱく質、低炭水化物」のダイエットを推奨している。[3] 食品から摂るたんぱく質を代謝するにはエネルギーが必要になるため（食事による熱発生効果）、たんぱく質を摂る量を増やせば、体重減につながるという理論だ。スティルマン博士本人も、食べ物の90％をたんぱく質から摂る〝スティルマン・ダイエット〟で、22キロの減量に成功した。彼は、1万人以上もの太り過ぎの患者の治療に、このダイエット法を利用したといわれている。アトキンス博士がこの論争に加わる前に、低炭水化物革命はすでに進行中だったというわけだ。

NYタイムズが「無害」と発表したのは〝脂質〟だった

アトキンス博士は、著書のなかで、「炭水化物の摂取を厳格にコントロールすればインスリンの値を低く抑えることができ、そのおかげで空腹感も減り、最終的には体重を減らすことができる」と提唱した。栄養学の権威者たちが、すぐに彼の説に反応した。1973年、米国医師会の〈食べ物と栄養に関する委員会〉が、アトキンス博士の説を痛烈に批判する本を出版した。当時の医師たちは、食事に含まれる高脂質が心臓発作や脳卒中を引き起こすのではないかと懸念していたからだ[4]。

それでも、低炭水化物ダイエットを支持する人たちが、アトキンス博士の説を広めていく。1983年には、リチャード・バーンスタイン医師が、当時の栄養学や医学の教えに反して、厳格な低炭水化物の食事療法で糖尿病の治療を行う新しい診療所を開設し、物議を醸した。

1997年、そのバーンスタイン医師が『バーンスタイン医師の糖尿病の解決　正常血糖値を得るための完全ガイド』（メディカル・トリビューン）を出版。1992年と1999年には、アトキンス博士が自身のベストセラーを改訂して『アトキンス博士のローカーボ（低炭水化物）ダイエット』（同朋舎）を出版した。1993年にはリチャード・ヘラー／レイチェル・ヘラーらによって『低炭水化物ダイエット　ごはん、パン、パスタ…やめられない、やせられない人へ』（ネコ・パブリッシング）も出版され、アトキンス博士の説が、猛烈に巻き返しを図り始めた。

1990年代に再燃したローカーボ・ダイエットの人気は、数々の賞を受賞しているサイエンス・ライターのゲーリー・トーベスが、2002年に『ニューヨーク・タイムズ』紙に『いままで言われてきたことがすべて真っ赤な嘘だったらどうする？』と題した記事を寄稿したことで、さらに燃え上がった。その記事のなかで彼は、「アテローム性動脈硬化を招くとされてきた**食事に含まれる脂肪分は、実際は人間の健康には無害である**」という説を展開した。

さらに彼は『Good Calories, Bad Calories（いいカロリー、悪いカロリー）』『ヒトはなぜ太るのか？　そして、どうすればいいか』（メディカル・トリビューン）を続けて出版し、炭水化物が体重増加の根本原因だという説を詳細に書いている。

「低脂肪ダイエット」は非科学的なやり方

しかし、低炭水化物ダイエットは医学界ではなかなか受け入れられなかった。これも、失敗に終わった流行りのダイエット法のひとつに名を連ねるだけだろうと、多くの医者は思っていた。アメリカ心臓協会（ＡＨＡ）は『No-Fad Diet: A Personal Plan for Healthy Weight Loss（確実なダイエット法――ひとりひとりに合った健康的なやせ方）』という書籍を出版した。この本でＡＨＡは、ほかのダイエット法を批判したうえで〝低脂質ダイエットのみ〟を勧めているが、低脂質ダイエットは効果がないとこれまでに何度も実証されてきたのだから皮肉な話だ。

医学界では低脂質ダイエット信仰が深く根付いているので、これを信じない者を見過ごすことができなかったのだろう。低脂質ダイエットを勧めるエビデンスがまったくないにもかかわらず、ＡＨＡや米国医師会といった医学界は、すぐさま自分たちの信念を弁護し、ほかの流行りのダイエット法を公然と非難した。

だが、アトキンス・ダイエットは非難をものともせず広がっていった。２００４年には、２６００万人のアメリカ人が何らかのかたちで低炭水化物ダイエットをしていると答えている。ファーストフードのチェーン店でさえ、ローカーボのレタス包みバーガーを発売し始めたくらいだ。「余分な体重を減らしてそれを維持できるかもしれない」「体重が原因の健康問題も減るかもしれない」と多くの人が希望を抱いた。

ＡＨＡもそのうち、低脂質ダイエットの効果は実証されていないと認めるようになった。それればかりでなく、アトキンス・ダイエットはコレステロール値が確かに改善し、体重も速く減ると認めた。だが、こうした利点は認めつつ、アメリカ心臓協会はアテローム生成――動脈内のプラーク発生率――に対する影響について引き続き懸念を抱いていた。むろん、この懸念を支持するエビデンスがあるわけではなかった。自身が勧める非科学的な低脂質ダイエットについて、なんの懸念も抱いていなかったくらいなのだから！

ＡＨＡが低脂質ダイエットを勧めていた40年の間に、肥満危機は途方もない速さで広がっていった。だが、ＡＨＡは、まったく効果のない自分たちのアドバイスが、はたして誰かの役に立っているのだろうかと顧みることもしなかった。その代わりに、医者たちは、患者を非難するというお決まりの手を使った。「このダイエット法が効かなかったのは、ルールを忠実に守らない患者がいけないのだ」と。

「脂質」より「炭水化物」を避けたほうがいいのは確か

新しいダイエット法が従来のダイエット法に挑戦状をつきつけたことで、誹謗《ひぼう》や中傷が始まった。それでも、２０００年代の半ばになると、〝新しい〟低炭水化物ダイエットと、かつて標準とされたダイエット法を比較する新しい研究が行われ始めた。

その結果は、私を含む多くの者にとって衝撃的なものだろう。最初に行われた研究の結果は、2003年『ニューイングランド・ジャーナル・オブ・メディシン』に掲載され、アトキンス・ダイエットは、短期間でかなりの体重を減らせることが確認された。[5]

2007年には、『米国医師会雑誌』がより詳細な研究結果を掲載した。[6] この研究では、当時よく行われていた4つの異なるダイエット法の比較試験が行われた。その結果、ひとつのダイエット法の効果が抜きんでていた――「アトキンス・ダイエット」だ。そのほかの3つ（脂質の摂取量を極めて低くする「オーニッシュ・ダイエット」、たんぱく質・炭水化物・脂質の割合を30：40：30にする「ゾーン・ダイエット」、標準的な「低脂質ダイエット」）は、体重の減少という点については似通った結果となった。

しかし、アトキンス・ダイエットをオーニッシュ・ダイエットと比べると、**アトキンス・ダイエットのほうは体重が減っただけでなく、全身の代謝もよくなったことが明らかになった。血圧、コレステロール値、血糖値もすべて、大幅に改善**していた。

2008年に行われたDIRECT試験（食事介入による無作為比較試験）[7]で、アトキンス・ダイエットはごく短期間で体重を減らせることが、改めて確認された。イスラエルで行われたこの試験では、「地中海食ダイエット」「低脂質ダイエット」「アトキンス・ダイエット」の比較が行われた。

その結果、地中海食ダイエットには、体脂肪減少に大きな効果があるアトキンス・ダイエットと同じような効果が見られたが、AHAが標準とした低脂質ダイエットは、屈辱的な結果に終わった――嘆かわしい結果で、被験者は疲れ切ってしまったし、このダイエット法を好まなかった。このダイエット法を支持していたのは、医学研究者だけだった。

さらに重要なことは、アトキンス・ダイエットと地中海食ダイエットでは、代謝にも効果があることが確認されたことだ。なかでも、アトキンス・ダイエットでは、ほかのダイエット法よりも血糖値が大きく下がり、平均して0・9%下がった。これはほとんどの薬物治療に匹敵するほどの結果だ。

また、高たんぱく質、低GI食（食後血糖値の上がりにくい食品）を6か月間続けると、低脂質ダイエットよりも多くの体重が減った。[8] 原因のひとつとして、**ダイエットの種類により、総エネルギー消費量の変化が異なる**ことが挙げられる。

ハーバード大学のディヴィッド・ラドウィグ教授は、**「低脂質ダイエットをすると代謝が最も低くなる」**ことを発見した。[9] では、代謝を維持するのに最もいいダイエットは何だろう？　それは、「炭水化物を極端に減らしたダイエット法」だ。このダイエットをすると、食欲が減るように感じる。ボーデン医師が2005年に医学雑誌『アナルズ・オブ・インターナル・メディシン』にこう書いている。「炭水化物を摂らないようにすると、患者の一日のエネルギー摂取量はすぐに1000キロカロリーにまで落ちる[10]」インスリン値も下がり、インスリン感受性ももとに戻る。

ケーキを食べると「糖中毒」になる

精製された炭水化物を食べると〝食物依存症〟になるという説がある。

通常の満腹信号はホルモンによって出され、食べ過ぎを防ぐための強い抑止力がある。たとえばコレシストキニンやペプチドYYといったホルモンは、摂取したたんぱく質や脂質に反応して、食べるのをやめさせる信号を出す。

ここで、5章でも述べたビュッフェ形式のレストランを例にして考えてみよう。もうこれ以上食べられないという状態になると、あともうふたつポークチョップを食べることを考えただけで気分が悪くなる。もう十分に満腹だという信号をホルモンが出している証拠だ。

だが、一切れのケーキやアップルパイを供されたらどうだろう？　これは食べられそうな気がするのでは？　子どもの頃はよく、「デザートは別腹だ」などと言ったものだ。お腹いっぱいになっても、なぜか、ケーキやパイといった高度に精製された炭水化物のお菓子が収まるだけの余裕ならある――たんぱく質や脂肪系はこれ以上食べられないというのに。**高度に精製され加工された食べ物に対しては、なぜか満腹ホルモンが出ず、私たちはそのケーキを食べてしまう**のだ。

「中毒性がある」と人が言う食べ物にはどんなものがあるか考えてみよう。パスタ、パン、クッキー、チョコレート、ポテトチップス。ここから何か気づかないだろうか？　どれも「高度に精製された炭水化物」で出来ている。魚の中毒だという人に会ったことがあるだろうか？　りんごは？　牛肉は？　ほうれん草は？　ほとんどいないだろう。どれも美味しい食べ物には違いないが、中毒性はない。

食べると幸せな気持ちになる典型的な食べ物についても考えてみよう。パスタ、アイスクリーム、アップルパイ、マッシュポテト、パンケーキ。何か気づくことはないだろうか？　どれも「高度に精製された炭水化物」で出来ている。

こうした食べ物を食べると、脳の中の報酬系が活性化され、私たちに〝快〟の感覚を与えることがわかっている。そのうえ、**精製された炭水化物は中毒になりやすいため、これを食べても自然に満腹ホルモンが出なくなってしまい、どうしても食べ過ぎてしまう**。もちろん、その理由は、精製された炭水化物が〝自然食品〟ではなく、〝高度に加工された食べ物〟だからだ。

精製された炭水化物に中毒性があるのは、「加工されているから」と覚えておこう。

糖質制限の問題は「やせない」こと

ここまで紹介してきた研究結果は、医者たちを唖然《あぜん》とさせ、少しばかり面食らわせた。どの研究も、明らかにアトキンスの評判を落とそうという目的で行われてきたにもかかわらず、結果は彼の優位性を証明するものになってしまった。ローカーボ・ダイエットについての懸念は、ひとつひとつ払拭されていった。新しいダイエット革命は成功した。

革命、万歳。だが、問題が起こる兆しが見えていた。

アトキンス・ダイエットを長期にわたって研究したところ、**長い目で見ると思ったほどの効果が出なかった**のだ（ダイエットは長い目で見なければいけない）。テンプル大学のゲイリー・フォスター教授が2年にわたる研究の結果を公表したのだが、その結果は、低脂質ダイエットをしたグループとアトキンス・ダイエットをしたグループのどちらも体重は減少したが、その後、**どちらもほとんど同じ割合で体重が元に戻った**というものだった。[11] 12か月後、DIRECT試験に参加した被験者たちは、アトキンス・ダイエットをしたグループの人も含めて、減った分の体重のほとんどが戻ってしまっていた。[12] すべてのダイエット法の試験に対してシステマティック・レビュー（現存する研究結果に対する徹底的な再検討）を行ったところ、**低炭水化物ダイエットの利点のほとんどが、1年後にはなくなっていた**ことがわかった。[13]

「カロリー計算をする必要がないのでダイエットが長続きする」というのがアトキンス・ダイエットの大きなウリのひとつだった。だが、食べる物を厳格に制限するアトキンス法は、従来どおりカロリー計算をしながら食べる方法に比べても、決して簡単ではないことがわかった。どちらのグループも、ダイエットが続いた期間は同じで、**40％近くが1年以内にやめてしまっていた**。

あとから考えると、この結果はいくらか予想できた。アトキンス・ダイエットは、ケーキ、クッキー、アイスクリーム、そのほかのデザートなど、甘いものを厳しく制限していた。どんなダイエット法を信じていようが、こうした食べ物を食べると太るのは明らかだ。それでも私たちが食べるのをやめられないのは、甘いものを食べると気分がよくなるからだ。食べ物は悦《よろこ》びであり、人類の歴史上、ごちそうはいつも祝い事の席には欠かせないものだった。

これは西暦2018年でも紀元前2018年でも変わらない。誕生日、結婚式、祝日に、私たちは何を食べるだろう？　ケーキ、アイスクリーム、パイだ。ホエイパウダー（乳清）のシェイクや脂肪の少ない豚肉など食べない。なぜだろう？　欲望を満足させたいからだ。アトキンス・ダイエットはこのシンプルな事実を認めないがために、**理論的には正しくても失敗してしまった**のだ。

何百万人もの人がアトキンス法をやめ、新しいダイエット革命は、一時期だけ流行ったダイエット法のひとつに成り下がってしまった。アトキンス博士が1989年に設立した会社、アトキンス・ニュートリショナルズは、顧客離れにより多額の負債を抱え、倒産した。減量の恩恵は続かなかった。

だが、いったいなぜ？　何が起こったのか？　低炭水化物のダイエット法のもとになった原理は、「食品に含まれる炭水化物は血糖値を最も上げる」ということだった。

血糖値が高いとインスリンの分泌量も増える。インスリンが増えることが、肥満の最大原因だ。

こうした事実は、十分に合理的に見える。いったい何がいけなかったのだろう？

「白米を食べるアジア人」がやせていた理由

炭水化物・インスリン仮説は「炭水化物が太るもとだ、なぜならインスリンが分泌されてしまうから」というもので、この説自体は間違ってはいない。炭水化物を多く含む食べ物は、ほかの栄養素を多く含む食べ物よりもずっと多くのインスリンの分泌を促すのはたしかだ。インスリンの分泌量が多いと、たしかに肥満につながる。

だが、この説は不完全だ。様々な問題点が挙げられるが、**「米を主食とするアジア人のパラドックス」**が最も顕著な例だ。ほとんどのアジア人は、少なくともここ50年、精白し

図09-01 「炭水化物」を食べても太らない?

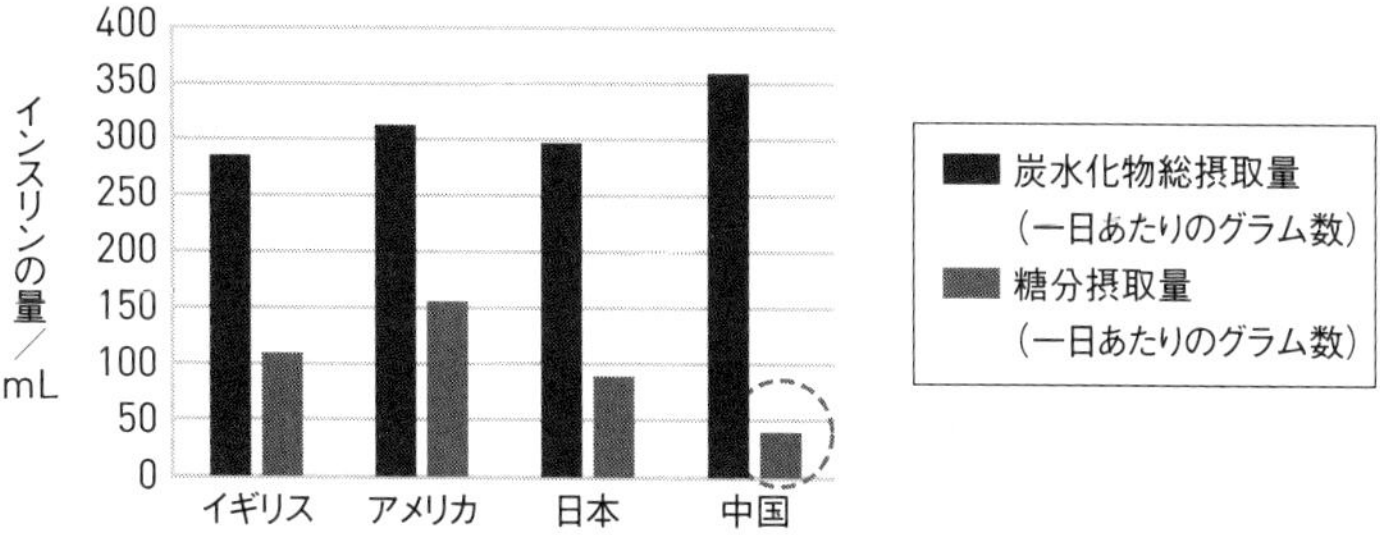

国際的共同研究(2003年報告)によって、中国と日本では炭水化物の摂取量が多いが、糖分の摂取量はイギリスやアメリカよりも低いことがわかった

た米、つまり精製された炭水化物を主食とした食事をしている。それでも最近まで、アジアの人々が肥満になるのは極めて稀なケースだった。

1990年代の終わり頃に行われた、多量栄養素および血圧に関する国際的共同研究(INTERMAP)[14]では、アメリカ、イギリス、中国、日本における食生活が詳細に比較されている(図9-1参照)[15]。

中国における炭水化物の総摂取量とその割合は、ほかの国よりもはるかに多い。だが、中国の糖分の摂取量はほかの国に比べて、極めて少ない。日本の炭水化物摂取量はイギリスやアメリカと類似しているが、糖分の摂取量ははるかに少ない。炭水化物の摂取量が多いにもかかわらず、中国と日本の肥満率は、つい最近まで非常に低い値だった。

よって、炭水化物・インスリン仮説は正しくないことになるが、ここには明らかに何かほかの要因がある。炭水化物の摂取量だけが問題ではなかったのだ。精製された炭水化物そのものよりも、**「糖分」**のほうがはるかに肥満の原因になっているようだ。

「炭水化物民族」のBMIは20〜22と標準レベル

たしかに、**食事をほぼ炭水化物で摂るというような原始的な生活をしている社会でも、肥満率はとても低い**。1989年、スタファン・リンドバーグ博士が、パプアニューギニアのキタヴァ島に住む人々について研究をした――ここは、いまでも伝統的な食事を摂っている、地球上で最後の場所だ。

ヤムイモ、サツマイモ、サトイモ、キャッサバなど、でんぷん質を多く含む野菜が彼らの主食だ。推定で69%のカロリーを炭水化物から摂っており、加工された西洋食品から摂るカロリーは、わずか1%未満だ。

このように**炭水化物の摂取量が多いにもかかわらず、キタヴァ島の人たちのインスリン値は低く、肥満の人はほとんど存在しない**。リンドバーグ博士は、キタヴァ島の人たちと、彼の母国であるスウェーデンの人たちを比べて、キタヴァ島の人たちは食事の70%を炭水化物で摂っているにもかかわらず、インスリン値はスウェーデン人のわずか5%であることを発見した[16]。キタヴァ島の人の平均インスリン値は、スウェーデン人よりも95％も低いということだ。キタヴァ島の若者の平均ＢＭＩは22（普通）で、年齢が上がるにつれて、この値が下がっていくこともわかった。運動量が多ければインスリンの値は低くなるし肥満も少なくなるかもしれないが、調査したところでは、**キタヴァ島の人の運動量が特に多いわけでもない**ことがわかった。

同じように、日本の沖縄では、食事の85％近くを精製されていない炭水化物で摂っていて、その中心はサツマイモだ。沖縄の人は、日本周辺の国々の人の3倍もの緑黄色野菜を食べているが、糖分の摂取はわずか25％だ。炭水化物の摂取量が多いにもかかわらず、肥満の人はほとんどいないし、ＢＭＩ値の平均はわずか20・4だ。沖縄の人は世界で最も長寿で、100歳以上の人の生存率は日本周辺諸国の3倍にのぼる。

こうして見ると、「炭水化物・インスリン仮説」は明らかに不完全な理論であり、これまでにわかった事実をもとにこの理論を調整しようとする人もおらず、多くの人がこの理論を捨て去ることになった。

食べている小麦の99％は「人工物」

「食べるのが米か小麦かによって大きな違いが出る」という説は考えられなくもない。アジア人は米を食べることが多いが、西洋社会で食べる炭水化物は精製された小麦粉やトウモロコシ製品だ。

食べる小麦粉の種類の変化が、西洋社会における肥満率の変化と関連があるという説もある。『小麦は食べるな！』（日本文芸社）の著者、ウイリアム・デイビスは、**現在私たちが食べている「矮小小麦《わいしょう》」は、もともとの小麦とはまったく異なるもの**だと指摘している。小麦の仲間であるヒトツブコムギは紀元前３３００年から耕作されてきた。しかし、１９６０年代までに世界の人口は大きく増え、小麦の収穫量増加を目的にした農業技術によって、矮小小麦や半矮小小麦と呼ばれる新しい種類の小麦が開発された。いまでは、**商業用に栽培される小麦の99％が矮小小麦か半矮小小麦**で、こうした新しい種類の小麦を食べることが、健康に何らかの影響があるのではと考えられている。

たしかに、インスリンと肥満の間には確たる因果関係がある。だが、炭水化物の摂取量が多いことがインスリンの多量分泌を引き起こす主要な原因であるかどうかは、いまだ明らかになっていない。キタヴァ島では、多量の炭水化物がインスリン値の上昇にはつながっていなかった。これでは、**炭水化物だけがインスリン値を上げるという考え方は正しくない**ということだ。これでは、パズルの肝心な1ピースが欠けたままだ。

では、糖分が肥満において重要な役割を果たしているのだとしたら、それをこのパズルにどうやってはめ込んだらいいのだろう？　このピースをパズルにはめ込む役割をするのが、**「インスリン抵抗性」**だ。

10章

肥満ホルモンの「蛇口」を今すぐ閉める

減量上、「太っていた時期」が極めて重要

アメリカの有名TV司会者、オプラ・ウィンフリーは、数十年にわたって自分のダイエットを公表してきた。彼女の体重は、最も多いときで107・5キロ。それが2005年には72・6キロまで減り、ややすんなりした。彼女は大得意だった。彼女は炭水化物の量を減らした。運動もした。専属シェフを雇い、専属のトレーナーもつけた。何もかも〝正しく〟やった。彼女の立場なら、私たちにはとてもできないようなこともできてしまう。

それなのに、2009年に**18キロもリバウンド**してしまったのはなぜだろう? なぜ減った体重を維持することができなかったのだろう?

長年の肥満を改善するのは、なぜこんなにも難しいのだろうか?

肥満は長い時間をかけてなるものだと誰もが知っているのに、それを正しく認識している人は滅多にいない。たいていの場合、1年に0・5キロから1キロといった緩やかなペースで体重は増えていく。それが25年以上も続くと、23キロも増えていることになる。人

生のほとんどを肥満の状態で過ごしてきた人は、体重を減らすのがどんなに難しいかわかるだろう。それに比べて、**最近体重が増えたばかりの人は、実ははるかに楽に体重を落とすことができる。**

従来のカロリー理論では、体重が増え過ぎたのがここ1週間のことであっても、この10年のことであっても、4、5キロの体重を落とすには、同じだけの努力が必要だとされている。だが、これは正しくないとしかいいようがない。

同じように、「炭水化物・インスリン仮説」も、**肥満だった時期の長さ**については何も触れていない。肥満だった期間がどれだけ長かろうと、「炭水化物を減らしさえすれば体重が減るはずだ」という。だが、これも正しくない。

インスリンが出すぎた体が「メタボ」

時間は大いに関係がある。時間の影響などたいしたことはない、と見くびりがちだが、長い間蓄積されてきた肥満を治療するのはとても難しいということは、認めたくはないが真実だ。

だから、私たちは**「時間依存」**という現象をよく認識しなければならない。17歳のときに肥満だった人は、手を打たなければその先何十年も肥満のままだ。[1]

インスリンの分泌量が多いと太る。そして、その分泌量は何を食べるかによって変わってくる。だが、インスリンを増やすもうひとつの要因を、私たちは忘れている。それは時間とともに現れる症状で、既存のダイエットをしても治らない**「インスリン抵抗性」**だ。

インスリン抵抗性は、スーパーマンの宿敵レックス・ルーサーのようなものだ。現代医学の最大の敵である肥満、糖尿病、脂肪肝、アルツハイマー病、心臓疾患、がん、高血圧、高コレステロールなどの背後に潜んでいる。レックス・ルーサーは架空の人物だが、インスリン抵抗性症候群、別名**「メタボリック症候群」**は実存する。

「薬物中毒」と同じ現象が起こる

人間の体は、ホメオスタシスという基本的な生物学的原理が働くことが特徴である。何かがある方向に変わったら、体はもとの状態に戻ろうとして逆の方向に変わろうとする。

たとえば、体が著しく冷えると、体は熱を産生して対応する。体がとても熱くなると、今度は熱を下げようとして汗をかく。適応力は生き残るのに欠かせないものだし、すべての生体システムにおいて〝適応〟は必要不可欠だ。これは、体が抵抗性を養うということにほかならない。

では、「インスリン抵抗性」の場合は、厳密には何が起こっているのだろう？　これまで説明してきたように、ホルモンは細胞の鍵穴に合う鍵のような役割をする。インスリン

（鍵）が細胞のインスリン受容体（鍵穴）に合わなくなると、その細胞は「インスリン抵抗性がある」ということになる。

つまり、こういうことだ。インスリンが受容体にうまく適合しないため、細胞のドアは大きく開かない。その結果、細胞内に入っていくグルコースの量が少なくなる。細胞は、入ってくるグルコースの量が少な過ぎることに気づく。一方、グルコースは細胞のドアの外にどんどん溜まっていく。**増えたグルコース（血糖）に対応しようと、体はますます多くのインスリン（鍵）を産生する。**インスリンはインスリン受容体にうまく適合しないままだが、ドアを開ける細胞の数は増え、その結果、通常どおりの量のグルコースが細胞内に入っていく。

正常な状態のときには10個の鍵（インスリン）を産生するとしよう。ひとつの鍵がひとつの細胞のドアを開け、ふたつのグルコース分子が中に入っていくとする。鍵が10個あれば20個のグルコース分子が中に入る。だが抵抗性のある状態だと、鍵のかかったドアを大きく開けることができない。すると、1個のグルコース分子しか中に入ることができない。10個の鍵があっても10個のグルコース分子しか中に入れない。

それを補うために体は20個の鍵をつくるようになる。すると、20個のグルコース分子が細胞の中に入れるが、これは鍵を多くつくったからだ。**インスリン抵抗性の状態になると、体は同じ量のグルコースを細胞に摂りこもうとして、インスリンの分泌量を増やす。**その

図10-01 「肥満ホルモン」が大量に分泌されるゆゆしき事態

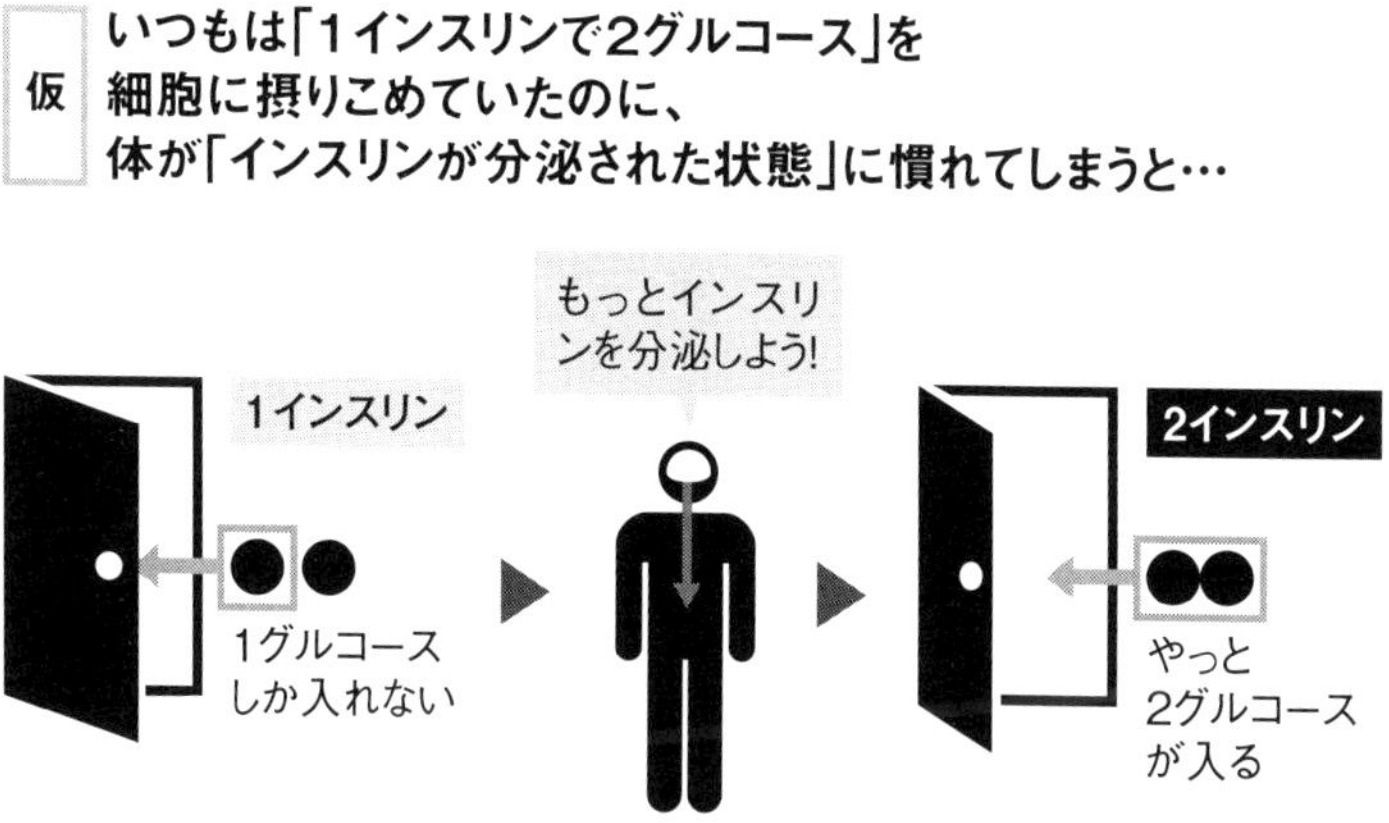
仮
いつもは「1インスリンで2グルコース」を
細胞に摂りこめていたのに、
体が「インスリンが分泌された状態」に慣れてしまうと…
1インスリン
1グルコース
しか入れない
もっとインスリンを分泌しよう!
2インスリン
やっと
2グルコース
が入る

結果、**常にインスリン値の高い状態になる**という代償を払わなければならなくなる。

それがなぜ問題なのか？　インスリン抵抗性になるとインスリン値が上がり、ご存知のとおり、インスリン値が高くなると肥満になるからだ。

では、インスリン抵抗性が起こるのは、鍵（インスリン）に問題があるからか、それとも鍵穴（インスリン受容体）に問題があるからだろうか？　肥満の人に対してもやせている人に対しても、インスリン・ホルモンの働きは変わらない。アミノ酸の配列やそのほかの重要な特質（要は中身）に違いがあるわけでもない。だとすると、**インスリン抵抗性の問題は、「インスリン受容体」のほうにある**ということになる。インスリン受容体が正しく反応しないため、グルコースを細胞内に摂りこめないのだ。だが、それはいったいなぜなのか？

このパズルを解くために、一歩下がって全体を見わたし、ほかの生体システムにヒントが隠れていないか考えてみよう。

体が抵抗性をもつ例は、ほかにもたくさんある。抵抗性の問題を理解する一助になるかもしれないし、どこから考え始めればいいかを知る手立てになるかもしれない。

ケース①抗生物質抵抗性——体内に「最強の菌」が誕生する

まずは、**「抗生物質抵抗性」**から考えてみよう。

新しい抗生物質が投与されると、標的となった細菌のほとんどすべてが死滅する。だが、そのうちに、抗生物質が多量に投与されても生き延びる力をもった細菌が現れる。こうした細菌は薬剤への耐性をもった〝耐性菌〟となり、この耐性菌による感染症は治療が難しく、死に至ることもある。いままでは、この耐性菌による感染症が、世界中の病院で大きな問題になりつつある。

抵抗性のせいで、どの抗生物質も効力を失い始めているのだ。

抗生物質抵抗性は、特に新しい現象というわけではない。１９２８年、アレクサンダー・フレミングが抗生物質「ペニシリン」を発見し、１９４２年にはペニシリンの大量生産が可能になった。米英の両政府が、第二次世界大戦でペニシリンを活用しようと考えて、資金援助を行った結果だ。1945年、ノーベル賞の授賞式で〝ペニシリン〟についてスピーチをしたフレミングは、抵抗性が現れることを正確に予言していた。

無知な人が安易に薬剤の投与を減らしてしまうと、体内の細菌を死滅させるだけの量の薬剤が投与されず、逆に薬剤に対して耐性をもつ細菌を生んでしまう危険がある。たとえば、こんな状況が考えられる。ミスターXはのどの痛みを訴えている。そこで、彼はペニシリンを買って自分に投与するが、連鎖球菌を死滅させるには十分な量ではなく、逆にペニシリンに対して耐性をもたせてしまうほどの量だった。[2]

1947年、抗生物質に耐性をもった菌が初めて報告された。こうした菌の出現を、フレミング博士はなぜ自信をもって予言することができたのだろう？　「恒常性の維持（ホメオスタシス）」について、よく理解していたからだ。

薬剤にさらされると、抵抗性が生まれる。**薬剤の影響を受けた生体システムが、もとに戻ろうとするから**だ。抗生物質の量を増やしていくと、その抗生物質に抵抗性をもった細菌だけが生き残り再生される。最終的には、こうした耐性をもった細菌が体内に広がり、抗生物質が効かなくなるのだ。

抗生物質抵抗性の状態にならないためには、抗生物質の使用を厳しく制限しなくてはならない。だが、困ったことに、抵抗性を克服しようと、たいていの医者は決まって抗生物質をさらに処方する――だが、これが仇《あだ》となる。なぜなら、抗生物質を投与すればするほど、抵抗性も高まるからだ。長期にわたって多量の抗生物質を使い続けると、抗生物質抵抗性の状態になる。

ケース②ウイルス抵抗性――インフル予防に「インフル・ウイルス」を打つ理由

「ウイルス抵抗性」はどうだろう? たとえば、ジフテリア、麻疹《はしか》、ポリオなどのウイルスに対して、私たちはどうやって抵抗性をもつようになったのだろう?

ワクチンが出来るまでは、そのウイルスに感染することで、その先、同じウイルスに感染しないような耐性をもつことができた。子どもの頃に麻疹にかかったことがあれば、将来、麻疹に感染することはなくなる。ほとんどのウイルスは、このような働きをする。ウイルスにさらされることで抵抗性ができるのだ。

ワクチンは、まさにこの原理を応用したものだ。イギリスの田舎で働いていたエドワード・ジェンナーは、「軽い牛痘《ぎゅうとう》ウイルスに感染したことのある乳しぼりの女性たちは、致死率の高い天然痘ウイルスに対して抵抗性がある」という言い伝えを耳にした。1796年、彼はひとりの少年を故意に牛痘に感染させ、その後、同じ種類のウイルスである天然痘に対して抵抗性ができるかどうかを観察した。そして、その効果を確認した。

死滅したウイルスや弱毒化したウイルスを使って予防接種することで、その病気に実際に感染することなく、その病気に対する免疫を得ることができる。つまり、**「ウイルスが**

ウイルス抵抗性を生む」ということだ。何度も予防接種をして投与量を増やせば増やすほど、抵抗性は高まる。

ケース③薬剤抵抗性――「クスリ」の量が増えてしまう

初めてコカインを吸ったときは、強烈な反応が起こる――いわゆる〝ハイ〟の状態になる。だが、その後、同じドラッグを吸っても、以前ほど強烈なものではなくなる。すると、同じような〝ハイ〟の状態を得るために、どんどん量を増やし始める。

ドラッグにさらされることで、体はドラッグの影響に対して抵抗性をもつ――耐性と呼ばれるものだ。人間は、睡眠薬、マリファナ、ニコチン、カフェイン、アルコール、ベンゾジアゼピン（向精神薬）などに対して、耐性ができてしまう。

薬剤抵抗性のメカニズムはよく知られている。望んだ効果を得るために、薬剤はホルモンのように、細胞の表面にある受容体の施錠をはずす鍵のような働きをする。たとえば、モルヒネは、痛みを軽減するためにオピオイド受容体と呼ばれる組織に作用する。長期間にわたって薬剤にさらされると、体は受容体の数を減らして対応しようとする。ここでも、基本的な生理学的原理である恒常性の維持が働く。**強過ぎる刺激があると、細胞の受容体は下方制御され、鍵が鍵穴に合わないような状態になる**のだ。そうすることで、生体システムはもとの状態近くまで戻ることができる。つまり、薬剤が薬剤抵抗性を生むのだ。

「ホルモンに鈍い体」に変わる

抵抗性への対応として機械的にやってしまうのは、投薬量を増やすことだ。

たとえば、抗生物質抵抗性がある場合なら、抗生物質を増やして対応しようとし、薬の量を増やしたり新しい薬を使ったりする。薬剤抵抗性に対応しようとして、よく考えもせずにもっと多くの薬剤を使ってしまう。アルコール依存症になると、抵抗性に対抗しようとして、もっと多くのアルコールを飲むようになるが、これは、そうすることで一時的に、抵抗性を〝克服〟できるからだ。

だが、これは明らかに自滅行為だ。というのも、「抵抗性」とは、多量のものに長くさらされている状態に対応しようとして起こる症状であるため、**体内に摂りこむ量を増やせば、その分抵抗性も高まる**からだ。コカインを多く吸ったら、その分コカインに対する抵抗性も高まる。抗生物質の量を増やせば増やすほど、抗生物質に対する抵抗性が高まる。

このサイクルは、もうこれ以上は増やせないというところまで続く。

これはよくいえば〝自己強化のサイクル〟、率直にいえば〝悪循環〟だ。さらされることで、抵抗性が生まれる。抵抗性が高まると、さらに多くの量にさらされることになる。

このサイクルはどこまでも続く。そして、使う量が多くなると、逆効果が生まれる。抗生物質の量を増やすことで、抗生物質の効果は弱まってしまう。コカインの量を増やすと、コカインの効力が弱まってしまう。

さて、ここまでにわかったことを、おさらいしてみよう。

- 抗生物質が抗生物質抵抗性の原因となる。投与量を増やすと、抵抗性が高まる
- ウイルスがウイルス抵抗性の原因となる。ウイルスの量が増えると、抵抗性が高まる
- 薬剤が薬剤抵抗性(耐性)の原因となる。投与量を増やすと、抵抗性が高まる

ここで、もとの質問に戻るとしよう――「インスリン抵抗性」の原因は何だろう?「インスリン抵抗性」もそのほかの抵抗性と同じ原理で起こるとすれば、まずは**「多量のインスリンが長時間にわたり分泌されている状態」**を考えることが必要だろう。

インスリンの分泌量が上がることで、インスリン抵抗性になるのだろうか?

この仮説を検証するのは簡単だ。しかもありがたいことに、その研究は過去にすでに行われている。

「300キロカロリー減らして8・7キロ太る」事態が起こる

すい臓に腫瘍ができる〝インスリノーマ〟は稀に起こる疾患で[3,4]、ほかの疾患は何もないのに異常な量のインスリンが分泌される病気である。患者のインスリン値が高くなると、インスリン抵抗性も同じように高まる――これ自体は生体の防御システムが働いているわけで、極めていい反応である。もしインスリン抵抗性が発現しなければ、多量のインスリンによって、血糖値が急速に下がり過ぎ、その結果、深刻な低血糖症になり、すぐに発作

を起こして死に至るだろう。体は死にたくないため（私たちもだが）、インスリン抵抗性を誘発することで自分を守っている――ホメオスタシスという機能を発揮するわけだ。抵抗性ができると当然、異常な量のインスリンの影響をブロックすることができる。

つまり、**インスリンがインスリン抵抗性の原因**なのだ。

治療法としては、手術でインスリノーマを切除するのが望ましく、そうすれば患者のインスリン値は劇的に下がる。腫瘍がなくなれば、インスリン抵抗性も、そのほかの関連する症状も、劇的に元に戻る[5]。

つまり、**高いインスリン値を元に戻せば、インスリン抵抗性も元に戻る**ということだ。

実験的にインスリノーマと同じ状態をつくりだすことは簡単だ。普通の、健康で、糖尿病を患っていないボランティアの被験者に、通常よりも多いインスリンを投与してみればいい。インスリン抵抗性を引き起こすことはできるだろうか[6]？　もちろん、できる。**40時間にわたってインスリンを投与すると、被験者のグルコース利用力は15%も減少**した。これは、いい換えれば**被験者のインスリン抵抗性が15%強まった**ということだ。

このことから、こんなことがいえる。私はあなたにインスリン抵抗性を起こすことができる。相手が誰であってもインスリン抵抗性を起こすことができる。インスリンを投与しさえすればいいのだ。

恐ろしいことに、生理学上、標準とされる量のインスリンを投与しても、同じことが起きる。[7] 肥満、前糖尿病、糖尿病になったことがない人に、96時間にわたってインスリンを静脈内に注入する。すると、彼らのインスリン感受性は20〜40％も落ちた。

ここからわかることは、まさに驚きだ。**普通の量のインスリンを長く投与しただけで、健康で、若く、やせた人たちにインスリン抵抗性の症状が発現**したのだ。インスリンを投与するだけで――そしてインスリン抵抗性を起こすことで――、彼らを糖尿病や肥満にすることができるということだ。

1993年に行われた実験でも、「インスリン増↓インスリン抵抗性の発現」の効果が計測されている。[8] 実験の対象となった2型糖尿病の患者たちは、集中的なインスリン治療を始めた。インスリンがまったくなかった状態から、6か月で、一日に投与するインスリンの量を平均100単位（かなりの量）まで増やしていった。

彼らの血糖値は、極めてうまくコントロールされていた。だがインスリンを投与すればするほど、彼らのインスリン抵抗性は高まっていった――そして、血糖値が改善したにもかかわらず、彼らの糖尿病は悪化した。また、一日の摂取カロリーを300キロカロリー減らしたにもかかわらず、患者は平均して8・7キロも体重が増えていた。

「ヘルシーフード」に変えてもしばらくやせない

さて、これで、インスリンがインスリン抵抗性を引き起こすことがわかった。

だが、**インスリン抵抗性のほうもインスリン分泌量の増加の原因になっている**ことには注意しなければならない。インスリンの分泌量が増えれば、インスリン抵抗性も高くなるのだが、インスリン抵抗性が高いほど、インスリンの分泌量も増える。この循環はいつまでも続き、ひとつの要素がもうひとつの要素を強化しながら、もうこれ以上インスリン値が上がらないというところまで続く。そして、循環が長く続くほど、肥満度が増していく――だから、肥満は時間に依存したものなのだ。

この悪循環から何十年も抜け出せない人は、インスリン抵抗性がかなり進行している。食事をいかに変えようとも、常に多量のインスリンが分泌される。そして、**インスリン抵抗性の症状があると、食べた物に関係なくインスリンが多量に分泌される。インスリンの分泌量が多いままだと、体重の設定値も高いままだ**。自動温度調節器が高く設定されているわけだから、体重は否応なく増えていく。

太っている人はさらに太る。肥満である期間が長ければ長いほど、肥満を克服するのは難しい。そんなことは、あなたにもわかっているだろう。オプラも知っている。誰もが知っている。

肥満は、時間によって蓄積されたものだ。大量の食べ物を食べてインスリン反応を引き起こすことが、肥満の発端かもしれない。だが、時間が経つにつれ、インスリン抵抗性が次第に肥満の大きな原因となっていき、さらに、多量のインスリンを分泌させる主な要因となる。

肥満が肥満を招くのだ。長い期間をかけて出来た肥満のサイクルを打ち破るのはとてつもなく難しく、食事内容を変えるだけでは十分ではないことを、まず認識してほしい。

「空腹時」も肥満ホルモンが出る

鶏が先か卵が先か、という興味深い問題がここにはある。インスリンの分泌量が多いことがインスリン抵抗性を引き起こし、インスリン抵抗性の症状があると、インスリンの分泌量が増える。では、どちらが先に起こるのだろう？　〝インスリンの分泌量が多いこと〟か、〝インスリン抵抗性の強い症状〟か？

肥満の経時変化をたどってみれば、その答えは見つかるだろう。

1994年に行われた研究では、研究者たちが3つのグループの患者を比較した。「肥満でない人のグループ」「最近になって肥満になった人（4年半未満）のグループ」そして「長期間肥満な人（4年半以上）のグループ」だ。(9)

肥満でない人のインスリン値は低かった。これは予測どおりだ。だが、ふたつの肥満のグループの被験者のインスリン値は、どちらも同じくらい高かった。つまり、インスリン値はたしかに高いが、時間の経過とともに上がり続けるものではない、ということだ。

インスリン抵抗性のほうはどうだろう？　肥満の傾向が出始めた頃、インスリン抵抗性の発現はほぼ見られないが、時とともに発現する。そして、**肥満である期間が長いほど、インスリン抵抗性の症状はひどくなる**。インスリン抵抗性の症状があると、空腹時のインスリン値も徐々に高くなっていく。

よって、**インスリンの分泌量が多いことが、第一義的な原因**といえる。多量のインスリン分泌が続くことによって、徐々にそして最終的にインスリン抵抗性が引き起こされる。すると今度はインスリン抵抗性のせいで、ますますインスリンの量が増える。

この悪循環をもたらす決定的な出発点は、**〝インスリンの多量分泌〟**だ。ここから、すべてが始まり、時とともに悪化していく――そして、どんどん太っていく。

脳の「食欲中枢」が暴走する

では、インスリン抵抗性は、どうやって肥満を引き起こすのだろう？

脳にある視床下部が体重の設定値をコントロールしていること、その設定値を上げたり下げたりするのにインスリンが重要な役割を担っていることを、ここまで見てきた。では、インスリン抵抗性は、脳も含む、体内のすべての細胞で発現するのだろうか？　じつは、インスリン抵抗性はすべての細胞に等しく現れるわけではなく、**「体のパーツごと」**に起きる。

インスリン抵抗性が主に発現するのは**脳**、**肝臓**、それから**筋肉**である。そして一箇所の抵抗性の変化はそのほかの箇所の抵抗性には影響しない。たとえば、肝臓におけるインスリン抵抗性は、脳や筋肉のインスリン抵抗性には影響を与えない。過剰な量の炭水化物を摂ると肝臓にインスリン抵抗性が発現するが、筋肉や脳のインスリン抵抗性に影響はない。また、**運動不足は筋肉のインスリン抵抗性につながる**。そのため、運動すると筋肉におけるインスリン感受性が高まりはするのだが、肝臓や脳におけるインスリン抵抗性には、いっさい影響が及ばない。

肝臓や筋肉でインスリン抵抗性が発現すると、体全体でインスリンの分泌量が高まりはする。それでも、視床下部の食欲中枢に対するインスリンの効力は〝まだ〟変わらない。脳はインスリンに対する抵抗性をもたないままだ。しかし、**多量に分泌されるインスリンが脳に達すると、インスリンが体重の設定値を上げる力をとうとうフルに発揮する**。

有用なホルモンも「ずっと出ている」と問題になる

また、**ホルモン値が高いことだけが、抵抗性を生む原因ではない**。そうでなければ、ただちに体のすべてが壊滅的な抵抗性を発現させてしまうだろう。

私たちはホルモンの分泌を周期的にすることで——たとえば、コルチゾール、インスリン、成長ホルモン、副甲状腺ホルモンなど——抵抗性の症状が出ないように、自然に体を守っている。特定の効果を得るために、特定のホルモンがある時点で多量に分泌される。だが、その後、ホルモンの値はすぐに下がり、低いままとなるのが通例だ。

体の一日のリズムを考えてみよう。コルチゾールは明け方に最も分泌量が多くなり、ちょうど私たちが目覚める頃には減る。成長ホルモンは熟睡中に最も多く分泌され、通常、日中は検知されない。甲状腺刺激ホルモンは明け方にピークを迎える。こうしたホルモンの周期的な分泌（出たり出なかったり）が、抵抗性を防ぐのに欠かせない。

「抵抗性」とは次のようなイメージだ。

体が常に刺激にさらされると、刺激に慣れてしまう。赤ちゃんが、ごった返した騒々しい空港で眠っているのを見たことがあるだろうか？　周りはとてもうるさいし、常に騒々しい。赤ちゃんは、騒音に対する抵抗性を養うことで、環境に適応しているのだ。「抵抗性がある」とは、要するに「それを気に留めない」ということだ。

さて、今度は静かな家のなかで、同じ赤ちゃんが眠っているところを想像してみよう。フローリングの床が少しきしんだだけでも、赤ちゃんは起きてしまうかもしれない。それほど大きな音でもないのに、耳について仕方ない。赤ちゃんが音に慣れていないからだ。**抵抗性とは、何かに常にさらされることで生まれるもの**なのだ。

ホルモンもこれとまったく同じように働く。ほとんどの時間、ホルモンの分泌量は低く、時折、決まったホルモン（甲状腺ホルモン、成長ホルモン、インスリンなど）が短時間だけ分泌される。時が過ぎると、ホルモンの値は再び低くなる。分泌量が低いときと高いときとが繰り返されるので、体が高いホルモン値に適応する暇はない。抵抗性が養われる前に、ホルモンの分泌は終わってしまう。

私たちの体がやっていることは、静かな部屋に私たちを置いておくことと、実質、同じだ。時折、ほんの一時だけ音にさらされる。音が聞こえるたびに、私たちはその効果を十分に感じる。その音に慣れ過ぎてしまうということはない――つまり、抵抗性を養う暇はない。

一時のホルモンの分泌量が多いことだけが、抵抗性を発現させるものではない。抵抗性の状態になるには、ふたつの条件が揃《そろ》うことが必要だ――**「高いホルモン値」と、「絶えず続く刺激」のふたつ**だ。

私たちは昔からこのことを知っている。実際、私たちはこれを胸痛の薬物治療にうまく利用している。ニトログリセリン・パッチを処方された患者は、朝、パッチを貼って、夜にはがすように指示を受けることが多い。

薬剤の影響が高い時間と低い時間をつくることで、体がニトログリセリンに対して抵抗性をもたないようにしているのだ。薬剤のパッチを常に貼っていれば、すぐに効かなくなってしまうだろう。なぜなら、体が薬剤への抵抗性をもってしまうからだ。

「何時に食べるか」で体型が大きく変わる

さて、同じことがインスリンと肥満の関係に、どのように当てはまるだろうか？

前に紹介した、インスリンを〝絶えず〟投与する実験で考えてみよう。この実験では、健康な若者もすぐにインスリン抵抗性を発現した。だが、投与されたインスリンの量は、「通常の量」だった。

まずかったのは「周期的に投与されなかった」点だ。実験では絶えずインスリンが投与されていたので、体がインスリン受容体をコントロールできなくなり、その結果インスリン抵抗性が発現してしまったのだ。インスリン抵抗性が発現すると、その抵抗性を〝克服〟しようとして、そのうち体はもっと多量のインスリンを分泌するようになる。

インスリン抵抗性の場合、問題は**「食事の内容」**と**「食事のタイミング」**にある――このふたつがインスリン抵抗性を引き起こす重大な要因だ。

どんなものを食べるかによって、インスリンの分泌量が変わる。キャンディとオリーブ油のどちらを摂るべきだろう？　問題は、〝主要栄養素をどんな割合で摂ったらいいか〟あるいは〝何を食べればいいか〟ということである。また、慢性的にインスリンが分泌されている状態がインスリン抵抗性を引き起こす主要な原因であることを考えれば、食事のタイミング、〝いつ食べればいいか〟というのも問題である。

どちらも、同じくらい大切だ。しかし残念なことに、私たちは何を食べればいいかという問題を考えることに多くの時間とエネルギーを費やし、いつ食べればいいかという問題については考えてこなかった。これでは、全体像の半分しか見ていないことになる。

「体内に何も入れない」時間を設ける

1960年代のアメリカに、時間を巻き戻してみよう。

戦後の食料不足は、もはや過去の話だ。肥満はまだ大きな問題にはなっていない。なぜだろう？　当時の人もオレオ・クッキー、キットカット、白いパンやパスタなどを食べていた。それほど多くはないが、糖分も摂っていた。けれど、一日に3食を食べ、間食はしていなかった。

朝食を朝の8時、夕食を夜の6時に食べると仮定してみよう。すると、食べている時間が10時間、ファスティング（食べない）時間が14時間というバランスになる。これは、インスリンが多い時間（食べている時間）とインスリンが少ない時間（ファスティングの時間）のバランスがとれている状態だ。

一日のなかでインスリンの分泌量が少ない時間があることが、太るか太らないかの決定的な違いを生む。常に多くのインスリンが分泌されている状態でなければ、インスリン抵抗性は発現しない。毎晩のファスティング（食べない）時間には、インスリンの分泌量はとても低くなる。だから、インスリン抵抗性は起こりえない。肥満になる主要な要因は、これで取り除かれたことになる。

図10-2を見ればわかるように、インスリン分泌（食事時間）の波動の後には、長いファスティング（就寝）時間がある。だが、常にインスリンが分泌されている状態になると、状況はガラリと変化する。

食べる回数が一日3回から6回に増えたら、どうなるだろうか——これが1970年代以降に起こったことだ。どこの家の母親も、しょっちゅう間食をするのはよくないと知っている。「太るわよ」「夕飯が食べられなくなるわよ」と、よく言うだろう。だが、栄養学の権威たちは、間食するのは実は私たちにとっていいことだと決めつけてきた。「食べる回数を増やせばやせられる」などというのは、聞いているのも馬鹿らしい。なのに、肥満治療の専門家や医者たちは、「もっと頻繁に、2時間半ごとに食べる」ことを勧めている。

図10-02 ▌「一日3食、間食なし」の場合のインスリン値

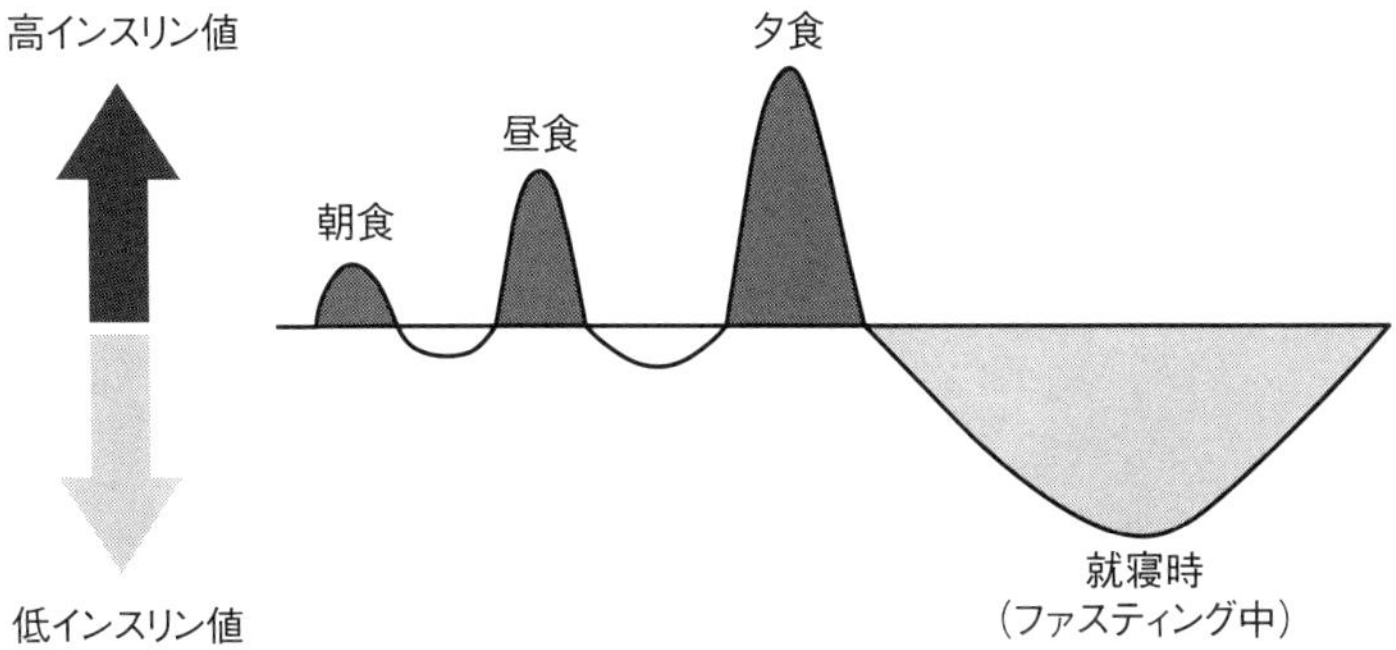

6万人の大人と子どもを対象に1977年に行われた調査では、ほとんどの人が一日3回、食べていると答えた。[10] それが2003年になると、ほとんどの人が**「一日に5、6回」**食べるようになった（量は問わない）。つまり、3度の食事のほかに、2、3回の間食をするようになったのだ。食事と食事の間の平均時間は30％減少、271分から208分に減った。食べている時間（インスリン分泌が多い時間）とファスティングの時間（インスリン分泌が少ない時間）のバランスが、完全に崩れてしまったわけだ（図10-3）。

いまの私たちは、常に何か食べている。これで太らなかったら、それこそ大いなる謎ではないだろうか？

「おやつ」が肥満ホルモンを翌朝増やす

だが、話は悪いほうに転んでいく。**インスリン抵抗性が発現すると、ファスティングの時間のインスリン値も高くなってしまう**のだ。

ファスティングの時間のインスリン値は通常は低い。普通は一晩のファスティングを経たあと、低いインスリン値のまま一日をスタートするのに、**間食をすると高いインスリン値で一日をスタートすることになり**、常にインスリン値が高くなる。

こうなると、インスリン抵抗性が発現するふたつの条件が揃ったことになる――「多量のインスリン分泌」と「慢性的なインスリン分泌」だ。低脂質ダイエットをすると、精製された炭水化物の摂取が図らずも増えてしまうことになるが、その結果インスリンの多量分泌が促され、体重が増えてしまうというわけだ。

「何回食べるか」は〝何を食べるか〟の倍問題

だが、**肥満になってしまうのは、食事内容の変化よりも、食事回数のほうがその2倍も問題**である。[11] 何を食べるかということに、私たちは囚《とら》われ過ぎている。実際、私たちは、10年前には存在しなかったような食べ物まで食べているではないか。たとえば、キヌア、チアシード、アサイーベリー。どれも、食べたらやせられるのでは、と期待しながら食べ

図10-03 「一日3食＋間食」をした場合のインスリン値

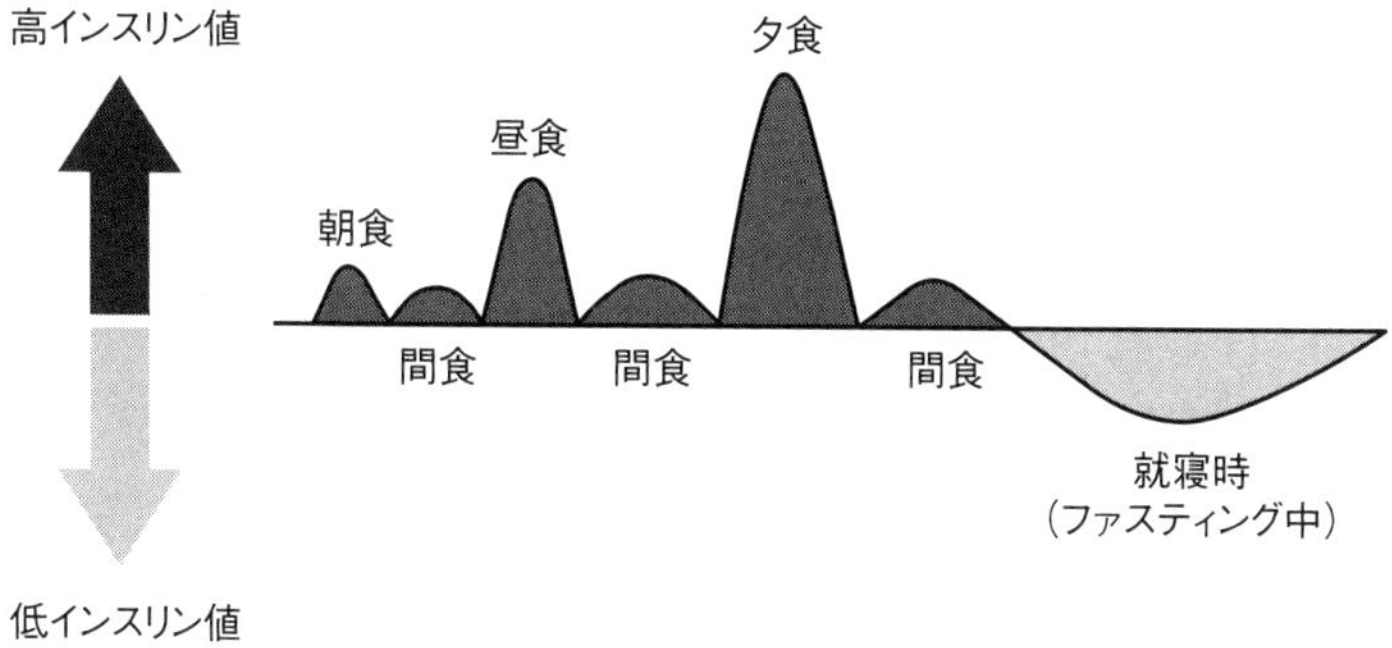

ている。それなのに、それをいつ食べたらいいかということは、考えもしない。「間食は体にいい」という神話を信じ込まされてしまっているのも原因だろう。

まず、「食べる回数を増やすことで代謝率が上がる」という神話。食べたあとは消化のために、たしかに代謝が少し上がる――食事による熱発生効果だ。だが、**全体的に見た変化は微々たるもの**だ[12]。一日に少しずつ6回の食事を摂ると、一日に6回代謝率が上がることになるが、それはわずかなものだ。反対に一日3回の食事をしっかり摂れば、一日に3回代謝率が大きく上がる。結果的に、どちらも変わらない。**少しずつ食べようが、しっかり食べようが、24時間の熱発生効果は同じ**だ。どちらも代謝をとてもよくするわけではなく、食べる回数を増やすのは、減量には効果がない[13]。

2つ目の神話は、「こまめに食べることで空腹をコントロールすることができる」というものだが、**エビデンスはまったくない**。こまめに食べるほうがいいと思った人が、それを正当化するための理由をあれこれつけたのだろう。最近の研究では、この考え方は支持されていない[14]。

3つ目の神話は、「こまめに食べれば血糖値の下がり過ぎを防ぐことができる」というものだ。しかし、あなたが糖尿病でないかぎり、一日に6回食べようが、一か月で6回食べようが、血糖値は安定している。**人間は、低血糖の症状を起こさずに、何日も食べないでいることができる**。世界記録は最長382日だ[15]。

人間の体には、長い期間食べないでも生きられるメカニズムが備わっている。長い間食べなくても、糖新生という機能があるので、脂肪を燃やしてエネルギーに変え（!）、血糖値を標準値に保ったままでいられるのだ。

私たちは常に何か食べている。かつては、食事時間以外に何かを食べることはいけないとされていた社会規範が、いつでも、どこでも食べていいというものに変わった。政府機関も学校も、かつては間食はよくないとしていたのが、いまでは間食を積極的に推奨している。私たちは、朝、起きたらすぐに朝食を食べるべきだといわれ、1日中何かを食べ、

図10-04 ▌現代人は「肥満ホルモン」が出続けている

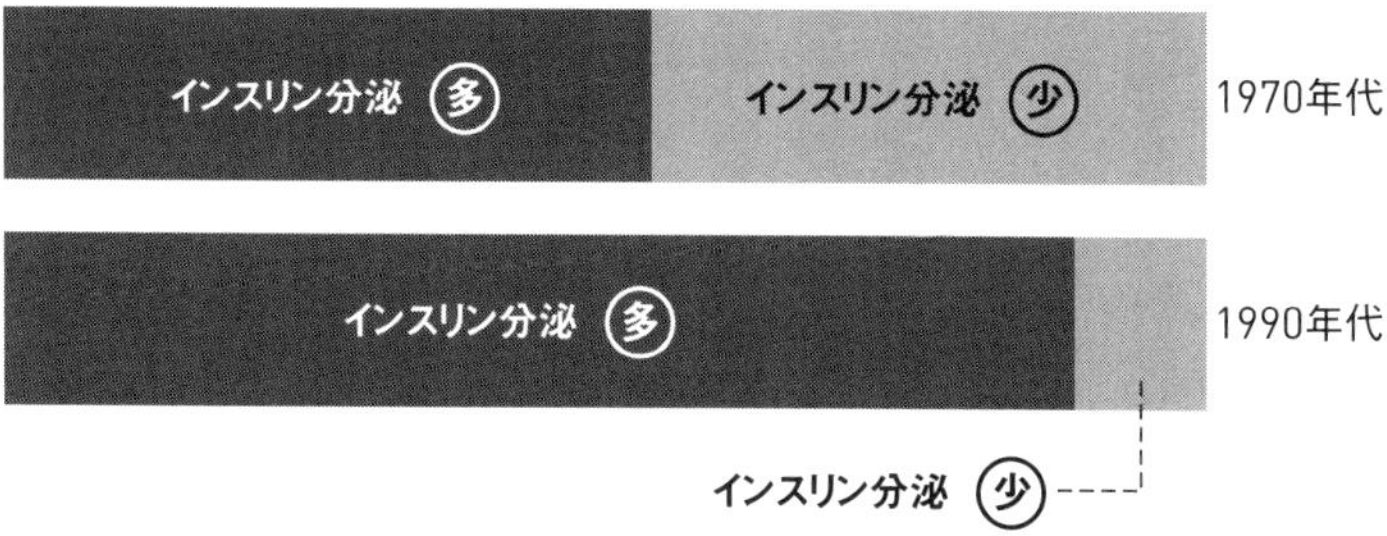

❗ 一日のなかで「インスリン分泌が多い時間」と「少ない時間」のバランスは1970年代以来、大きく変化してきた

寝る前にも何か食べる。**いまの私たちは、18時間、インスリン分泌が多い状態にあり、分泌が少ない時間はわずか「6時間ほど」**だ。

「食べる回数」をとにかく減らす

なぜか私たちは、「常に何かを食べることは体にいい」と洗脳されてきた。食べてもいい、というのではなく、それが健康的だと思いこまされてきた。

食べる機会が増えたことに合わせるために、社会規範も変わった。以前は、何かを食べるのは食事の時間にテーブルについてする行為だった。だが、いまではどこで食べても許される。車の中、映画館、テレビの前、パソコンの前、歩きながら食べてもいい、喋《しゃべ》りながら食べてもいい、ひとりで食べてもいい、恋人と食べてもいい、家で食べてもいい、外で食べてもいい……あなたもご存知だ。

一日中、子どもにおやつを食べさせようと、業界では何百万ドルという資金がつぎこまれている。一方で、子どもの肥満を減らすために何百万ドルという資金がつぎこまれている。おやつを与えられた子どもが、太ったといって叱られる。さらに何百万という大人が、肥満と闘っている。

常に何かを食べる機会が増えたことで、常にインスリン値が高くなってしまっているのだ。**おやつには精製された炭水化物が多く含まれていることが多く、これもまたインスリン値を上げる原因**だ。こうした状況では、インスリン抵抗性が発現するのは当然、予測できる。

これでもまだ、一日に6回食べたほうがいいとお思いだろうか？　映画『スーパーサイズ・ミー』が世間の注目を集め、一人前の量をコントロールしようと叫ばれてきたが、主犯はここに隠れている——やめるにやめられない「間食」だ。多くの健康問題の専門家は、食べる回数を増やしましょうとまくしたてる。この状況は、狂っているとしか思えない。

「減量するためにもっと食べましょう」などと言われても、はたしてそれでうまくいくのかと、訝《いぶか》しんでしまう。

ご存知だろうか？　その方法はうまくいかない。

第4部

社会的肥満

「普段の生活」が
肥満を秘密裏に
助長する

11章

大手食品会社の思惑
消費者よ、もっと太れ！

こまめに食べるという習慣が加速度的に広まっていったのは、**利益をあげようとする「大手食品会社の思惑」**によるものだ。彼らは〝間食〟というまったく新しい食事をつくりだし、販売促進にいそしんだ。テレビ、雑誌、ラジオ、インターネットにも広告を掲載した。

だが、今日では、資金提供や研究という名目で、さらに狡猾《こうかつ》な宣伝が行われている。大手食品会社は、栄養学の研究を手がける多くの機関に資金提供をしている。医師会ともつながりがある。１９８８年には、アメリカ心臓協会（ＡＨＡ）が〝心臓に優しい食品〟というマークの使用許可を**有償**で与えることを決め、その結果、栄養面に疑問の残る食品までＡＨＡのお墨付きを得ることになってしまった。

公益法人である科学センター(1)の試算によると、２００２年にはＡＨＡがそのマークの提供だけで、２０００万ドルを得たという。食品会社は1個から9個ほどの食品に対して、マークの使用料として1個あたり７５００ドルを支払ったそうだが、対象となる食品が25

個以上であれば数量割引まであったらしい！　同じ種類の食品のなかで独占的にそのマークの使用を許可してもらうには、当然もっと高額だっただろう。

カナダの心臓病予防財団も、同じような状況だ。ヨニ・フリードフ教授のブログにも書かれているように、**健康にいいとされている1本のぶどうジュースには、小さじ10杯分もの砂糖が含まれている。**[2] こうした食べ物が糖分の固まりであることは、当時、誰も気に留めなかったようだ。

研究者や研究医が何か言えば、中心的なオピニオン・リーダーの意見として注目された。健康の専門家の多くが、ダイエット効果が認められているとして、食事代わりになる人工的な飲み物やバー、薬や手術などを勧めている。「加工されたり精製されたりしていない、自然食品を使った食事を摂らなくては、などと考えなくてもいい。糖無添加だとか白いパンなどの精製されたでんぷん質を気にする必要はない」と彼らは言う。

だが、食事代わりになるとして人気の飲み物の成分を考えてみるといい。多く含まれているものを上から5つ挙げると、水、（トウモロコシのでんぷんから作られる）マルトデキストリン（粉末多糖）、砂糖、濃縮ミルクプロテイン（乳たんぱく質）、菜種油だ。水と砂糖と油を混ぜた、この胸の悪くなりそうな飲み物は、私の定義する健康的な飲み物とは程遠い。

資金援助を受けると「700%」スポンサー寄りの結果が出る

医療情報や健康情報を公表するにあたっては、中立性を保つこと――あるいは中立性に欠けること――がとても重要な意味をもつ。雑誌やネットに掲載される研究報告では、その研究に資金提供をしている企業を掲載する欄が、ページの半分以上を占めることもある。資金の提供元がどこであるかということは、研究結果に大きな影響を与える。(3)

2007年、ソフトドリンクについて調査したハーバード大学のディヴィッド・ラドウィグ教授は、**研究対象となっている製品を製造している企業から研究のための資金提供を受けている場合、その製品に肯定的な結果が出る確率は約「700%」**だと試算した！

同じような結果は、ニューヨーク大学で栄養学や食品についての講義を担当しているマリオン・ネスル教授の文献にも記されている。2001年、ネスル教授は**「スポンサーの商業利益に資するような結論を出さない研究は、ほとんどない」**と結論づけている。(4)

これでは、まるで狐《きつね》に鶏小屋の番を頼むようなものではないか。大手食品会社の製品を売り込む者は、神聖なる医学界にも潜入している。

「フルクトース（果糖）を勧めてもらえませんか？」「いいとも」

「肥満を助長する薬を勧めてもらえませんか？」「いいとも」

「食事代わりになる人工的な飲み物を勧めてもらえませんか？」「いいとも」

だが、肥満がまん延している現状を見過ごすわけにはいかないし、犯人を探しださなければならない。そこで**〝カロリー〟が恰好のスケープゴートになった**わけだ。「カロリーを削減しましょう」と彼らは言った。さらに「カロリーが増えないように気をつけながら、食べる回数を増やしましょう」と彼らは言った。

〝カロリー〟という製品を売っている企業はないし、〝カロリー〟というブランドもない。〝カロリー〟という名の食品があるわけでもない。名前もなく実態もあやふやな〝カロリー〟というものは、恰好のおとりになった。こうして〝カロリー〟が全責任を押しつけられることになったのだ。

「キャンディを食べると太る」とは言われない。「キャンディのカロリーが太るもとだ」と言われる。100キロカロリーのコーラを飲んでも、100キロカロリーのブロッコリーを食べても、どちらも同じくらい太る、と言われる。どんなもので摂ろうと、「カロリーはカロリーだ」と言われる。

だが、「蒸したブロッコリーを食べ過ぎたせいで太った」人がどこかにいるだろうか？　いないに決まっている。そんなことは誰もが知っている。

普通の食事に加えて脂質やたんぱく質、あるいは間食を摂っていながら、やせられることを期待する人などいないだろう。だが、こうした常識に反して、「食べる回数を増やせばやせられる」とアドバイスする人が大勢いる。図11-1を見てほしい。

図11-01 「真偽不明」な従来の減量アドバイス

「一日に6回」食べること	「たんぱく質」を多く摂ること
「野菜」をもっと食べること	「オメガ3脂肪酸」をもっと摂ること
「食物繊維」をもっと摂ること	「ビタミン」をもっと摂ること
もっと「間食」をすること	「脂質」をあまり摂らないこと
「朝食」を食べること	「カルシウム」をもっと摂ること
「全粒粉」をもっと摂ること	「魚」をもっと食べること

なぜ、これほど愚かなアドバイスをするのだろう？　それは、**食事を減らされたら誰も儲《もう》からないから**だ。

あなたがサプリメントをもっと飲めば、サプリメントを製造している企業は潤う。あなたがもっと牛乳を飲めば、酪農業者が潤う。あなたが朝食を食べれば、朝食食品を製造している企業が潤う。あなたがもっと間食をすれば、間食用の食べ物を製造している企業が潤う。こうしたリストは挙げればきりがない。なかでも、たちの悪い神話は、「こまめに食べればやせられる」というものだ。

こまめに食べればやせられるって？　なんとも愚かしく聞こえる。が、実際に愚かしいことだ。

「ちょこちょこ」食べて潤うのはメーカーだけ

以前はよくないとされていたのに、いまでは、健康の専門家が熱心に間食することを勧めている。研究では、間食をすると食べる量が増えることがわかっている。強制的に間食を摂らされた被験者は、そのあとの食事で摂るカロリーが少し減ったものの、間食で摂った余分なカロリーを相殺するほどには減らなかった。[5]〝油っこいおやつ〟や〝甘いおやつ〟を食べたときもそうだ。食べる回数を増やしても、減量にはつながらない。[6]「間食をすると太るわよ」といつも言っていたおばあちゃんは正しかったのだ。

間食として食べるものは高度に加工されたものが多いため、食品の質そのものにも問題がある。これは専ら大手食品会社の都合によるものだ。というのも、**加工していない食べ物を売るより、加工食品を売ったほうが利幅が大きい**からだ。手軽さと賞味期限の長さから、精製された炭水化物がよく使われる。クッキーやクラッカーはほぼ砂糖と小麦粉で出来ている――そして、なかなか腐らない。

「朝ご飯を食べる＝健康的」は完全な印象操作

多くのアメリカ人が、「朝食は一日のなかで最も大切な食事」だと考えている。しっかり朝食を食べることが健康な食生活への第一歩だ、と。朝食を食べないとお腹がすき過ぎて、そのあとは一日食べ過ぎてしまうといわれる。私たちはそれが正しいと思いこんでいるが、実はこれはアメリカだけでいわれていることだ。フランスでは（スリムな人が多いことで有名だ）、朝はコーヒーだけを飲んで、朝食を食べない人も多い。フランス語で朝食を意味する言葉〝ささやかなランチ〟は、**朝食は軽いほうがいいということを示唆**している。

1994年に〈ナショナル・ウェイト・コントロール・レジストリ（全米体重管理登録）〉が設立され、モニターとなった人たちは14キロの減量に成功し、その体重を1年間維持した。その参加者の大半（78%）は朝食を食べていた[7]。よって、この結果は、「朝食を食べるのは減量に効果があることの証拠だ」といわれた。だが、減量できなかった人は朝食を食べていなかったのだろうか？　それがわからないと、結論として確定できない。減量できなかった人の78%も朝食を食べていたとしたら？　このデータは明らかにされていない。それに、この研究に参加した人たちは実験機関が選んだ人たちであって[8]、世間一般を代表するような人たちではない。たとえば、参加者の77%は女性、82%は大卒、さらに95%が白人だった。

2013年、朝食に関する研究のシステマティック・レビューを行ったところ、**ほとんどの研究が、得られた結果を自分たちの意向に添ったかたちで解釈していた**ことがわかった。[9]朝食を食べると肥満になりにくいと信じていた研究者は、調査結果を自分のバイアスに合うように解釈していたのだ。

体にとって「朝食」は不要なもの

結論から先にいうと、**起きてすぐに食べる必要はまったくない。**

これから始まる一日に備えて「エネルギーを補充しなければ」と私たちは考える。だが、私たちの体は自然とそれを行っている。毎朝、目覚める少し前に、体の概日《がいじつ》リズムによって、成長ホルモン、コルチゾール、アドレナリンとノルアドレナリンといった興奮作用のあるホルモンが一斉に分泌されて体を刺激する。**こうしたホルモンのカクテルが、肝臓に新しいグルコースを産生するよう促し、それにより私たちは目覚めるのに必要な刺激を受け取る。**これは「暁現象《あかつき》」と呼ばれ、何十年も前からよく知られる体のエネルギーチャージ現象だ。

朝、お腹がすいていない人は多い。体内で産生されるコルチゾールとアドレナリンが、軽い闘争・逃走反応を促すような刺激を与え、交感神経系が活性化されるからだ。つまり、**朝、私たちの体は行動を起こす準備をしていても、食べる準備はしていない**ということだ。

こうしたホルモンの刺激によってグルコースが血中に放出され、すぐにエネルギーが使える状態になっている。食べなくても、すでに燃料が補給され行動を起こせる状態になっているということだ。砂糖がかかったシリアルやベーグルなどで、さらに燃料を補給する必要はまったくない。朝、お腹がすくというのは、ほとんどの場合、子どもの頃から何十年とかけて獲得されてきた**「習慣」にすぎない**。

〝breakfast（朝食）〟という言葉は、文字どおり〝fast（食べない時間）〟を〝break（断つ）〟するという意味だ。〝fast〟は、何も食べないで寝ている時間を指す。起きてから最初の食事を昼の12時に摂るとすると、グリルドサーモン・サラダが朝食ということになる――それで、何の問題もない。

「朝からしっかり食べる」人ほど太りやすい

朝食をしっかり食べれば、そのあとの一日に食べる量が減るという意見もある。だが、いつもそうとはかぎらないだろう。[10]

いくつかの研究によれば、**朝食でどれだけのカロリーを摂ろうと、昼食と夕食で摂るたんぱく質の量は変わらない**ことがわかっている。それどころか朝食をしっかり食べれば食べるほど、一日の摂取カロリーは増える。さらに悪いことに、**朝食を食べると、一日のなかで食べる回数も増える**。だから、朝食を食べる人は、食べる量が多くなるうえに、食べる回数も多いということになりがちだ――悪い組み合わせだ。[11]

また、「朝起きたばかりのときはお腹がすいていないけれども、朝食を食べるのは健康や減量にいいだろうから無理して食べている」という人はとても多い。おかしな話だが、やせようとしているのに、無理してたくさん食べている人が大勢いるのだ。2014年に16週間にわたって行われた朝食についてのランダム化比較試験では、「一般的にいわれていることとは異なり、**朝食を食べることは減量に何の効果もない**」ことがわかった[12]。

朝食を食べても抜いても「燃焼率」は同じ

「朝食を食べないと代謝が悪くなる」ともよくいわれる。英国バース大学が朝食に関するランダム化比較試験を行ったところ、「一般的にいわれていることとは異なり、朝食の代謝適応作用は認められなかった」ことがわかった[13]。**一日の総エネルギー消費量は、朝食を摂っても摂らなくても変わらなかった**のだ。反対に、朝食を食べた人は、朝食を抜いた人に比べて、一日で平均539キロカロリー多く摂取していた――ほかの研究結果とも一致している。

朝はいつも時間がなく慌ただしい。だから、**私たちは手軽に食べられて、安価で、賞味期限の長い加工食品を求める**。子どもを主要ターゲットにした砂糖がけのシリアルは、朝食の王様だ。圧倒的な数の子ども（73％）が、砂糖がけのシリアルを定期的に食べている。

逆に、朝食に卵料理を食べている子どもは、わずか12％だ。
ほかにも、手軽に食べられるトースト、パン、加糖ヨーグルト、デニッシュ、パンケーキ、ドーナツ、マフィン、果物のジュースなども人気がある。精製された炭水化物を使った安価な製品が多いのは明らかだ。

朝食は一日の食事のなかで最も大切な食事だ——**大手食品会社にとっては**。利益率の高い、高度に加工された朝食用の食べ物を売り込む絶好の機会なので、大手食品会社は傷ついた獲物に群がるサメのように利益を貪《むさぼ》っている。「朝食を食べましょう！」と彼らは声高に叫ぶ。「朝食は一日のなかで最も大切な食事です！」と大声で言う。医者、ダイエット専門家、医療関係者を〝教育する〟いい機会にもなる。こうした職業の人には、大手食品会社にはない社会的信用がある。彼らを利用した結果、利益が食品会社に流れていくわけだ。

自分自身にごく当たり前のことを問いかけてみてほしい。朝食を食べるとき、お腹がすいているだろうか？　**すいていないなら、自分の体の声を聞き、無理に食べない**ことだ。もし、朝、お腹がすいていて朝食を食べたいなら、食べればいい。だが、砂糖と精製された炭水化物は避けたほうがいい。また、朝食を抜いたからといって、クリスピー・クリームのドーナツを、10時のおやつに食べてもいいということではない。

「野菜」の効果がなくなる食べ方

減量のアドバイスとして最も説得力のあるもののひとつは「野菜や果物をもっと食べること」だろう。たしかに、野菜や果物は、ほかと比べると健康的な食べ物であることは疑いようがない。だが、あなたの目標が〝減量すること〟ならば、**不健康な食べ物を健康的な食べ物に置き換えるのでなければ意味がない**。

しかし、栄養ガイドラインでは、そのことは指摘されておらず、世界保健機関（WHO）は「肥満の予防には、野菜と果物の摂取量を増やすことが必要」としか書いていない。[14]

2010年の『米国人のための食生活指針』でも、野菜と果物の摂取量を増やすことが重要だと強調されている。実は、これは『食生活指針』が出された当初から書かれていることだ。野菜や果物には、微量栄養素であるビタミン、水、食物繊維が豊富に含まれている。さらに、抗酸化物質や健康によい植物性化学物質も含まれている。だが、忘れてはならない大切なことは、**野菜や果物を増やした分、健康によくない食べ物を減らさなければならない**ということだ。

エネルギー密度は低いが、食物繊維を多く含んでいる野菜や果物を食べることで満腹感が増し、よりカロリーの高い食べ物を食べなくてもすむと考えられている。これが減量によく効くメカニズムであるならば、私たちは**「パンの代わりに野菜を食べよう」**とアドバイスするべきだ。だが、実際に言われていることはそうではない。ただ、「もっと野菜や果物を食べましょう」と言うだけだ。

実際問題、食べる量を増やして体重を減らすことなど、できるのだろうか？

２０１４年、野菜や果物の摂取量を増やして体重を減らすことができるかどうかを調べたすべての研究結果を、研究者たちが集めた。[15]だが、**この仮説を裏付ける研究は、ひとつもなかった。すべての研究結果を調べても、減量の効果があると示すものはなかった。**

要するに、体重を減らしたいのに食べる量をあえて増やすのは得策でないということだ。たとえ、増やしたものが「野菜」であっても。

では、野菜や果物はもっと食べたほうがいいのだろうか？　もちろんだ。だが、ほかの健康的ではない食べ物を減らした分を、野菜や果物で摂る場合にかぎる。「置き換える」ことが大切なのだ。**プラスして食べても意味はない。**[16]

「少量をちょっとずつ食べる」と糖尿病リスクが上がる

インスリン抵抗性が異常に高くなる病気は、２型糖尿病として知られている。インスリン抵抗性が高くなると血糖値が高くなるが、それがこの疾患の症状のひとつだ。**インスリンは肥満を招くだけでなく、２型糖尿病の原因にもなる。**どちらも、その根本原因は多量のインスリン分泌が長く続くことで、どちらも高インスリン値による疾患といえる。このふたつの症状はよく似ているため、「糖尿肥満」というひとつの症候群としてとらえられるようになってきている。

インスリン値が高いことが肥満と2型糖尿病の原因であるという事実には、重要な意味が含まれている。どちらの疾患にも、必要なのは「インスリン値を下げる」という治療だ。だが、現在行われている治療は「インスリン値を上げる」ことに重きが置かれており、まったく誤った治療が行われている。インスリン値を上げる治療をしていては、2型糖尿病は悪化するばかりで改善しない。インスリン値を下げれば、2型糖尿病は治るのだろうか？　**もちろん、治る。**2型糖尿病についての誤った理解について詳しく書こうと思ったら、新しい本が1冊書けてしまうだろう。


現在、糖尿病でない人にとって、この話は他人事ではない。**これほど糖尿肥満が深刻な状況になったのは、1970年代から始まった、ひどく誤った食生活の変化が原因**だ。

もっと「炭水化物」を食べましょう。

「こまめ」に食べましょう。

「朝食」や「間食」を食べましょう。

皮肉なことに、心臓疾患を減らそうとしてこうして食生活を変えたのに、結果的に増やすことになってしまった。なぜなら、**糖尿肥満が心臓疾患や脳卒中の最も大きな要因**だからだ。火を消そうとしてガソリンを撒《ま》いたようなものだ。

12章

「所得が低い」と太る「安い食べ物」のとんでもないリスク

アトランタにあるアメリカ疾病予防管理センターが、アメリカにおける肥満の広がりについて詳細な統計をとっており、それを見ると地域格差が激しいことがわかる。また、2010年に最も肥満が少なかった州でさえ、1990年に最も肥満が多かった州より肥満率が高いという事実も、注目に値する（図12-1参照）[1]。

全般的に見て、アメリカでは肥満がとてつもなく増えている。カナダとアメリカでは文化も遺伝子も似ているのに、アメリカの肥満率のほうが格段に高い。この事実から考えると、**政府の方針が肥満の広がりに影響を与えている**に違いない。テキサス州など南部の州では、西部（カリフォルニア州、コロラド州）や北東部の州に比べて、肥満の人がかなり多い点も見逃せない。

貧困は肥満と密接な相関関係があるとして、**「社会経済的地位が肥満に大きな影響を与える」**と考えられている。南部の州は、西部や北東部の州に比べると貧しい。ミシシッピ州が最も貧しく、2013年の平均年収は3万9031ドルだった[2]。そして**最貧州では、**

図12-01 「アメリカ50州」が肥満に侵略されている

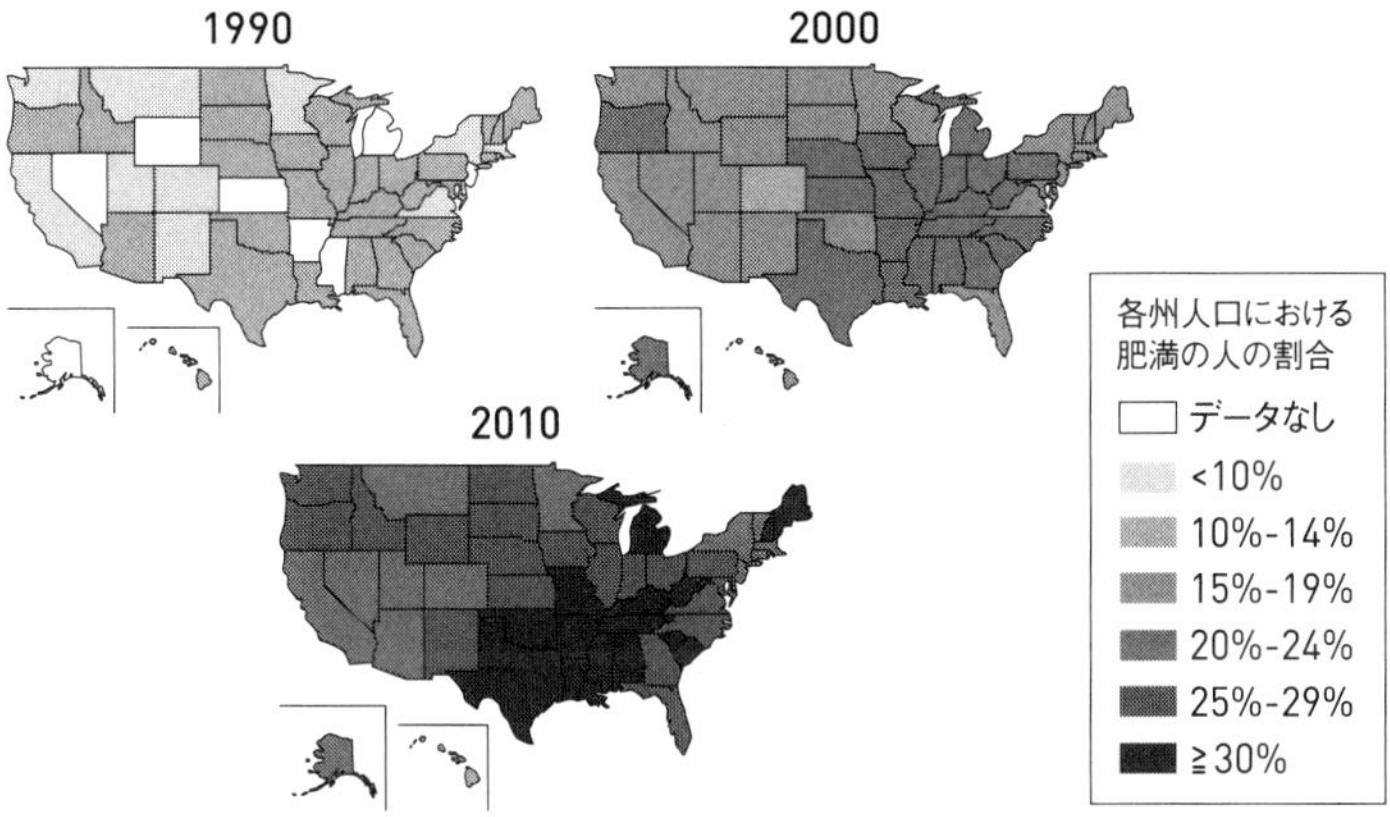

最も多く肥満が見られる。同州の肥満率は最も高く、35・4%だ。[3]

では、貧しいと肥満になるのはなぜなのだろう？

なぜ「金持ち」のほうがやせているのか

「食べ物が報酬になってしまうと肥満になる」という仮説がある。美味しい食べ物を食べるのが褒美のようになることが、過食につながるという説だ。

「肥満率が高くなったのは、食べ物が以前より至福をもたらすものになったことで、食べる量が増えたからだ。褒美は行為を強化するものであり、食べるという行為は食べ物の美味しさという褒美によって強化される」というわけだ。

食べ物が美味しくなったのは偶然ではない。社会の変化に伴い、レストラン、ファーストフード店などで外食をすることが増えた。こうした店では、化学調味料、添加物、そのほかの人工的な調理法によって、すばらしく美味しく感じられるように巧みにつくられている。砂糖やグルタミン酸ナトリウム（ＭＳＧ）などの調味料を加えることで、舌にある味蕾《みらい》と呼ばれる器官に、その食べ物をより美味しく感じさせることができるのだ。

このことは、マイケル・モスの『フードトラップ　食品に仕掛けられた至福の罠《わな》』（日経ＢＰ社）[4]や、デイヴィッド・ケスラーの『過食にさようなら　止まらない食欲をコントロールする』（エクスナレッジ）[5]にも書かれており、**食品に加えられる塩、砂糖、脂肪、そしてそれらの組み合わせが、私たちを過食にしている**として、大いに非難されている。

だが、人類は５０００年も前から塩、砂糖、脂肪を口にしてきたではないか。これらは、最近になって人間の食事に新たに加えられたものではない。

砂糖と脂肪でできたアイスクリームは、１００年以上も前から、暑い夏の日のごちそうだった。チョコレートバー、ケーキ、甘いお菓子も、１９７０年代に肥満が広がるずっと以前からあった。１９５０年代にも、子どもたちはオレオ・クッキーを喜んで食べていたが、肥満問題は存在していなかった。

前述の仮説は、「食品科学者のおかげで、２０１０年の食べ物は１９７０年当時の食べ物よりもずっと美味しくなっている」という認識のうえに成り立っている。だから、「どうしてもカロリーを摂り過ぎて肥満になる」というのだ。つまり、より美味しく感じるようにつくられた〝人工的な食べ物〟のほうが、自然のままの食べ物よりも美味しく、食べたときに至福を感じられることを示唆しているわけだが、これはどうにも信じがたい。

TVディナー（電子レンジで加熱するだけで食べられる冷凍食品の詰め合わせパック）などの〝人工的〟で高度に加工された食べ物のほうが、新鮮なサーモンの刺身をわさび醤油《じょうゆ》につけて食べるよりも美味しいというのだろうか？　人工的なチーズソースがかかったクラフト・ディナー（マカロニ＆チーズ）が、草を食べて育った牛のリブアイ（あばら肉の中心部分）ステーキよりも美味だというのだろうか？

そもそもこの説では肥満と貧困の関係を説明できない。食べ物が褒美の役割をしているという仮説に基づけば、肥満は裕福な人の間で、より広まって然《しか》るべきだ。なぜなら、彼らには褒美としてより価値のある食べ物を買う余裕があるからだ。

しかし、**実際はまったく反対のことが起こっている。**低所得者層ほど、肥満が広がっているのだ。実際、裕福な人なら、褒美として価値のある高価な食べ物を買うこともできるだろうが、貧しい人が褒美としての食べ物を買おうとしても、もっと安いものしか買えない。ステーキやロブスターは褒美として価値が高い――だが値段も高い。

豊かになるにしたがって、褒美として価値が高い様々な物を食べることができるようになり、それが肥満という結果を生んだ、といわれるが、肥満と貧困の関係を見る限り、それは正しくない。

「投資家」より「建設作業員」のほうが太っている

いまのように肥満がまん延している原因が食事のせいではないならば、原因は「運動不足」だろうか。

裕福な人ならジムに入会することもできるので、より体を動かすことが多くなり肥満は少なくなるのではないか。同じように、裕福な家の子どもは団体スポーツをすることもできるだろうから、肥満は少なくなるのではないか。

だが、こうした考えは、始めはもっともらしく聞こえるが、よく考えると、辻褄《つじつま》の合わないことが多々出てくる。ほとんどの運動は〝無料〟で出来るし、たいてい靴以外のものは必要ない。ウォーキング、ランニング、サッカー、バスケットボール、腕立て伏せ、腹筋、健康体操などは、ほとんどお金がかからないし、かかったとしてもわずかだ。しかし立派な運動だ。

建築業や農業など、一日中、外で重労働をする仕事も多い。こうした職業では、毎日重いものを持ち上げたりする必要がある。オフィスに閉じこもっている弁護士やウォール街の投資銀行家と比べてみるといい。一日12時間もパソコンの前に座っている彼らにとって運動といえば、デスクからエレベーターまで歩くことくらいだろう。しかし、日々の身体活動にこれほど差があるのに、**肥満率は、身体活動がより多い貧しい人のほうが高い**のだ。

「パンの価格」が関与している

褒美としての食べ物という面からも、身体活動量の面からも、肥満と貧困の関係を十分に説明することはできなかった。では、貧困層を肥満にする原因は何なのだろう？

答えは、貧困層にかぎらず私たちを肥満にするもの――**「精製された炭水化物」**だ。貧困にあえいでいる人たちは、安価な食べ物しか買えない。食事性脂肪（動植物に含まれる脂質）はかなり安価だが、そうかといって、食事代わりに一杯の植物油を飲む人などいないだろう。政府も低脂質の食事を推奨している。

一方、肉や乳製品などのたんぱく質食品は、比較的高価だ。豆腐や豆類、たんぱく質が含まれる野菜などは比較的安いが、北米の食生活ではあまり一般的ではない。

そうすると、炭水化物を食べるしかないわけだ。精製された炭水化物がほかの食べ物よりも安く手に入るなら、貧しい家庭の人は精製された炭水化物に手を伸ばすだろう。**実際、加工された炭水化物は桁違いに安い**。パン一斤の値段は1・99ドルほどだろう。パスタ

図12-02 「太る食べ物」ほど食卓に並びやすい

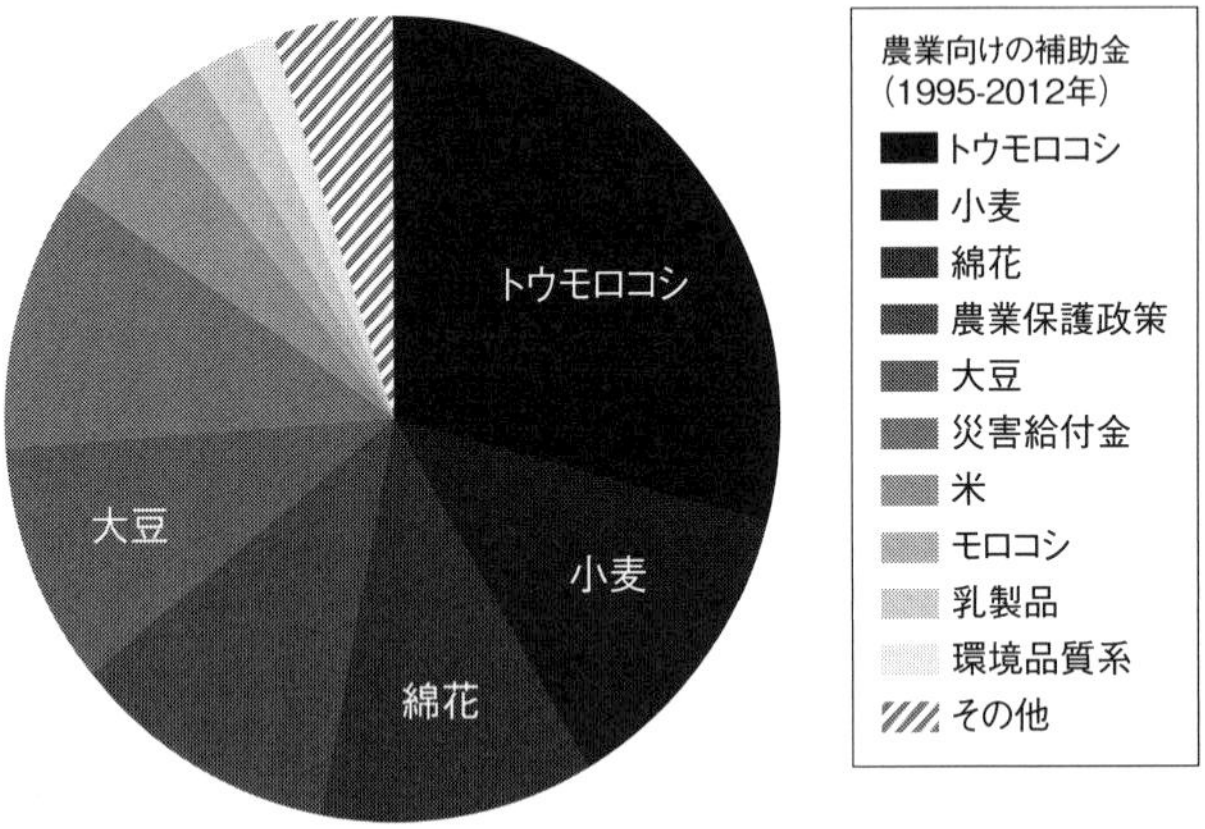

一袋ならわずか0・99ドルほどだ。これに対して、チーズやステーキは10〜20ドルはする。

精製された炭水化物はなぜこんなに安いのだろう？　そして加工されていない炭水化物のほうがはるかに高いのはなぜなのだろう？

政府が高額な補助金を出して、生産コストを低く抑えているからだ。だが、すべての食物が平等に補助を受けているわけではない。図12-2[6]は、受けている補助金の額が多い食物（そしてプログラム）を示している。

2011年、アメリカのある公益調査グループが**「農業への補助金のじつに29%が**

トウモロコシの生産に対して給付され、12％が小麦の生産に対して給付されている」と発表した。[7]

トウモロコシは、たとえばコーンシロップ、異性化糖（果糖ブドウ糖液）、コーンスターチなど、高度に精製された炭水化物に加工されて売られる。小麦も粒のまま売られることはなく、小麦粉や様々な商品に加工されて売られる。

一方、**精製されていない炭水化物は、金銭的な援助をほぼ受けていない。**トウモロコシや小麦の大量生産は手厚い支援を受けているのに、キャベツ、ブロッコリー、りんご、いちご、ほうれん草、レタス、ブルーベリーなどは支援を受けていない（厳密にいうと、主食＝炭水化物ではない。炭水化物とはあくまで栄養素であり、糖質＋食物繊維で構成されている。たとえばブロッコリーの場合、食物繊維が豊富だが、炭水化物も含まれている）。

２４１ページの図12－3[8]は、りんごと、コーンシロップ、異性化糖、コーンスターチ、大豆油などの食品添加物に対する補助金の額を比較したものだ。**食品添加物のほうが、30倍も多くの補助金を受け取っている**ことがわかる。

悲しいかな、これでも、りんごはすべての野菜や果物のなかで、最も多額の補助金を連邦政府からもらっているのだ。最も少額なのではない。ほかの食品が受けている支援は極めて少ない。

食べ物を「値段」で選ぶと太りやすい

政府は、私たちが支払った税金から、まさに私たちを肥満にする食べ物に補助金を出している。いうなれば、肥満は政府の方針が生み出したものなのだ。

連邦政府の補助金が、トウモロコシや小麦の大規模生産を後押しし、それが様々な食品に加工される。そうして出来た食品は、はるかに安価なために消費が増える。そして高度に加工された炭水化物を多く食べると、肥満になる。すると、今度は、肥満対策のプログラムを支援するために、もっと多くの税金がつぎ込まれる。肥満に関連した疾病の治療にも、多額の資金が必要になる。

これは私たちを陥れるための陰謀だろうか？　それはどうだかわからない。多くの補助金がつぎ込まれるようになったのは、１９７０年代から熱心に行われてきた、「食べ物をより安価にしよう」というプログラムが進められた結果に過ぎない。

当時、健康に関して大きな問題となっていたのは肥満ではなく〝心臓病のまん延〟で、これは「食品に含まれる脂質の摂り過ぎが原因」だと考えられていた。それを受けた栄養バランスガイドの基本として、毎日食べるべきとされていたのは、パン、パスタ、ジャガイモ、米だった。

当然、資金はこれらの食品につぎ込まれ、農務省による生産奨励が行われた。結果、精

図12-03 ▌国は「毒」に補助金を出している

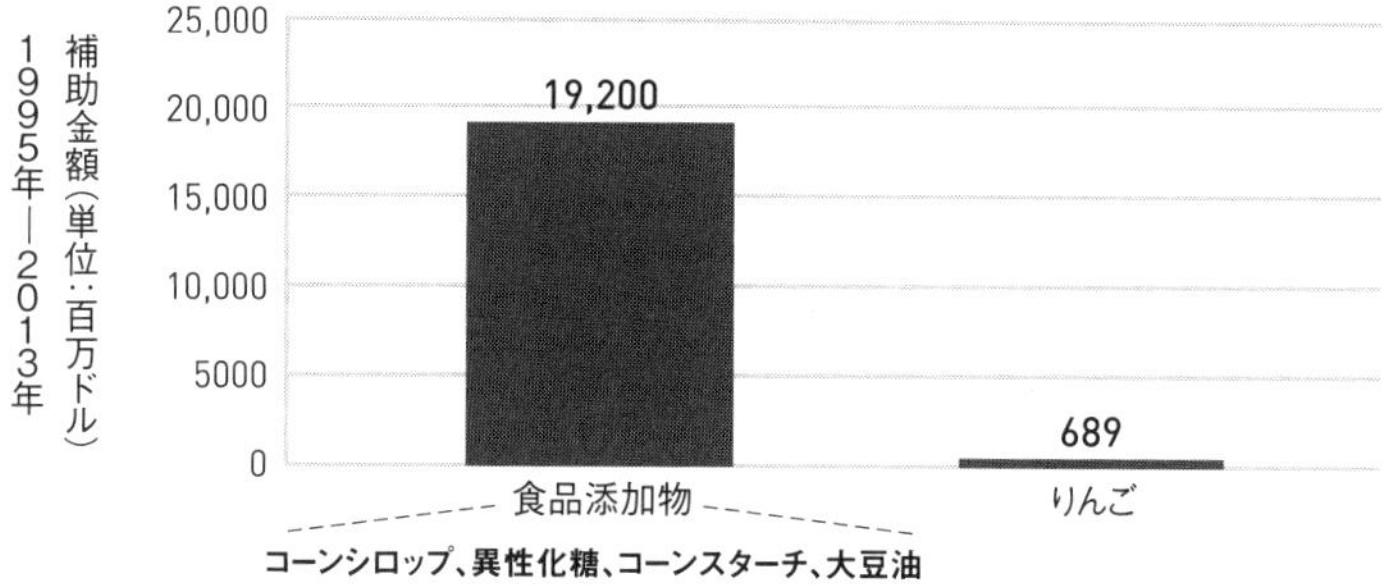

❗ 食品添加物は食品そのものよりも、はるかに高額な補助金を受けている

製された穀物やトウモロコシ製品は、すぐに手ごろな値段で買えるようになった。そのあとから肥満が、死神のようについてきたのだ。

１９２０年代、砂糖が比較的高価だったことは注目に値する。**１９３０年に行われた研究では、２型糖尿病は、南部の貧しい州よりも裕福な北部の州の人に多く見られる疾病**だった(9)。

だが、砂糖が安くなるにしたがって、この関係は逆転した。現代では、２型糖尿病と関係が深いのは貧しい人であり、裕福な人ではない。

「白砂糖」がピマ族の半分を糖尿病にした

アメリカ南西部に住む先住民族のピマ族は、北米において糖尿病の発症率と肥満率が最も高い。**成人のおよそ50％が肥満で、そのうち95％が糖尿病**を患っている[10]。ここでも、高い肥満率がひどい貧困にともなって見られる。どうしてこうなったのだろう？

ピマ族の従来の食生活は、農業、狩猟、漁業によって成り立っていた。1800年代に行われたすべての研究では、ピマ族は〝活発で健康的〟だとされている。1900年代の初頭には、物品を売買する交易所が出来始めた。これにより、農業と狩猟によって成り立っていたピマ族の昔ながらの生活スタイルと食生活は、様変わりした。精製された炭水化物、特に**〝白い砂糖〟と〝白い小麦粉〟**が、伝統的な食べ物に取って代わるようになった。というのも、どちらも室温で長い間腐らずに保存できるからだ。

1950年代には、ひどい貧困のせいもあり、ピマ族の間に肥満が広がっていった。

これは何も、ピマ族だけにかぎった話ではない。肥満と糖尿病は、ほとんどすべての北米の先住民族の間で深刻な健康問題となったが、この兆しは、現在のように肥満がまん延し始めた1977年よりも数十年前の1920年代から、すでにあった。

なぜだろう？　野菜や獲物など、豊富な自然食品をそのまま食べていた時代には、ピマ族には肥満も糖尿病も見られなかった。肥満が広がったのは、伝統的な生活スタイルや食生活が乱されてからだ。

「ファーストフード」は意外にも関連が弱い

肥満は、たとえば、車、パソコン、テレビゲーム、そのほか労力を削減してくれる様々な機器を使うことが増えた「近代的な生活スタイル」によって生まれたもの、ということができるかもしれない。座っていることの多い生活スタイルが、肥満の原因の根底にあるともいえるかもしれない。

しかし、よく調べると、この説明はかごで水を汲《く》むようなもので、穴だらけだ。先住民族の間で肥満が広まったのは1920年代のことで、車が普及する何十年も前のことだ。また、北米で肥満が急増したのは1977年のことだが、1977年に車の走行距離が急激に増加したという事実はない。**車の走行距離は1946年から2007年にかけて、少しずつ増えているだけ**[11][12]だ。

ファーストフードをよく食べるようになったことが、肥満という危機を招いているのだと指摘する人もいる。だが、これも、**1977年にレストラン、ファーストフード店などが急激に増えたという事実はない**。これらの店も、何十年もかけて徐々に店舗数を増やしている。

また、ピマ族の間で肥満が広がり始めたのは、ファーストフード店が拡大する何十年も前の話だ。実際、驚くべきことに、北米の先住民族で肥満が広がり始めた1920年代、北米に住むそのほかの人たちは、まだ比較的やせていた。

ピマ族に起こったことは、どのように説明すればいいのだろう？

簡単なことだ。**ピマ族を肥満にしたものは、ほかの誰をも肥満にする食べ物、「高度に精製された炭水化物」**だ。ピマ族は、伝統的な精製されていない食べ物を、精製された砂糖や小麦粉に変えたことで、肥満になったのだ。1977年に発表された『食生活指針』も、炭水化物の摂取比率が急激に増える原因とされた。まるでやんちゃな弟のように、肥満があとをついてきた。

肥満のホルモン理論は、肥満の疫学における数々の明白な矛盾を解明するのに役立つ。**肥満を助長する要因はインスリンであり、そのインスリン値を上げるのは、簡単に手に入る「精製された炭水化物」であることがほとんど**だ。

この見解が、同じく火急の課題である「子どもの肥満」を解明するうえでも役に立つ。

13章

ビッグ・チャイルド現象

「肥満児」は短命……我が子を守るには？

学童期の子どもに肥満と2型糖尿病が驚くほど増えているという危機的な状況に対処しようと、何億ドルという資金が投入された。まず始めにとられた戦法は、お決まりの「食べる量を減らして、運動量を増やそう」というアプローチだったが、成功のかけらも見られない結果に終わった。

それでも、なんとか肥満との闘いを続けようとした栄養学の権威たちは、ひとつのダイエット計画を推し進めた。アメリカ国立衛生研究所が資金を提供して健康に関する実験が行われたのだが、これは42校の6年生から8年生までの学童を対象にした、3年間にわたる大規模な実験だった。[1]

半分の学校の生徒には複数の要素による介入を行い、残りの半分の学校の生徒には、いつもと同じように生活をしてもらった。前者のグループには、栄養と運動の両面において、次のような目標を達成してもらうことを奨励した。

- 食事に含まれる「脂質の比率」を減らすこと
- 「野菜や果物を、ひとり2皿以上食べる」こと
- 「穀物食品および豆類、あるいはそのどちらかを2皿以上食べる」こと
- デザートやおやつは、「一品200キロカロリー以下」とすること
- 「飲み物は水、低脂肪牛乳、100%の果物ジュース」にかぎること
- 「1週間に225分以上、中程度以上の運動」をすること

クラスごとにプログラムが組まれ、保護者には状況を知らせる手紙を配布し、ソーシャル・マーケティング（ブランド化、ポスター貼り、校内放送）を行い、イベントを開いたりやる気を高める賞品を出したりした（Tシャツ、水筒など）。どちらのグループの学校も、当初はおよそ50%の生徒が太っているか肥満という状況だった。

3年が経った頃、介入を受けたグループの学校は、その比率が45%に下がった。成功だ！　これまでどおりの生活をしていたグループの学校ではどうか……**こちらも45%**だった。食事制限と運動をしたグループに、目に見える効果はなかったわけだ。

この実験は、減量の連続失敗記録を更新しただけに終わった。

早い子は「0か月」から太りだす

1977年から2000年にかけて、子どもの肥満は、すべての年齢層において爆発的に増えた。**6歳から11歳の子どもの肥満率は、7%から15・3%に増え、12歳から19歳までの子どもにいたっては、3倍以上の伸びとなり、5%から15・5%に増えた。**

2型糖尿病や高血圧症といった肥満に関連する疾病も、かつては子どもにはほとんど見られなかったが、いまでは一般的になりつつある。肥満は大人だけの問題から、子どもの問題にもなったのだ。

肥満の子どもは肥満の大人になり、将来、健康問題を引き起こしてしまうものだが、特に**心臓血管の疾病が懸念**される。[2] ボガルサ心臓研究[3]でも「肥満だった子どもは思春期になっても肥満である」と結論づけられた。

また、子どもの頃に肥満だった人は寿命が短いとされているが、[4] 最も大切なことは、この危険要素は「取り消すことができる」ということだ。**子どもの頃に太っていても、大人になったときに通常の体重になれば、これまで太っていた時期がない人と同程度の寿命を獲得することができる。**[5]

だが、肥満に悩む子どもの年齢は、どんどん下がってきている。2001年まで22年間にわたって行われてきたある研究では、どの年齢層の子どもにも肥満が増えており、**0か**

月から6か月の赤ちゃんにも、その傾向があることがわかった。[6]

この結果は特に注目に値する。なぜなら、肥満についての従来のカロリー理論では、十分にこの傾向を説明することができないからだ。6か月の赤ちゃんは、食べたいときにだけ食べるものだし、たいていは、まだお乳を飲んでいるだろうから、食べ過ぎることはない。また、6か月の赤ちゃんはまだ歩けないから、運動不足ということもない。

だが、**出生体重は、過去25年の間に200グラムも増えている**。[7]生まれたばかりの赤ちゃんは、食べ過ぎることもなければ、運動不足でもないにもかかわらず、だ。

「住んでいる環境」は影響しない

なぜこんなことになるのだろう?

新生児の肥満については、数多くの説がある。なかでも広く信じられている理論は、現代の生活のなかに存在している、ある化学物質「オベソゲン」が肥満を引き起こすというものだ。この化学物質は内分泌攪乱《かくらん》化学物質(体内の正常なホルモン・システムを攪乱するもの)と位置づけられることが多い。肥満はカロリーのバランスが悪いことではなく、ホルモンによって引き起こされるものであるため、この説は直感的には筋が通っているように思われるが、**データのほとんどは、動物実験から得られたもの**だ。

たとえば、化学物質満載の農薬の「アトラジン」や「DDE」は、げっ歯類の肥満を引き起こすことがわかっている[8]。だが、人間についてのデータはない。

さらに、**実験では、通常、人間が浴びるものよりも、何百倍も何千倍も濃度を上げた化学物質が使われている**。これらの化学物質はたしかに有害であるといえるが、人間の肥満にその化学物質がどのようにかかわっているかを判断することは、現段階では難しい。

子の体重は「母親」で決まる

肥満のホルモン理論を理解しさえすれば、答えはシンプルだ。体重の増加を引き起こす主要なホルモンは「インスリン」だった。インスリンが大人の肥満を引き起こす。そして、インスリンは子どもの肥満も引き起こす。では、幼児のインスリン値が高くなるのはなぜだろう?

原因は**「母親」**にある。

近年、ディヴィッド・ラドウィッグ教授が、51万3501人の母親とその子ども116万4750人の体重に関連性があるかどうかを調べた[9]。その結果、**母親の体重の増加は、新生児の体重増加と強い関連性がある**ことがわかった。胎児は母親の血液から栄養を摂りこむため、インスリン過多などのホルモン・バランスの乱れが、胎盤を通じて自動的に、そして直接的に、母親から成長途中の胎児に伝わってしまうのだ。

胎児性巨大児とは、在胎週数に比べて大きい胎児を指す言葉だ。胎児性巨大児にはいくつかの要因があるが、主なものは母親の妊娠糖尿病、母親の肥満、母親の体重増加だ。

これらに共通して見られるものはなんだろう？ **母親のインスリン値が高いということだ。この高いインスリン値が胎児に伝わると、胎児は巨大になる。**

新生児のインスリン値が高くなり過ぎると、当然の結果としてインスリン抵抗性が発現し、それによりさらにインスリンが過剰に分泌されるという、お馴染みの悪循環に陥る。インスリン値が高くなると、6か月の乳児と同様に、新生児でも肥満になる。**幼児の肥満の原因も、大人の肥満と同じインスリン**なのだ。

これは、親と子どものそれぞれに起きたふたつの異なる疾患ではなく、いってみれば、コインの表と裏のようなものだ。妊娠糖尿病の母親のもとに生まれた赤ちゃんは、その後の人生で肥満や糖尿病になるリスクが3倍も高く、さらに、思春期に肥満となる最も大きなリスク要因は、子どもの頃の肥満だ。(10)

研究によると、**子どもの頃に肥満だった人が大人になってから肥満になるリスクは、17倍以上だという！** そして、たとえ母親が妊娠糖尿病でなくても、在胎週数に比べて大きな赤ちゃんは、そのリスクがある。将来、**メタボリック症候群になるリスクは2倍**だ。

妊娠中の暴食で「子どものメタボリスク」が増す

嘆かわしいことだが直視しなければならない結論は、「私たちが子どもたちに肥満を伝えている」ということだ。どういうことだろう？

私たちが子どもを、子宮の中にいるときからインスリン漬けにしているから、子どもたちはいつの時代よりも早く、重度の肥満になってしまうのだ。肥満は時間に依存するものであり、時間とともに増していくため、太った赤ちゃんは太った子どもになる。太った子どもは太った大人になる。その太った大人がまた太った子どもを産み、そうして肥満は次世代へと伝わっていく……。

私たちが子どもの肥満を解決できなかったのは、体重が増える真の原因を正しく理解していなかったからだ。「カロリー削減をして運動量を増やせばいい」という方法に間違って重きが置かれたことで、ほぼ成功の見込のない政府主導のプログラムが行われてきた。私たちの意志が弱いのではない。私たちに欠けていたのは肥満の知識と、それを理解するための枠組みだ。

「学校の体育」に減量効果はない

子どもの肥満を予防するための大規模な研究が、１９９０年代後半からいくつか実施され始めた。国立心肺血液研究所は、２０００万ドルを投じて、８年にわたる研究「Pathways」[11]に着手した。ジョンズホプキンス大学公衆衛生大学院にある人間栄養学センターのトップ、ベンジャミン・カバレロが主導し、41校の児童１７０４人を対象に、大がかりな実験が行われた。そのなかの数校で、肥満予防の特別プログラムが実施され、そのほかの学校では、通常どおりのプログラムが行われた。

肥満と糖尿病のリスクを抱える低所得の先住民族の子どもには、学校のカフェテリアで朝食と昼食を提供し、早速〝健康的な食べ物〟についての教育を行った。授業の合間に、運動をする時間も特別に設けた。具体的な栄養学上の目標は、「食事に含まれる脂質の割合を30％未満に抑えること」だ。要するにこれは、これまで大人の肥満を改善しようとして無残にも失敗してきた、「運動量を増やして低脂質・低カロリーの食事を摂る」というダイエット法だった。

子どもたちは、低脂質の食事を摂ることを学んだだろうか？　もちろん学んだ。実験開始時には摂取カロリーの34％が脂質だったが、教育のおかげで27％にまで減った。カロリー制限もできたのだろうか？　もちろんできた。実験群の生徒の一日の平均摂取カロリーが１８９２キロカロリーだったのに対し、比較群（通常のプログラムを行った生徒）のほうは２１５７キロカロリーだった。

すばらしい！　一日に摂るカロリーが２６５キロカロリーも少なかったのだ。彼らは学んだことをよく生かし、全般的にカロリーと脂質の摂取をよく抑えていた。カロリー計算上では、3年間でおよそ38キロの体重が減少するはずだ！　はたして、生徒たちの体重は実際に減っただろうか？　**少しも減らなかった**。

ふたつのグループに、運動量の差はなかった。学校での体育の授業を増やしたものの、活動量計で計測した身体活動の合計は変わらなかった――代償作用を考えてみれば、これは予測できたことだ。学校でとても活発に動いた子どもは、家ではあまり体を動かしていなかった。学校で比較的静かにしていた子どもは、学校から帰ったとたんに体を活発に動かしていたのだ。

この実験は、とても重要だ。低脂質・低カロリー法がうまくいかないとわかったのだから、子どもの肥満問題をコントロールする、より効率的な方法を探らなければならない。肥満の根本原因を探って、その原因に合理的に対処する方法を考えなければならないはずだ。実際はどうだったのだろう？

実験結果がまとめられ、文字にされた。2003年それが公表され、大きな反響が……**なかった**。誰も真実を聞きたがらなかったのだ。医学界が推奨してきた「食べる量を減らして運動量を増やす」アプローチは、またしても失敗に終わった。この真実を直視するより、見て見ぬふりをするほうが、はるかに楽なのだろう。それが実状だった。

子どもが「真剣にダイエット」すると体脂肪が増える

ほかの研究でも、この結果が裏付けられることとなった。

カリフォルニア大学サンディエゴ校のフィリップ・ネイダー教授が、5106人の3年生から5年生の児童を無作為に選び、〝健康的な食べ物〟を食べ、運動量を増やすように指導した。[12] 56校で特別プログラムを実施し、40校（比較群）では特に実施しなかった。

この実験でも、特別に教育を受けた児童は低脂質の食事を摂り、その後も学んだことを実践していた。この実験は「学校を対象に行われた最も大規模な無作為試験」だった。**児童らは食べる量を減らして運動量を増やした。だが、体重は減らなかった。**

2010年にはテネシー州メンフィスの女性を対象に複数の場所で「健康増進に関する研究」が行われ、コミュニティ・センターで8歳から10歳の女の子を対象に肥満防止プログラムの実験が行われた。[13]

被験者には「加糖飲料と高脂質、高カロリーの食べ物を減らし、水、野菜、果物の量を増やす」ように、グループカウンセリングを行って指導した。この指導は典型的なものといえるが、多くのことを要求し過ぎている。砂糖を減らさなければならないの？　脂質も？　カロリーも？　果物をもっと食べなければならないの？　野菜も？

プログラムが功を奏し、一日のカロリー摂取量は1年目には1475キロカロリーから

1373キロカロリーに減り、2年目にはさらに減って1347キロカロリーになった。対照的に、比較群の生徒たち（普段通りの子どもたち）の一日のカロリー摂取量は2年目には1379キロカロリーから1425キロカロリーに増えた。

では、被験者の生徒たちの体重は減ったのだろうか？　減らなかった。さらに、**2年後の体脂肪率は28％から32・2％に増えていた。**被験者の全員が見事に失敗し、あの〝カロリー幻想説〟を裏付ける結果となった。カロリーが体重の増加を招くのではないし、カロリーを減らしたからといって体重が減るわけではない。

だが、こう否定的な結果が度重なっても、社会に浸透している考えを覆すには至らなかった。

なんとも馬鹿げた話だが、子どもの肥満については、現状を受け入れるしかなかったようだ。低脂質、低カロリーの食事を摂って運動をしても、体重の減少には効果がないことが証明された——普段から私たちが感じていることや目にしていることを裏付ける結果だ。

それなのに、方法が間違っていたのだろうかと考え直してみることもしないで、今度こそうまくいくに違いないと願いながら、私たちは同じことを繰り返している。

「オーストラリアの保育所」で子どもが次々やせた秘密

他方、オーストラリアのロンプ&チョンプ社が2004年から2008年にかけて行った興味深い実験[14]がある。

同社が行ったプログラムは、0歳から5歳までのおよそ1万2000人の子どもを対象に実施された。この実験でも、保育所がふたつのグループに分けられた。ひとつのグループはいつも通りのプログラムを実施。もうひとつの実験グループでは、ロンプ&チョンプ社による教育プログラムが実施された。

このプログラムでは、いくつものあいまいな健康アドバイスではなく、ふたつの栄養学上の目的が掲げられ、しかも、それはとても具体的なものだった。

①「糖分が多く含まれている飲み物」を大幅に減らし、水や牛乳を飲むこと
②「エネルギー密度の高い間食」を大幅に減らし、野菜や果物の摂取量を増やすこと

「脂質やカロリー」を減らすのではなく、この実験では「間食と糖分」が減らされた。ほかのプログラム同様、運動を増やし、出来るかぎり家族の協力もあおいだ。だが、この実験がとった「砂糖やでんぷん質は摂り過ぎないこと」「間食はしないこと」といった方法は、昔おばあちゃんが言っていた体重の減らし方とほぼ同じだ。

この方法は、〝インスリンの分泌〟や〝インスリン抵抗性〟という最大の敵を攻撃するものだ。間食にはクッキー、プレッツェル、クラッカーなど、精製された炭水化物を多く含む物を食べることが多いので、間食を減らせば精製された炭水化物の摂取量が減ることになる。**糖分と精製された炭水化物の摂取量を減らせば、インスリンが減る。**頻繁に間食するのをやめれば、インスリン抵抗性の主要な構成要素である、慢性的な高インスリン値を防ぐこともできる。

このプログラムでは、袋詰めのスナック菓子やフルーツジュースが減らされた（一日におよそ2分の1カップだけに制限した）。すると、過去に行われたものとの違いがはっきりと表れた。**2歳から3歳半の実験群の子どもたちは、比較群の子どもに比べて、はるかに健康的な体重に近づいた。肥満率は2、3%にまで減少した。**ついに成功だ！

「炭酸ジュース」を今すぐ取り上げる

イギリスの南西部では、6つの学校で**〝炭酸飲料を飲むのをやめよう〟**というプログラムが行われた[15]。目標はただひとつ、「7歳から11歳の子どもが飲む炭酸飲料を減らす」というものだ。このプログラムのおかげで、一日の炭酸飲料の消費量は150ミリリットル減り、肥満率も0・2%減少した。この結果は、ほんのわずかなものに見えるかもしれないが、比較群の子どもたちを見ると最大7・5%も肥満率が増えていた。**加糖された飲み物**

を減らすことは、子どもの肥満予防には大きな効果があるということだ。

このプログラムは「炭酸飲料を減らす」という具体的な内容を伝えている点で効果的だ。ほかのプログラムでは多くを求め過ぎているし、内容があいまい過ぎる。しかも、複数の内容が混ざったメッセージを繰り返しているだけということが多い。加糖された飲み物を減らそうという大切なメッセージが、ほかのものに混ざって目立たなくなりがちだ。

実験に次ぐ実験が従来のダイエット法の失敗を示すなか、運動をしようというキャンペーンも全国的に展開された。子どもの肥満を抑制しようとして、それほど効果もないのに、運動を奨励したり公園を造ったりするのに資金とエネルギーが費やされた。私がカナダのオンタリオ州で育った1970年代に、健康増進を奨励する非営利団体〈パーティシパクション〉が行っていたプログラムが、500万ドルという資金をかけて、2007年に復活した。このプログラムの明確な目的は、子どもの身体活動を増やすことで、「遊びを取り戻そう」というキャッチコピーが掲げられた。1970年代から1990年代にかけて行われていたプログラムでも肥満危機に対処することはできなかったのに、この古い考えは葬られることなく蘇《よみがえ》ったのだ。

さらに、子どもの肥満をなくそうという野心的な目標を掲げて、ミシェル・オバマが「レッツ・ムーブ！」キャンペーンを展開した。彼女の作戦は何かって？「食べる量を減らして運動量を増やそう」だ。40年間ずっと失敗し続けてきたのに、今回こそは、このアドバイスがうまくいくと思っていたのだろうか？　カロリーを削減することが大切なのではない（これまでも大切だったことはない）。インスリンを減らすことが肝要なのだ。

「減糖」で小児肥満率が43％下がった

これまで何度も失敗が繰り返されてきたものの、子どもの肥満についてはいいニュースがある。最近になって、暗闇のなかに一筋の希望の光が、思いがけず差し込んできたのだ。

２０１４年、『米国医師会雑誌』が**２歳から５歳までの子どもの肥満率が、２００３年から２０１２年にかけて43％減少した**という統計を発表した。[16] 若者や大人の肥満率に変化はなかった。だが、子どもの頃の肥満は、大人になってからの肥満と大いに関係があるので、これは間違いなくいいニュースだ。

早速、自分たちの仕事の成果だと喜ぶ人たちもいた。彼らは自分たちが展開した、「運動を増やしてカロリーを制限しようというキャンペーンが、この成功において中心的な役割を果たした」と信じているようだ。だが、私はそうは思わない。

真相はこうだ。砂糖の添加が１９７７年から増え始めたことによって、肥満が増えていった。１９９０年代の後半になる頃には、砂糖が体重の増加に大きく関わっていることが注目され始める。だが、砂糖が体重を増やすという動かぬ真実があるのに、当時は栄養価が見直されることはなかった。

それが2000年になって、砂糖の摂取量が減り始めたために、その5年後から10年後に肥満も減り始めた。この現象が最初に表れたのが子どもたちだったというわけだ。というのも、子どもは高いインスリン値にさらされていた期間が短いため、インスリン抵抗性がそれほど強くないからだ。


このお粗末な一連の話が皮肉なのは、私たちはすでにこの答えを知っていた、ということだ。小児科医のベンジャミン・スポック博士も、1946年に出版された育児の聖書ともいうべき『スポック博士の育児書』(暮しの手帖社)のなかで、子どもの肥満についてこう書いている。「こってりしたデザートは、食べなくても何の問題もない。特に、肥満で体重を減らそうと思っている子どもは食べてはいけない。プレーンな、でんぷん質の食べ物(シリアル、パン、ジャガイモ)をどれくらい食べるかによって……どれくらい体重が増えるか減るかが決まる(17)」

これは、もちろん、おばあちゃんがよく言っていたことと同じだ。「砂糖とでんぷん質の食べ物は控えなさい。間食もだめよ」国の言うことなど聞かずに、おばあちゃんの言うことをシンプルに聞いていればよかったのだ。

第5部

トロント最高の医師がやらない「太る食事」

最新科学が特定した「体重を増やす食べ物」

14章 甘い罠
避けないと「中毒化」する恐れも

砂糖は太る。 この栄養学上の事実には、誰もが同意するだろう。

1977年に発表された『米国人のための食生活指針』でも、「食事で糖分を摂り過ぎるのは危険だ」と明確に警告されているのに、その後、脂質を摂ってはいけないとヒステリックに叫ばれ始めたせいで、注目されなくなってしまった。

健康食品を買い求める人たちの間で懸念されていたのは圧倒的に食事に含まれる脂質のほうで、糖分については誰も気にとめないか、忘れ去られていたようである。ジェリービーンズやキャンディの袋には、誇らしげに「脂質ゼロ」という文字が躍っていた。ほぼ100%砂糖で出来ていることなど、誰も意に介さないようだった。

1977年から2000年にかけて砂糖の消費量はじわじわと増え、それと並行するように肥満率も上がっていった。砂糖の消費が増え始めてから10年後には、糖尿病の患者数も増加し始めた。

砂糖を「飲む」のは最もNG

最も問題なのは、なんといっても**「加糖飲料」**だ——ソフトドリンク、炭酸飲料、それから最近では加糖された紅茶やジュースなどもある。炭酸飲料業界は年に750億ドルを売り上げる業界で、つい最近まで栄華を誇っていた。

1970年代、ひとり当たりの加糖飲料の消費量は、それまでの倍になった。1980年代に入る頃には、水道水よりも加糖飲料を飲むほうが一般的になり、1998年まで、アメリカ人は**年間212リットルもの加糖飲料**を飲んでいた。加糖飲料に含まれる糖分がアメリカ人の食事に占める割合は、1970年には16％だったのに、2000年になる頃には22％に増えていた。ほかの食品群でこれほどの割合を占めるものはない(1)。

その後、加糖飲料の人気は急速に落ちていった。2003年から2013年にかけて、アメリカのソフトドリンクの消費量は20％近くも減ったのだ(2)。加糖されたアイスティーや甘いスポーツドリンクはなんとか人気を維持しようと頑張ったのだが、〝変化〟という向かい風に抗《あらが》うことはできなかった。加糖された製品は健康によくないとされ、2014年のコカ・コーラ社の売り上げは、9年連続の減少となった。賢明なことに、健康の悪化や胴回りが太ってしまうことを懸念して、有害な加糖飲料があまり飲まれなくなったのだ。

加糖飲料は、いまや政界からの逆風も受けている——炭酸飲料に税金を課すことが提案されたり、最近ではニューヨーク前市長のマイケル・ブルームバーグが、必要以上にサイズの大きい飲料を法律違反にしたりした。こうした問題の一部は、自業自得といえるだろう。コカ・コーラ社は何十年にもわたり、顧客にもっと炭酸飲料を飲むように促してきたからだ。そして、大きな成功を築いた。

だが、その代償は？　肥満危機が広がるにつれ、彼らは自社があらゆる方面から集中砲火を浴びていることに気づいた。

だが、加糖飲料業界は、そう簡単にはあきらめなかった。欧米ではもはや負け戦だと悟った彼らはアジアに活路を見出し、減収分を穴埋めしようと考えた。北米では頭打ち、もしくは減少していた砂糖の消費量は、**アジアにおいて年間５％ほどの増加**となった。[3]

その結果、糖尿病という災害が起きた。２０１３年には、中国人の成人のおよそ11・６％が２型糖尿病になり、長らくチャンピオンの座にあったアメリカの11・３％を抜く結果となった。[4] ２００７年以降、２２００万人の中国人が新たに糖尿病と診断されたが、これはオーストラリアの人口に匹敵する数だ。[5] １９８０年に2型糖尿病を患っていた中国人がわずか１％だったことを考えれば、この数字はさらに衝撃的だ。[6] わずか1世代で、**糖尿病の罹患率《りかんりつ》が１１６０％**という恐ろしいほどの伸びを見せたのだ。**砂糖は、ほかの精製された炭水化物よりもはるかに太りやすく、２型糖尿病にもなりやすい**ということだ。

糖尿病リスクを〝80%以上〟上げる「甘いジュース」

日常的に加糖飲料を飲むと、体重が増えるリスクが高まるだけでなく、**1か月に1本飲むか飲まないかという場合に比べて、糖尿病になるリスクが83%も高まる**。[7]さらに、ひとりの人が**一日に摂る砂糖が150キロカロリー分増えるごとに、糖尿病の罹患率は1・1%高まる**という。[8]これほど糖尿病と関係性が見られる食品群はほかにはない。

論理的に導き出される答えや常識とは裏腹に、スクロース（ショ糖、砂糖の主成分）は糖尿病によくないとはされてこなかった。1983年、著名な内分泌科医であるバントル医師が『ニューヨーク・タイムズ』紙でこう主張した。「糖尿病患者も、摂取カロリーを一定に保ちさえすれば、糖分を含む食べ物を食べてもいい」[9]

1986年には、アメリカ食品医薬品局（FDA）が包括的なレビューを行った。[10]FDAの糖類研究班は1000件以上の研究結果にあたったうえで、こう宣言した。「糖分の摂り過ぎが危険なことを示す決定的な証拠はない」1988年、FDAが「糖分は概して安全だと考えられる」と改めて肯定した。

1989年には、米国科学アカデミーの『食事と健康：慢性疾患を予防するために』でも同様の見解が発表され、「（適切な食事による）糖分の摂取は、虫歯を除く慢性疾患のリスク要因とは認められない」とされた。[11]

たしかに、砂糖は虫歯のもとではある。だが、糖分の摂り過ぎが血糖値を上げることについては、何の懸念も示されていない。２０１４年のアメリカ糖尿病学会のウェブページでも、「食事療法では、炭水化物食品に代えて少量の糖分を摂ってもいいと、専門家も同意している」と書かれていた。[12]

では、なぜ砂糖を摂るとそんなに太るのだろうか？　砂糖は栄養がほとんどなく「カロリーもない」と言う人もいる。砂糖を加えると食べ物がより〝美味しく〟〝価値がある〟ものになるので、「つい食べ過ぎてしまって糖尿病になる」ともいわれる。

だが、砂糖を摂ると太ってしまうのは、単純に**砂糖が高度に精製された炭水化物**だからだ。砂糖を摂るとインスリンの産生が促され、それが体重の増加を引き起こす。ここでもう一度思い出してほしいのは、米やジャガイモといった精製された炭水化物のほとんどは、体重の増加を招くということだ。

では、砂糖が特に有害なのはどうしてだろう？　１９９０年代に行われた国際共同研究では、アジアと欧米の食生活が比較された。[13]当時の中国人は、精製された炭水化物の摂取量が多いにもかかわらず、糖尿病の罹患率は低かった。このような結果になったのは、中国人の砂糖の消費量がはるかに低かったことが一因である。

砂糖の主成分・スクロースは、ほかの炭水化物と決定的に違う点がひとつある。何が問題かって？　それは、スクロースに含まれる**「フルクトース（果糖）」**だ。

「白いパン」はピーナッツの10倍以上血糖値を上げる

これまでよく登場している「グルコース（ブドウ糖）」は、6つの分子がリング状につながって出来た糖で、体内のほとんどすべての細胞で使われるものである。

グルコースは血中に含まれる主要な糖で、体内を循環する、脳にとって大切なエネルギー源だ。筋肉細胞は、素早くエネルギーを得るために、血中から盛んにグルコースを摂りこむ。赤血球などの細胞がエネルギー源として利用できるのもグルコースだけだ。また、グルコースは肝臓内にグリコーゲンとして蓄積されるなど、様々な形で体内に蓄えることができる。グルコースの貯蔵量が減ると、肝臓は「糖新生」というプロセスを経て、新たにグルコースをつくりだすことができる（文字どおり〝糖を新たに生む〟のだ）。

それに引き替え、「フルクトース（果糖）」は、5つの分子がリング状につながって出来た糖で、果物に含まれる糖である。肝臓内でのみ代謝可能で、血液を介して循環することはない。脳、筋肉、そのほかほとんどの組織はフルクトースを直接のエネルギー源として利用することができない。それに、フルクトースを摂取しても血糖値には目に見えるほどの変化はない（ちなみに、グルコースもフルクトースも「単糖類」と呼ばれる種類の糖である）。

図14-01 ▮「フルクトース」の割合が多いと危険

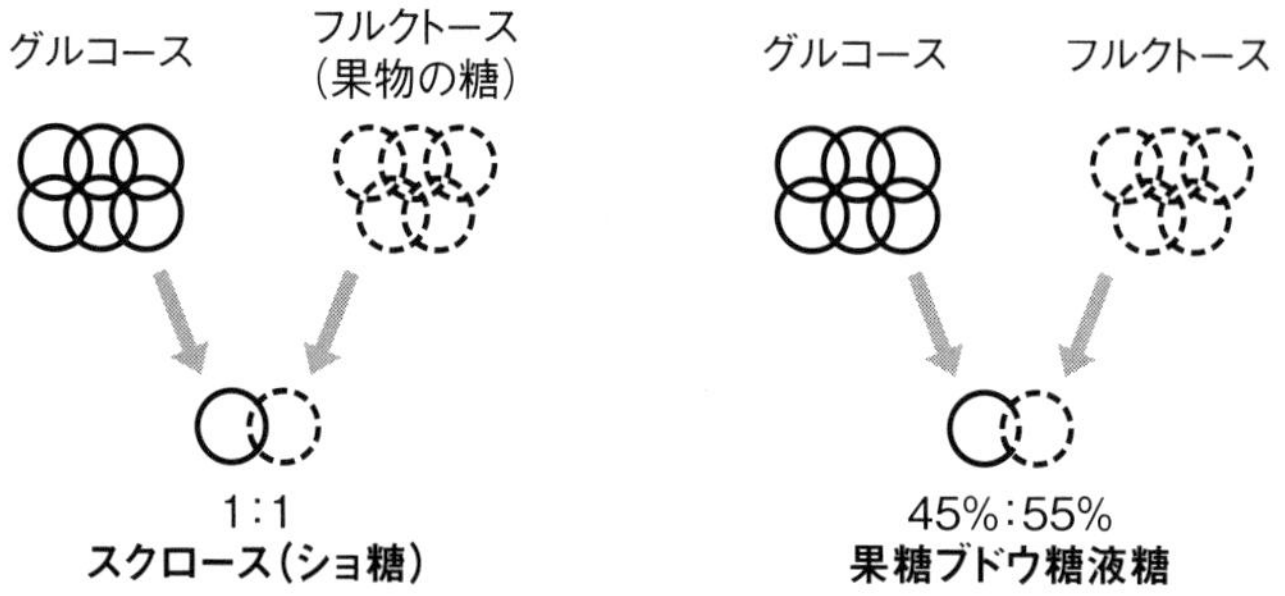

フルクトースは肥満や糖尿病の原因になりやすいので
その割合が多いほど体は太りやすくなる

調味料として使われる砂糖は「スクロース（ショ糖）」と呼ばれ、グルコースとフルクトースが1分子ずつ結合したものだ。スクロースの半分はグルコースで、残り半分がフルクトースということだ。

一方、広く使われる人工甘味料**「果糖ブドウ糖液糖」**（高フルクトース・コーンシロップ）の55％はフルクトースで、45％がグルコースだ。

少し専門的になるが、炭水化物はご存知のように糖質で出来ていて、炭水化物に含まれる糖質が1つ（単糖類）あるいは2つ（二糖類）の場合は、単純糖質と呼ばれる。何百、何千という糖質が長い鎖のようにつながっている（多糖類）場合は複合糖質と呼ばれる。

だが、こうした「単純・複合」という分類は、単に分子のつながりの長さが違うだけであって、生理学上ほとんど意味のない情報であることがわかっている。かつては、「複合糖質は消化に時間がかかるため血糖値を上げにくい」とされていたが、これは正しくない。**たとえば、白いパンは複合糖質で出来ているが、食べるとすぐに血糖値が上がり、加糖飲料を飲んだときと同じくらい値が高くなる。**

1980年代にトロント大学のディヴィッド・ジェンキンス教授が、血糖への影響という視点から食品群の再分類を行ったが、これは異なる炭水化物を比較するのに役立つものだった。この先駆的な作業から「**グリセミック指数**（食後血糖値の上昇度を示す指数、**GI値**）」というものが生まれた。グルコースを100とし、これを基準としてそのほかの食品の血糖値への影響度を数値で表すのだ。パンのグリセミック指数は全粒粉のものでも精白されたものでも73、それに対してコカ・コーラは63。ピーナッツはとても低くて7だ。

暗黙の前提となっているものは、「炭水化物のマイナス要因のほとんどは、血糖への影響によるもの」ということだが、これは必ずしも真実だとはいえない。たとえば、フルクトースのGI値は極めて低い（だが、後述するように危険）。また、**GI値は血糖値を測定するものだが、血中のインスリン量については勘案していない**ことに、注目すべきだ。

「果物由来の糖」でパンが不自然に柔らかくなる

フルクトースは体内に摂りこまれたあとどうなるのだろう？　目に見えるほど血糖値を上げることはないが、それでも、**グルコース（ブドウ糖）よりもはるかに肥満や糖尿病の原因になりやすい**。栄養学の観点からいえば、フルクトースもグルコースも必須栄養素を含んでいるわけではない。甘味料としては、どちらも似たようなものだ。だが、**フルクトースは特に、健康によくない**。

フルクトースはGI値が低いため、かつては体に優しい甘味料と考えられていた。フルクトースはもともと果物に含まれていて、自然食品に含まれる糖類のなかでは最も甘い。それの何が問題なのだろうか？

問題は「量」だ。天然の果物を食べることによるフルクトースの摂取量はほんのわずかなもので、一日15グラムから20グラムほどだ。ところが、果糖ブドウ糖液糖が開発されてから、事態が変わり始めた。フルクトースの消費量は2000年までじわじわと増えていき、**総摂取カロリーの9%**を占めるまでになった。**特に若者の摂取量が多く、一日に72・8グラムを摂取**していた。(14)

果糖ブドウ糖液糖（フルクトース55%、グルコース45%）は1960年代に、スクロース（フルクトース：グルコース＝1：1）に代わる液体甘味料として開発された代物だ。

スクロースはサトウキビとテンサイから加工されていて、値段はさほど高くはないが、かといって安くもない。その点、果糖ブドウ糖液糖は、アメリカ中西部で大量に生産される安いトウモロコシを使って加工することができる――なんといっても、そこが果糖ブドウ糖液糖の利点だ。とにかく安い。

かくして、**果糖ブドウ糖液糖は、加工食品の最適なパートナーとなった。**液体なので、加工食品に混ぜ込みやすい。だが、利点はそれだけではない。次のようなものも相まって世界中に浸透している。

- グルコースよりも「甘味」がある
- 「冷凍焼け」を防ぐことができる
- 「焼き目」をうまくつけることができる
- 簡単に「混ぜる」ことができる
- パンが「柔らかく」なる
- 「GI値」が低い（＝健康によさそうに思える）

「血糖値を上げない天然果糖」が寿命を縮める

すぐに、果糖ブドウ糖液糖はほとんどの加工食品に使われるようになった。**ピザソース、**

スープ、パン、クッキー、ケーキ、ケチャップ――思いつくままに挙げていけば、たいていのものには入っているだろう。果糖ブドウ糖液糖は安く手に入るし、食品会社は、世界中のどんな企業よりもコストのことを気にかけるものだ。**加工食品会社はこぞって、果糖ブドウ糖液糖を何にでも使うようになった。**

前述したように、フルクトースのGI値はとても低い。グルコースよりもはるかに低い。さらに、フルクトースは、グルコースに比べてインスリン値の上昇が緩やかなため、「甘味料としてはフルクトースのほうが体に優しい」と、多くの人が思った。また、フルクトースは果物に含まれる主要な糖分であることも、後押しとなった。「血糖値を上げない天然の果糖？　それは健康によさそうだ」という具合だ。

これは羊の皮を被《かぶ》った狼《おおかみ》なのだろうか？　そのとおり。グルコースとフルクトースの違いは、文字どおり、**「あなたの命」にかかわる。**

2004年、ルイジアナ州立大学の〈ペニントン・バイオメディカル・リサーチ・センター〉のジョージ・ブレイ教授が、「果糖ブドウ糖液糖の使用量の増加を反映するように、肥満が増加している」と示したことで、潮目が変わり始めた（図14-2参照）[15]。

果糖ブドウ糖液糖は深刻な健康問題を引き起こすものである、というふうに国民の意識が変わったのだ。「果糖ブドウ糖液糖の使用量は、スクロースの使用量の減少にともなっ

図14-02 「果糖」が増えると人類は太りだした

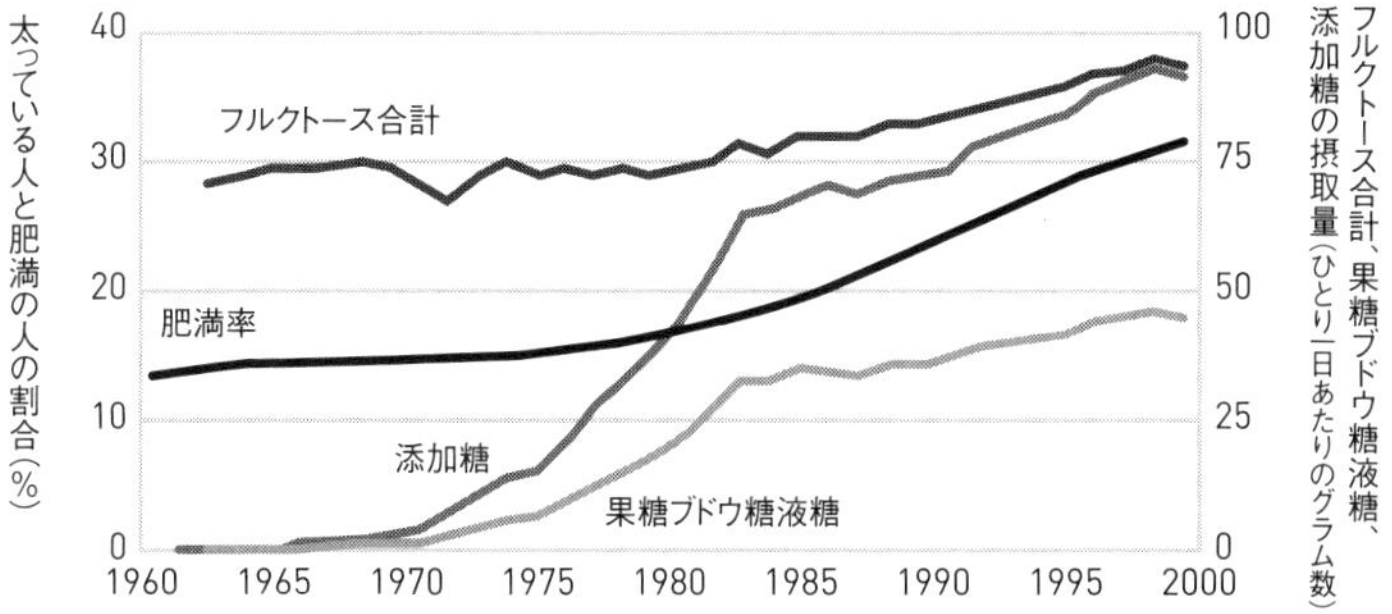

果糖ブドウ糖液糖、添加糖の消費量の増加にともなって肥満率が増加している

て増えている」と的を射た指摘をする人もいた。

実際は、**スクロースで摂ろうと果糖ブドウ糖液糖で摂ろうと、フルクトースの消費量が増えるにつれ、肥満も増えている。**

だが、フルクトースの何がそんなにいけないのだろう?

1週間で「肝臓」が太りだす

食事に含まれるフルクトースの危険性への注目が高まり、研究者たちは調査に乗り出した。「グルコース(ブドウ糖)」と「フルクトース(果糖)」には、大きく異なる点があり、体内のほとんどの細胞はエネルギーとしてグルコースを利用することができるが、前述のように**フルクトースを利用**

することができる細胞はない。細胞内にグルコースを最大限摂りこむためにはインスリンの力が必要だが、フルクトースはインスリンを必要としない。体内に入ったフルクトースを代謝できるのは**肝臓だけ**だ。

グルコースはエネルギー源として体のあちこちに分散されるのに比べ、フルクトースは肝臓だけを標的にしたミサイルのようなものなのだ。

肝臓以外の臓器ではフルクトースを代謝できないため、フルクトースを過剰に摂取すると肝臓に大きな負担がかかる。ある一点に焦点を絞れば、それほどの力はなくともダメージは大きい。

過剰なグルコースが体内に摂りこまれると、体は余分なグルコースをグリコーゲンとして貯蔵したり、脂肪に変換したりして、定められた代謝経路を使って代謝する。

だが、フルクトースの場合は、そういったシステムがない。フルクトースを食べれば食べるほど、最終的には過剰なフルクトースは肝臓の脂肪になる。フルクトースの過剰摂取は**脂肪肝**を引き起こすのだ。そして、**脂肪肝は確実に、肝臓にインスリン抵抗性を発現させる**。すると……太ることは免れない。

2か月足らずで「糖尿病予備軍」に

フルクトースがインスリン抵抗性を直接引き起こすものであるというのは、ずいぶん前に発見されたことだ。1980年には、実験によってフルクトースが人間にインスリン抵抗性を発現させることがわかっていた[16]。実験では、健康な被験者が一日に1000キロカロリーのグルコースかフルクトースを与えられた。グルコースを与えられたグループの被験者は、インスリン感受性に変化はなかった。だが、フルクトースを与えられたグループの被験者は、**インスリン感受性が25%も減少したのだ――たった7日間で!**

2009年の実験では、ボランティアとして募った健康な被験者も、**8週間後には前糖尿病の症状を示すようになった。**この実験では、健康な被験者に、一日の摂取カロリーの25%を、グルコースかフルクトースで甘味が加えられた粉末ジュースで摂ってもらった。この割合は高く感じるかもしれないが、**実際に多くの人が普段の食生活で、このくらいの割合の糖分を摂っている**[17]。

GI値が低いフルクトースは、血糖値をほとんど上げなかった。だが、8週間で前糖尿病の症状が出たのは、グルコースで甘味を加えたグループではなく、フルクトースで甘味を加えたグループのほうだった。**インスリン値とインスリン抵抗性の値は、フルクトース・グループのほうが、はるかに高かった**のだ。

フルクトースを7日間摂っただけで、インスリン抵抗性が発現することになる。8週間後には、前糖尿病の症状が出る。

何十年もフルクトースを多量に摂取していたらどうなるだろう？　フルクトースの摂取は、インスリン抵抗性の直接的で強力な原因となるのだ。

ブドウ糖より果糖が多いと「倍速」で太る

通常、**インスリンは何かを食べたときに分泌される。**体内に入ってきたグルコースがエネルギーとして利用されるように働きかけ、その一部を後で使うために蓄えさせる。

短期間、グルコースはグリコーゲンとして肝臓に蓄えられるが、肝臓がグリコーゲンを蓄える容量にはかぎりがある。容量がいっぱいになると、余ったグルコースは脂肪として蓄積される。つまり、肝臓がグルコースを脂肪に変換し始めるわけだ。

食事が終わってインスリン値が下がると、これとは逆のプロセスが始まる。食べ物によってエネルギーが補給されなくなると、蓄えられていた食物エネルギーを活用しなければならない。グリコーゲンや肝臓に蓄えられていた脂肪が再びグルコースに変換され、エネルギーとして全身に送り出される。肝臓は、いわば風船のようなものだ。エネルギーが入ってくると膨らむ。エネルギーが必要とされるとしぼむ。一日のなかで食べる時間と食べない時間のバランスを保てば、脂肪の正味量は増えることも減ることもない。

では、肝臓がすでに脂肪でいっぱいのときはどうなるのだろう？

すでに脂肪や糖分で肝臓はいっぱいなのに、インスリンがもっと多くの脂肪や糖分を肝臓に蓄えようとする。パンパンに膨らんだ風船をさらに膨らませるのは難しいように、インスリンが脂肪肝にさらに脂肪を蓄えさせるのは、とても難しい。すると、**脂肪肝に脂肪や糖分を蓄えさせようと、さらに多量のインスリンが分泌される。**その結果、体はインスリンの働きかけに対して抵抗性をもち、通常レベルのインスリンでは糖分を肝臓に蓄えさせられなくなる。こうして、肝臓にインスリン抵抗性が発現する。

フルクトースの過剰摂取により脂肪肝となった肝臓は、膨らみ過ぎた風船のように、糖分を放出して循環させようとする。肝臓に糖分をとどめて血糖値が上がらないようにするには、常に高いインスリン値を保つ必要がある。インスリン値が下がると、蓄えられていた脂肪や糖分が出てきてしまうからだ。それを調整しようとして、体はインスリン値を高いままにする。

つまり、インスリン抵抗性が発現すると、インスリン値は常に高いままとなるのだ。**高いインスリン値は、肝臓への糖や脂肪の蓄積を促すが、すでに脂肪肝となっているところへ、さらに脂肪を詰め込もうとすると、それがまたインスリン抵抗性を高める要因となる**——常にインスリン値が高いとインスリン抵抗性が発現し、インスリン抵抗性に対抗しようとさらに多量のインスリンが分泌され、抵抗性もさらに高まる、というお馴染みの悪循環だ。

スクロース（ショ糖）は、グルコース（ブドウ糖）とフルクトース（果糖）が半々に結合してできた糖であるため、肥満の原因が2つあるといえる。

グルコースはインスリンの分泌を直接的に促す、精製された炭水化物だ。フルクトースの過剰摂取は脂肪肝の原因となり、それがインスリン抵抗性を引き起こす直接的な原因となる。これが長い間続くと、インスリン抵抗性がインスリン値をより上げる要因となり、それがまたインスリン抵抗性を高めることになる。

つまり、スクロースは、短期的なインスリンの分泌も、長期的なインスリンの分泌も促す。だから、**スクロースはグルコースの倍、体に悪い**のだ。グルコースの影響はGI値によく表れている。だが、フルクトースは血糖値を上げないため、その影響は完全に覆い隠されてしまう。そのせいで、科学者たちはスクロースが肥満に与える影響を過小評価することになった。

だが、砂糖が体重を増やすということが、ついに認知されるようになってきた。糖分や甘いものを減らすというのが、これまで行われてきたどんなダイエット法でも、まず一番先にやらなければならないこととされた。砂糖はカロリーがないわけではないし、精製された炭水化物だ。だが、それ以上に危険な面がある。

砂糖は「インスリンの分泌」と「インスリン抵抗性」を同時に引き起こすのだ。

「何年も前に摂った砂糖」が脂肪に変わる

砂糖が特に太りやすいのは、**フルクトースがインスリン抵抗性を誘発するからだが、それは何年も何十年もかけて現れる**。だから、ほんの短期間の実験では、砂糖の悪影響は完全に見過ごされるということが、最近行われたシステマティック・レビューで証明されている。

実験期間が1週間未満という多数の実験を分析してみると、「フルクトースの影響としては、カロリー以外に特筆すべきものはない」と結論づけられている[18]。これでは、喫煙に関する研究をほんの数週間しただけで、喫煙は肺がんを引き起こさないと結論づけるのと同じだ。砂糖の肥満に対する絶大な影響は、何十年とかけて現れるものなのだ。ほんの数日で現れるものではない。

このことは、米を食べるアジア人に見られるパラドックスの説明にもなる。前述のとおり、1990年代に行われた国際共同研究で、中国人は白米を多量に食べるのに、肥満はほとんどないことがわかった。ポイントは、彼らのスクロース（ショ糖）の消費量が極めて低いため、インスリン抵抗性が発現するリスクが極めて低かったということだ。

スクロースの消費量が増え始めると、中国人のインスリン抵抗性も高まり始めた。もともと炭水化物（白米）を多量に食べる文化であることも相まって、いまでは中国でも糖尿病が危機的に広がっている。

砂糖を減らすとアメリカが「州レベル」で変わった

体重を落としたいなら、**食事から砂糖を加えられたものを極力取り除く**ことだ。少なくとも、この点については誰もが同意するだろう。くれぐれも、**人工甘味料に置き換えてはならない**――次章で見るように、人工甘味料もよくないのだから。

先が見通せないほどの現在の肥満の広がりようだが、実は、肥満はこれから徐々に減っていくのではないかと、私は楽観視している。そのエビデンスも少しずつ積み重なってきている。アメリカにおける肥満の激しい増加率は、ここのところ落ち着いてきているし、州によっては、初めて、減少しているところもある。[19]

疾病予防管理センターによると、新たに2型糖尿病に罹患する人の割合も、減り始めているそうだ。[20]この成果には、「砂糖の摂取量」を抑えたことが大きく寄与している（ということは、あなたがすべきこともわかるだろう）。

15章

「ダイエット飲料」は肥大ドリンク

「炭酸」ではやせません

1879年6月の暖かい夜のこと、ロシアの化学者コンスタンティン・ファールバーグは夕飯の席で、驚くほど甘いロールパンにかぶりついていた。何が驚きかといえば、**そのパンにはいっさい砂糖が使われていなかった**ことだ。その日、彼は朝から実験室でコールタール誘導体の実験をしていたのだが、実験用のとても甘い化合物を手にこぼしてしまい、どうやらそれがロールパンについていたらしかった。彼は急いで実験室に戻り、そこにあるものすべてを味見して回った。

そうして彼は、世界で最も甘い人工甘味料「サッカリン」を発見したのだった。

「無糖」にも糖が含まれる

サッカリンは、もともとは糖尿病患者が飲み物に加える甘味料として合成されたのだが、徐々に人気が広まり、[1] その後甘くてカロリーの低いほかの甘味料も合成されるようになっていった。

1965年には「アスパルテーム」が発見された。アスパルテームはスクロース（ショ糖）より約200倍甘いが、動物実験でがんを誘発する危険性があることがわかっており、最も悪名高い人工甘味料である。にもかかわらず、1981年に使用認可を受けている。アスパルテームの人気は、その後「アセスルファムカリウム」に取って代わられ、さらに現在最もよく使われている人工甘味料「スクラロース」に取って代わられた。

私たちがこうした化学物質を口にするのは、ダイエット・ソーダからであることが圧倒的に多いが、ヨーグルト、スナックバー、朝食用シリアル、そのほか**〝無糖〟とうたわれている多くの加工食品にも、含まれている（！）**。

ダイエット飲料はほとんどカロリーがないし、砂糖も含まれていない。だから、いつものソフトドリンクをダイエット・ソーダに替えるのは、砂糖の摂取量を減らして減量するには、いい方法のように思える。

砂糖の過剰摂取による健康への懸念の高まりを受けて、食品会社は人工甘味料を使った6000種類もの新しい製品を売り出した。その結果、人工甘味料の摂取はアメリカで著しく増え（図15-1参照）[2]、20〜25％のアメリカの成人は、こうした化学物質を定期的に、ほとんどは飲み物から摂るようになった。

図15-01 ▌現代人は「栄養のない甘み」を摂取し過ぎている

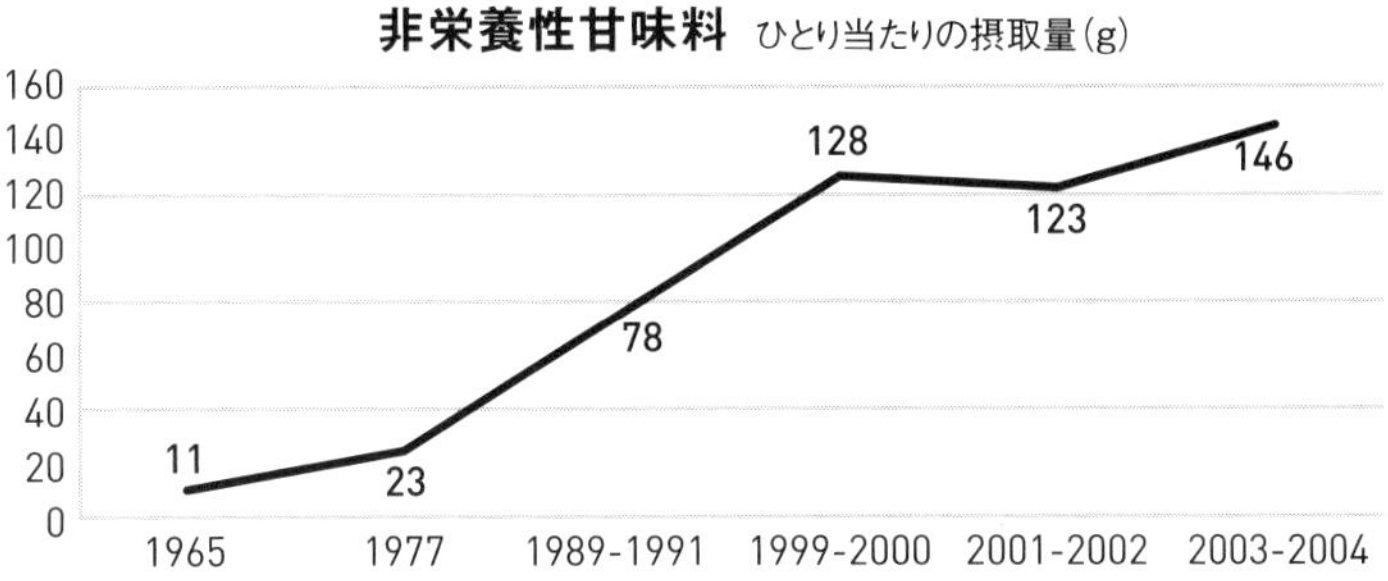

**ひとり当たりの人工甘味料の摂取量は、
1965年から2004年までに12倍も増えている**

日本人が大消費する「ステビア」もよくない

１９６０年当初の摂取量はわずかなものだったが、２０００年にはダイエット・ソーダの消費量は４００％以上も増えた。ダイエットコーラは、普通のコーラに次いで、長らく２番目に人気の高いソフトドリンクだった。２０１０年のコカ・コーラ社のアメリカにおける売り上げの42％は、ダイエット飲料によるものだった。当初は人気のあった人工甘味料だが、ここのところ需要は横ばいだ。

調査では、回答者の64％が人工甘味料の健康への影響を懸念していると答え、44％は人工甘味料を減らすように努力しているか、摂らないようにしていると答えている。[3]

そこで、より〝自然〟でカロリーの低い

甘味料を求める声が増え、「アガベ・シロップ」が一時期人気を博した。アガベ・シロップは、アメリカ南東部、南米の一部に生育しているアガベという植物から加工される甘味料だ。アガベはGI値が低いので、砂糖に代わる健康的な甘味料とされた。アメリカのテレビ番組で人気の心臓専門医、メフメト・オズ博士が「アガベ・シロップは健康にいい」と一時期宣伝していたが、アガベ・シロップの成分のほとんど（80％）[4]がフルクトースだと知ると、態度を一変させた。**アガベ・シロップのGI値が低いのは、フルクトースの成分が多いから**にすぎなかったのだ。

次いで市場に出回ったのは「ステビア」だ。ステビアは南米に自生するステビアの葉から抽出される甘味料だ。普通の砂糖の300倍も甘いが、血糖にはほとんど影響を及ぼさない。日本では1970年から広く使われてきたが、最近になって北米でも使われるようになってきた。

ただし**アガベ・シロップも、ステビアも、高度に加工された甘味料**だ。その点では、テンサイから抽出される天然成分である砂糖そのものよりも、**特段よいということはない**。

常飲者は「1・47倍」メタボになりやすい

2012年、アメリカ糖尿病学会とアメリカ心臓協会が、体重を減らして健康を増進させるために、低カロリーの甘味料の使用を推奨する共同声明を出した。[5]アメリカ糖尿病学会は、ウェブサイトでこう述べている。「何か甘いものが欲しくなったときには、人工甘味料を使った食べ物や飲み物を摂るのもひとつの手だ[6]」だが、その科学的根拠は驚くほど乏しい。

低カロリーの人工甘味料は、〝目の前にある明らかな問題〟を解決するのに役立つと考えられているのだろう。ひとり当たりのダイエット食品の消費量は、ここ数十年で急激に増えている。だが、本当にダイエット飲料が肥満や糖尿病を減らしてくれるのなら、このふたつがいまだに「まん延」しているのはなぜなのだろう？　論理的に考えるなら、**ダイエット飲料はそれほど効果がない**から、と結論づけざるをえない。

これを裏付ける、しっかりとした疫学的研究がある。人工甘味料が減量に有効であることを証明しようと、アメリカがん協会が7万8694人の女性を対象に調査を行った[7]。だが、まるで反対の結果が出たのだ。**当初の体重と比べたところ、1年後、人工甘味料を摂っていた女性は体重が増える傾向がとても高い**ことがわかった。ただし、体重の増え方そのものは、比較的緩やかだった（0・9キロ未満）。

また、テキサス大学サンアントニオ健康科学センターのシャロン・ファウラー博士は、5158人の成人を対象に、サンアントニオ心臓調査研究を2008年から8年にわたって実施した[8]。この研究から彼女は、**ダイエット飲料は肥満を減少させることはなく、肥満**

になるリスクを47%も高めることを発見した。彼女はこう記している。「今回の結果から、**人工甘味料の使用は、肥満の広がりを抑えるものではなく助長させるものではないのか、**との疑問が持ち上がる」

「脳」「心臓」そして「血管」にも悪い

ダイエット飲料についての悪いニュースは次々と現れた。2012年、10年間にわたって行われたノーザン・マンハッタン・スタディ[9]で、マイアミ大学のハナ・ガーデナー教授が、**「ダイエット飲料を飲むと心血管イベント（脳卒中や心臓発作）のリスクが43%高まる」**ということを発見した。

2008年に行われた、地域における動脈硬化リスク研究（ARIC）[10]では、ダイエット飲料を飲んでいる人は**メタボリック症候群になる確率が34%高まる**ことがわかったが、2007年に行われたフラミンガム研究[11]でも**50%高まる**という結果が出ており、一貫性がある。

2014年には、アイオワ大学病院のアンカー・ヴィアス医師が、5万9614人の女性を対象に8年余りにわたって行った研究の結果を発表した[12]。それによると、**一日に2杯以上のダイエット飲料を飲む人は、心血管イベントのリスクが30%高まる**とのことだった。人心臓発作、脳卒中、糖尿病、メタボリック症候群のどれにも効かないということだ。

工甘味料は体によくない。体に悪い。とても悪い。

ダイエット飲料は糖分を控えたものであるのに、肥満、メタボリック症候群、脳卒中、心臓発作のリスクは減らない。なぜだろう？　繰り返しになるが、肥満やメタボリック症候群を最終的に引き起こすのはカロリーではなく、「インスリン」だからだ。

ここで考えなければならない肝心なことは「人工甘味料はインスリン値を上げるのだろうか？」ということだ。スクラロース（282ページ）はカロリーもなく糖分も含まれていないが、それでもインスリン値を20％も上げる[13]。

このインスリン値への影響は、たとえば〝天然の甘味料〟といわれるステビアにも見られる。**アスパルテームやステビアは、血糖値はほとんど上げないものの、砂糖よりもインスリン値を上げる**[14]。つまり、人工甘味料は摂取するカロリーも糖分も減らすことはできるが、インスリンを減らすことはできないということだ。体重の増加や糖尿病を招くのはインスリンである、ということを踏まえると……。

〝甘くてカロリーゼロ〟だと「脳の食欲」が上がる

欲求を高めるという点でも、人工甘味料は有害だ。**脳は、カロリーのない甘味料を感じ取ると、これでは十分な報酬とはならないと考え、食欲を増進させたり欲望を高めたりして、代償作用を働かせる**[15]。機能的磁気共鳴画像法（ｆＭＲＩ）では、脳の報酬系を十分に活性化させるのはグルコースで、人工甘味料のスクラロースではないことがわかっている。[16]報酬系が十分に活性化されないと、報酬系の活性度を上げようと甘い食べ物への欲望が刺激される。つまり、甘いものを食べる習慣が出来上がってしまい、つい食べ過ぎてしまうのだ。

実際、比較対照試験では、**「人工甘味料を使っても結果的にカロリーの削減にはつながらない」**ことがわかっている。[17]

このことは、近年行われたふたつのランダム化比較試験で、最もよく立証されている。

ハーバード大学のディヴィッド・ラドウィッグ教授が、太っている若者を無作為にふたつのグループに分けた。[18]実験群の若者には水とダイエット飲料が与えられ、比較群の若者にはいつも飲んでいるものを飲んでもらった。2年後、ダイエット・ソーダを飲んでいた実験群の若者は、比較群の若者よりも砂糖の摂取がはるかに少なかった。それはいい。だが、いま私たちが知りたいのはそこではない。ダイエット・ソーダは、被験者の若者の肥満を改善しただろうか？　一言でいうと、**しなかった**。ふたつのグループの被験者の体重に、有意な違いは見られなかった。

ある短期的な試験では、無作為に選ばれた163人の肥満の女性にアスパルテームを摂取してもらったが、19週間経っても体重は減らなかった。[19]

一方、641人の普通の体重の子どもに人工甘味料を摂ってもらう実験[20]で、統計上、体重の減少が見られたのは意味深長だ。だが、減少幅は思ったほど多くはなかった。18か月後、人工甘味料を摂取していたグループと比較群の子どもの体重差は、わずか450グラムだった。

いま挙げたように、結果の異なる研究報告があるせいで、栄養学の世界はいつも混乱している。ある研究では有益とされているのに、ほかの研究ではまるで反対のことがいわれたりする。たいてい、その違いは「研究資金を出しているのが誰か」ということによる。

研究者が加糖飲料と体重の増加に関する17種類の研究報告を調べたところ[21]、**食品会社がスポンサーとなっている研究の実に83・3%が、「加糖飲料と体重の増加には関係がある」という結論は示していなかった。**だが、逆に、**利害関係のないところから資金を受けて行われた研究の83・3%では、「加糖飲料と体重の増加には強い関係性がある」とされている。**

「接着剤」を胃袋に入れているようなもの

食事に含まれる糖分を減らすことは、間違いなくいいことだ。だが、それは、糖分をまったく人工的な、安全とうたわれる合成された化学物質に置き換えればいい、という話ではない。少しの農薬や除草剤なら、体内に入っても安全だといわれている。だが、わざわざ、そんなものを摂る必要はない。

人工甘味料はインスリン値を上げるため、**「人工甘味料を使うことには、まったくメリットがない」**と心得てほしい。そもそも、食べ物ではない化学物質（たとえば、アスパルテーム、スクラロースなど）を口にするのは、よくない。これらの甘味料は化学物質用の大きな桶《おけ》で合成されて食品に加えられる。うまい具合に甘くて、人間の命を脅かすほどのものではない。だがそれは、**接着剤を少しぐらい口にしても死なない、というのと同じ**だ。だからといって、食べてもいいということではない。

まとめると**「こうした化学物質は減量に効果がないばかりか、かえって体重が増える原因となる」**ということだ。欲望を刺激し、甘いものを食べ過ぎることになる。いくらカロリーがなくても甘いものを食べ続けると、もっと甘いものが欲しくなってしまう。

ランダム化比較試験の結果は、個人的な経験から私たちが感じていることや一般的な常識を裏付けるものだ。たしかに、ダイエット・ソーダを飲んでいれば糖分の摂取は控えることができる。だが、体重を減らすことはできない。ダイエット・ソーダを飲んでいる人を思い出してみてほしい。ダイエット・ソーダを飲んでやせた人がいるだろうか？

そんな人は、はたしているだろうか？

16章

「食物繊維」は絶対に摂ってほしい

脂肪吸収をセーブし細胞レベルで太らない

私たちの身近にある「炭水化物（糖質＋食物繊維）」については、様々な説が飛び交っている。

はたして、体によいものなのか悪いものなのか、どちらだろう？

１９５０年代半ばから１９９０年代にかけて、炭水化物はよいものとされ、ヒーローだった。脂肪分が少ないので、〝増え続ける〟心臓疾患から私たちを救ってくれる救済者になるはずだった。だが、１９９０年代の後半になると、アトキンス・ダイエットの猛攻により、「ダイエットの敵」という役割を押し付けられることになった。アトキンス・ダイエットに励む人たちは、すべての炭水化物を避けるようになった――野菜や果物まで。ではいったい、炭水化物は体によいのか悪いのか、どちらだろう？

「インスリンとインスリン抵抗性が肥満を助長する」というのが、大原則だ。白い砂糖や白い小麦粉などの精製された炭水化物は、インスリン値を最も上げる食べ物であるから太るもとといえるが、必ずしも**すべての炭水化物が悪いということではない。**〝よい〟炭水化物（加工されていない果物や野菜）は、〝悪い〟炭水化物（砂糖や小麦粉）とはまったく異なる。

ブロッコリーならいくら食べても太らないだろう。だが、砂糖をいくらか摂っただけで、体重の増加につながる。しかし、どちらも炭水化物を含んでいる。

このふたつをどのように見分ければいいだろうか？

「すいかを1キロ食べて！」——GI値の限界

1981年、前述のディヴィッド・ジェンキンス教授が、GI値を利用して、この難問に取り組み始めた。この指数によって食べ物は、「血糖値を上昇させる度合」でランク付けされる。食事に含まれるたんぱく質や脂質は血糖値を著しく上昇させることはないのでGI値は示されておらず、**炭水化物を含む食品のみに、GI値が示されている**。これらの食品では、GI値とインスリンの産生を促す効果とが、密接に関係していると考えられている。

GI値は、「炭水化物を50グラム摂取したときの値」で示される。たとえば、にんじん、すいか、りんご、パン、パンケーキ、チョコレートバー、オートミールなどを、炭水化物を50グラム含む分量だけ取り出し、それが血糖に与える影響を計測する。それを、基準となるグルコース（ブドウ糖）——100とする——と比べた数字がGI値だ。

図16-01 日常的な食べ物の「グリセミック負荷」

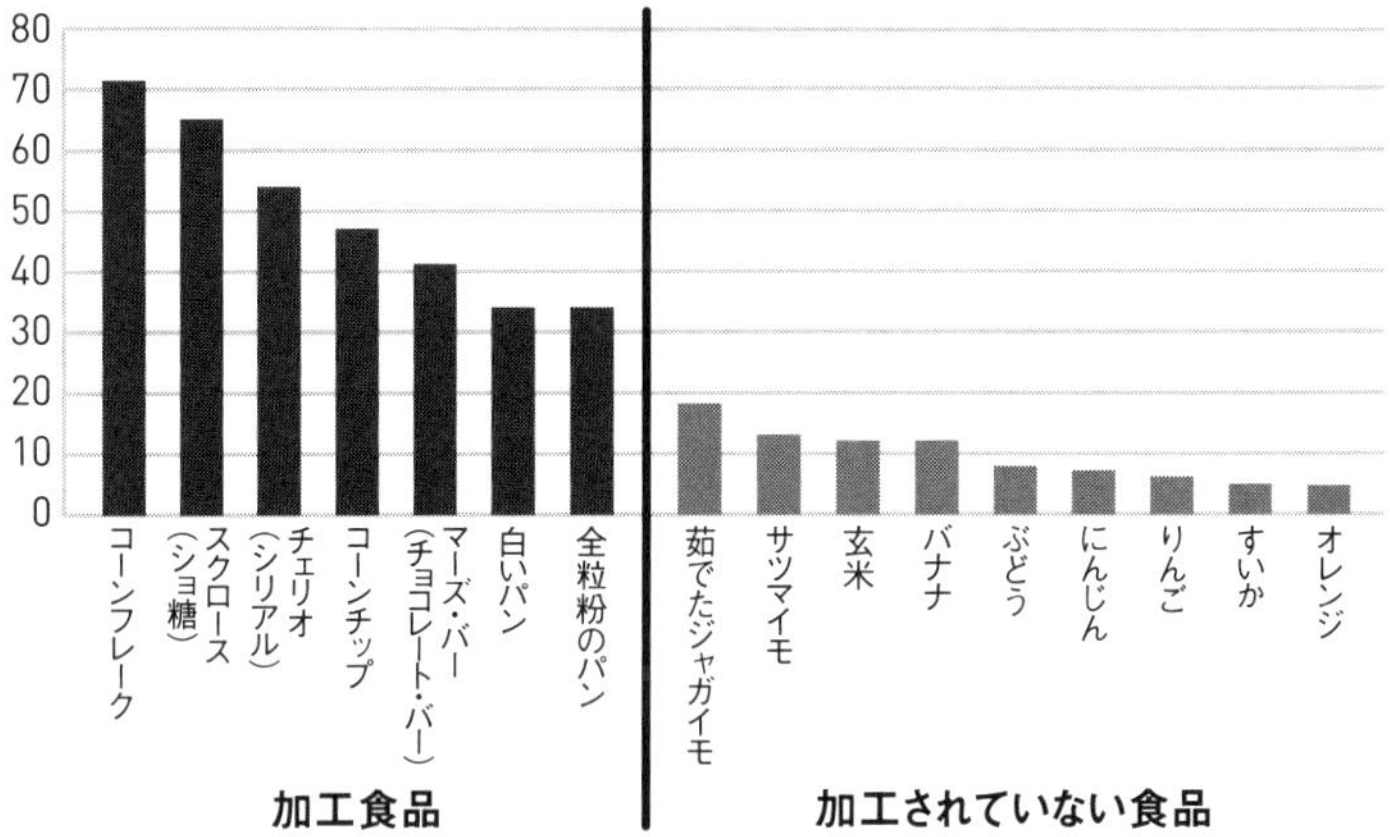

だが、**通常のひとり分の量には、炭水化物が50グラムも含まれていないこともある。**たとえば、すいかはGI値が高く72だが、炭水化物は重量のわずか5％しか含まれていない。すいかのほとんどは水だ。**すいかで50グラムの炭水化物を摂ろうと思ったら、1キログラムも食べなくてはならない**——とても1回で食べられる量ではないだろう。

一方で、トルティーヤのGI値は52だ。トルティーヤは重量の48％が炭水化物なので、炭水化物を50グラム摂ろうと思ったら、トルティーヤをたった104グラム食べるだけでいい（普通の食事として人が食べる量だ）。

この歪《ゆが》みを正すために、食べる量に応じて調整しようと考案されたのが**「グリセミック負荷」**だ。すいかのグリセミック負荷は5と、とても低く、トルティーヤのグリセミック負荷はやはり高くて25だ。だが、GI値を使おうと、グリセミック負荷を使おうと、精製された炭水化物と、精製されていない炭水化物との違いは明白だ。

欧米の精製された食べ物は、GI値もグリセミック負荷もとても高い。伝統的に食べられてきた、精製されていないそのままの食べ物は、炭水化物の量はほぼ同じでも、グリセミック負荷が低い――これは、重要で顕著な特徴だ（図16-1参照）[1]。炭水化物そのものは、本来太るもとではない。**加工することによって「有毒」になる**のだ。

なぜ「精製」が悪いことなのか？

炭水化物が精製されると純度が高くなり濃縮されるため、GI値が高くなる。脂質、食物繊維、たんぱく質が除去されると、炭水化物（糖質）は素早く消化され吸収されるようになる。

小麦を例にとると、昔は石臼で挽《ひ》かれていたが、いまはほとんど機械で製粉されている。機械によって非常に細かく製粉された小麦は、私たちの知っている小麦粉となる。コカインを使用している人なら、微細な粉は粗く挽かれたものよりもずっと速く血中に吸収されることを知っているだろう――それが、もっと高い〝ハイ〟状態につながるのだが、それは**コカインでもグルコースでも同じ**だ。精製された小麦は、血糖値を急上昇させる。すると、インスリン値も急上昇、すなわちハイになる。

また、精製された炭水化物はつい食べ過ぎてしまうということも「精製がよくない」理由のひとつだ。

たとえば、一杯のオレンジジュースをつくるのには、4、5個のオレンジが必要になる。一杯のオレンジジュースを飲むのはとても簡単だが、5個のオレンジを食べるのはそう簡単ではない。そうして炭水化物以外のものをすべて取り除くと、残った炭水化物を摂り過ぎてしまいがちになる。食物繊維も含んだオレンジをまるごと5個食べなくてはならないとすると、「そんなに食べられるだろうか」と私たちは思うはずだ。

穀物や野菜にしても同じことがいえる。

問題はバランスにある。人間の体は、自然食品に含まれる栄養のバランスに適応するようになっている。それが、**食品が精製されて、ある決まった栄養素しか摂らなくなると、そのバランスが完全に崩れてしまう**わけだ。

人類は精製されていない食品を何千年と食べ続けてきており、肥満や糖尿病とは無縁だった。変わってしまったのは、しかも近年変わったのは、私たちが摂る炭水化物は、ほとんどが「精製された穀物」になってしまったということだ。

「小麦粉の安全性」を確認した人はゼロ

栄養のあるものといえば、これまで「小麦」がその代表格だった。

小麦は、米やトウモロコシと並んで、人類史上、初めて栽培された穀物だ。だが、最近では、グルテン過敏症（小麦の成分に異常に免疫が反応する症状）や肥満が問題になり、小麦に味方してくれる人はいなくなった。だが、小麦がよくないとされるのは、どういう点なのだろう？

9章で書いたように、小麦は大昔から栽培されてきた。だが、1950年代になると、マルサス主義者が〝人口の増加〟と〝世界的な飢饉〟が再び起こるのではないかと懸念し始める。それを受けて、後にノーベル平和賞を受賞することになるノーマン・ボーローグが、高収量品種の小麦の開発を始め、「矮小小麦」が生まれた。

いまでは、**世界で生産されているおよそ99％の小麦が、矮小小麦あるいは半矮小小麦**だと考えられている。ボーローグ博士はもともとあった品種を改良したのに対し、彼の後継者たちは、新しい技術を用いて変異体を生み出した。しかし、**新しく開発された品種の安全性については検証されず、「原子力だって活用する時代なのだから、安全に違いない」と決めこまれた。**

現在の矮小小麦は、50年前の小麦とは**別物**だ。ブロードバルクにおける小麦の実験では、

「過去50年で小麦に含まれる栄養成分が変化した」とされている。(2) 穀物の収量は急増したが、**微量栄養素（微量ながらも人間の体に必要とされるミネラルやビタミン類）は急激に減った**。今日の小麦は、一世代前の小麦の栄養成分と同じではない。それは、やはりいいニュースとはいえない。

小麦の性質の変化を如実に表すものとして、「セリアック病」が大幅に増えたことが挙げられる。これは小腸にダメージを与えるたんぱく質の一種「グルテン」に体が反応して起こる病である。欧米の食事において、グルテンを含む食品は圧倒的に小麦であり、ほかの食品と比べると100倍以上ともいわれている。50年前から保管されてきた空軍の男性の血液サンプルを研究員が比べてみたところ、セリアック病は半世紀で4倍も増えていることがわかった。(3)

何百年と経つうちに、加工の方法も著しく変化した。昔は、小麦の粒は、動物や人間が動かす大きな石臼で挽かれていた。しかしいまの製粉所が、この伝統的な石で挽くやり方に取って代わった。ハイテク設備により、ふすま、胚芽《はいが》、油などが効率よく完全に取り除かれ、その結果、純度の高い「白いでんぷん」が残る。すると、ビタミン、たんぱく質、食物繊維、脂質のほとんどは、外殻やふすまと共に取り除かれる。

小麦粉はとても細かい粉末になるので、腸への吸収スピードがとても速い。そうしてグルコースの吸収率が上がると、インスリンの影響が急速に増幅される。**全粒粉や全粒穀物にはふすまや胚芽などが残っているが、それでも腸への吸収スピードが速いという問題は同じである**（「全粒粉」という言葉にだまされてはいけない）。

豆を食べると糖が「おなら」になって出る

でんぷんは、多くの糖がつながって出来ている。白い小麦粉のなかに含まれるでんぷんのほとんど（75％）は枝分かれした構造をもつ「アミロペクチン」で、残りはアミロースと呼ばれる成分だ。

少し専門的になるが、アミロペクチンにはA、B、C、3つの種類がある。マメ科の植物には特にアミロペクチンCが多く含まれており、消化されにくい。消化されない糖質は結腸を通り、腸内細菌がガスを発生させ、豆を食べる人がよくする〝おなら〟となる。つまり、**豆やマメ科の植物には糖質が多く含まれているが、その多くは体に吸収されない**。

アミロペクチンBは、バナナやジャガイモに含まれているが、体への吸収という面では中程度といえる。

最も消化・吸収されやすいのはアミロペクチンAで、これは**小麦**に含まれている。小麦は実質的にほかのどんなでんぷん食品よりも、ずっと効率よくグルコースに変換される。

だが、本章で述べているような懸念が多くあるにもかかわらず、観察研究では一貫して、

「全粒粉を食べるのは肥満や糖尿病の予防になる」といわれている。どうして、そういわれるのだろう？　その答えは、**「食物繊維」**にある。

「食事量」が減り「便」が増量する

食物繊維とは**「食品のなかの消化されない部分」**のことで、通常は炭水化物の一部とされている。

まず、食物繊維は、水に溶けるかどうかを基準として、「水溶性」と「不溶性」に分類される。豆、オート麦のふすま、アボカド、ベリー類には水溶性食物繊維が含まれている。全粒粉、小麦胚芽、アマ、葉物野菜、ナッツ類に含まれるのは、不溶性食物繊維だ。

さらに、食物繊維は、「発酵性」と「非発酵性」に分類することができる。腸内細菌によって発酵された食物繊維は、短鎖脂肪酸（脂肪酸の一種）の〝酢酸〟〝酪酸〟〝プロピオン酸塩〟に変えられ、エネルギー源として使われる。これにはいいホルモン効果があるが、そのひとつは、**肝臓からのグルコース放出を抑えることができる**(4)**（＝インスリンの抑制）**ということだ。一般的に、水溶性食物繊維は、不溶性食物繊維よりも発酵しやすい。

食物繊維には、健康を保つためのメカニズムが複数あるといわれているが、その効果のほとんどは、実はいまだによくわかっていない。

食物繊維を多く含む食べ物はよく噛《か》むことが必要なので、それによって食べる量が減るという効果はあるだろう。ホレース・フレッチャー（1849〜1919年）は、一口食べるごとに100回噛むようにすれば、肥満も治るし顎《あご》の筋肉も鍛えられる、と強く信じていた。彼はそれを実践することで**18キロの減量に成功**し、20世紀初頭には「フレッチャライジング」が人気のダイエット法になった。

食物繊維は食べ物の美味しさを減少させ、結果的に食事量が減るともいわれる。

また、食べ物の嵩《かさ》を増すので、エネルギー密度は低くなる。水溶性食物繊維は水を吸収してゲル状になり、さらに嵩が増す。その効果でお腹が満たされ、満腹感が増す（胃が膨張して、満腹であるという感覚信号が、迷走神経を通して出される）。

また、食べ物の嵩が増すことによって、空腹になるまでに時間がかかる。だから、食物繊維を多く含んだ食事のあとは、血糖値の上昇もインスリン値の上昇も緩やかだ。**「でんぷん食品に対する血糖反応は、食物繊維が含まれているかどうかによって変わってくる」**とする研究もある(5)。

食物繊維を摂ると、大腸からの排出量が増え、体に吸収されずに排出されるカロリーも増える(6)。ある研究(7)では、**低食物繊維の食事をすると、カロリーの吸収率が8%上昇する**という結果が出た。つまり、食物繊維を食べれば、食事量を抑えることができ、胃や小腸における吸収も緩やかになり、大腸を通って素早く排出されるというわけだ——どれも、肥満の解消に役立つと考えられる。

「加工食品」だと〝繊維〟が摂れない——メーカーが「全捨て」する

何百年という間に、食物繊維の摂取量はかなり減ってきた。旧石器時代の食事では、一日におよそ77〜120グラム摂られていたと考えられている。[8] 伝統的な食事では一日に50グラム摂れると推測される。[9] それに対して、現代のアメリカの食事に含まれる食物繊維は、**一日にわずか15グラム**だ。[10] 実際、アメリカ心臓協会が発表した『健康な米国人のための食生活指針』では、一日に25〜30グラムの食物繊維を摂ることが推奨されている。[11]

だが、**食品に含まれる食物繊維を除去することは、食品加工において大切な要素**だ。舌触り、味、食べやすさを改善することは、食品会社の利益に直結する。

食物繊維が世間の注目を集めるようになったのは、1970年代に入ってからだ。1977年には、新しく発表された『食生活指針』で、「でんぷんと食物繊維を適度に含んだ食べ物を食べましょう」と推奨された。こうして、食物繊維は〝伝統的な栄養学の知恵〟という神殿に祀《まつ》られることになった。

食物繊維は体にいい。だが、どれほどいいのかは、示すのが難しい。

「がん」と「心臓病」には効かない

当初は、「食物繊維の摂取量を多くすれば結腸がんにかかりにくくなる」と信じられていた。だが、その後の研究では、激しく落胆するような結果が出た。

1999年、看護師の卵を対象にした看護師健康調査で[12]、16年にわたって8万8757人の女性看護師が追跡調査されたが、**食物繊維を多く摂っても結腸がんのリスクが明らかに減少するとは認められなかった**のだ。また、2000年に行われた、食物繊維の多量摂取がどのような結果をもたらすかを調べるランダム化比較試験でも、**腺腫と呼ばれる前がん病変が減るという結果は得られなかった**[13]。

食物繊維ががんを減少させることはできないとしても、心臓病の減少には効果があるかもしれない。1989年に行われた「Diet and Reinfarction Trial（食事と再梗塞《こうそく》試験）」では、初めて心臓発作を起こした2033人の男性を無作為に選び、3種類の異なる食事をしてもらった[14]。

研究員も驚いたのだが、アメリカ心臓協会が提唱していた低脂質ダイエットは、リスクの軽減には何ら役立たないようだった。食物繊維をたくさん摂る食事法はどうだろう？ **こちらも特に効果はなかった。**

これに対して、地中海食（高脂質）は、数年前にアンセル・キーズ博士が睨《にら》んだとおり、効果があった。近年行われた「PREDIMED」[15]などの試験では、**「ナッツ類やオリーブ油などの天然油脂を摂取するのが効果的である」**との結果が出た。脂肪をもっと摂ることは有益なのだ。

だが、「ともかく食物繊維は体にいい」という感覚はどうにも揺らがなかった。ピマ族やカナダの先住民族に関する研究など、「BMI指数の低さと食物繊維の摂取量が多いことには相関関係がある」とする研究が多く行われた。[16][17][18]最近では、10年にわたって行われた冠状動脈疾患進展への寄与に関する長期的観察研究で、[19]**食物繊維を多く摂取する人は太りにくい**ということがわかった。

短期間の研究では、食物繊維は満腹感を増すため、空腹感が減り、カロリー摂取量も減ることがわかっている。[20]食物繊維のサプリメントに関するランダム化比較試験では、緩やかに体重が減少する効果があり、**12か月以上で1・3キロから1・9キロ減る**ことがわかっている。

「炭水化物の悪さ」がなくなる

食品から受ける栄養面での恩恵というと、たいてい私たちはビタミン、ミネラル、そのほかの栄養素のことを思い浮かべる。体に栄養を与える食品の成分のことを頭に描く。

だが、食物繊維はそれに当てはまらない。

なぜなら食物繊維は〝栄養素〟ではなく、**「栄養阻害物質」**だからだ——まさに、そこが食物繊維の利点である。

食物繊維は「消化吸収を減らす力」をもっている。食物繊維は体に何かを与えるものではなく、体から何かを取り除くものなのだ。それが糖分やインスリンなら、願ったりかなったりだ。事実、**水溶性食物繊維は炭水化物の吸収を減らすので、血糖値やインスリン値が下がる**ことになる。

ある研究では[21]、2型糖尿病の患者がふたつのグループに分けられ、ひとつのグループには濃度を一定にした流動食が与えられ、もうひとつのグループには食物繊維を加えた流動食が与えられた。どちらのグループも、まったく同じ量の炭水化物とカロリーを摂っていたにもかかわらず、**食物繊維込みの流動食を摂っていたグループの被験者は、血糖値もピーク時のインスリン値も減少**した。肥満と糖尿病の主因はインスリンであるため、インスリン値が下がるということは、体に有益であるということになる。いうなれば、**食物繊維は〝解毒剤〟のような働きをする**ということだ——このたとえでいえば、炭水化物（糖質）が毒ということになる。

精製されていない、自然のままのすべての植物性食物に食物繊維が含まれているのは、不思議なことではない。母なる自然は〝毒〟とともに〝解毒剤〟を一緒に詰め合わせてくれているのだ。だから、昔は、高炭水化物の食事をしていたにもかかわらず、2型糖尿病が存在していなかった。いまと決定的に異なる点は、昔の社会で摂られていた炭水化物は精製されてもいないし、加工されてもいない、つまり、食物繊維がとても多く含まれていたということだ。

「冷凍食」が食物繊維の解毒作用を消す

欧米の食生活の特徴を端的に表すとすれば、脂質、塩分、炭水化物、あるいはたんぱく質の量が多い、ということではない。「加工された食品が非常に多い」ということだ。

昔ながらの伝統的なアジアのマーケットには、生肉や新鮮な野菜がずらりと並んでいる。アジアの文化圏の人の多くは、新鮮な食材を毎日買うため、賞味期限を長くするために加工する必要もないし、それを求められてもいない。

これに対して、北米のスーパーマーケットには、加工されてパックされた食品がずらりと売り場に並んでいる。さらに、冷凍された加工食品が並ぶ売り場も、いくつもある。たとえば、大型小売店のコストコがいい例だ。

大切な成分である食物繊維や脂質が、精製される過程で取り除かれてしまう。「食物繊維」は、食感をよくし、食べ物をより〝美味しく〟するために取り除かれるし、「食品中の脂質」は、時間が経つと腐ってしまうので、賞味期限を長くするために取り除かれてしまう。すると、私たちは〝解毒剤〟なしで〝毒〟を食べることになる――**私たちが食べる食品の多くは、食物繊維の「解毒効果」が取り除かれている**わけだ。

一方、私たちの体は、食物繊維の力がなくてもたんぱく質や脂質を消化できるように進化してきた。〝毒〟がないなら〝解毒剤〟は必要ないからだ。母なる自然は、私たちよりもはるかに賢いことが、ここでもわかる。

食事からたんぱく質や脂質を除くと、食べ過ぎにつながる。もともと、**たんぱく質や脂質に反応する満腹ホルモン（ペプチドYY、コレシストキニン）というものがある**ためだ。これはつまり、**炭水化物だけを食べていると満腹ホルモンが働かず、食べ過ぎにつながる**ということだ（「別腹現象」だ）。

食物繊維を含む精製されていない炭水化物、脂質、たんぱく質をまとめて摂るのは、悪いことではない。だが、**炭水化物以外のすべてを取り除いてしまうとバランスが崩れ、人間の健康に害を与えるものとなってしまう**。

糖尿病リスクが217％上昇する「最悪の食べ合わせ」

肥満も2型糖尿病も、過剰なインスリンによって引き起こされる疾患である。

長い期間、インスリン値が高い状態にあると、そのうちインスリン抵抗性が発現する。もし食物繊維がインスリン値の上昇を防いでくれるのなら、2型糖尿病の予防にもなるのではないだろうか？　まさに、そのことを示す研究結果がある。[22]

看護師健康調査ⅠとⅡでは、何十年にもわたり、何千人もの女性の食事を記録して、穀物に含まれる食物繊維の摂取が2型糖尿病の予防になるかどうかを調べた。[23][24]その結果、**GI値の高い食事をしても、同時に穀物から食物繊維を多く摂った女性は、2型糖尿病に罹患しなかった。**

この食事法では〝毒〟も多く摂っているが、同時に〝解毒剤〟も多く摂っている。このふたつが互いの効果を打ち消し合ったために、何ら影響が出なかったのだ。GI値が低い食事をするが（〝毒〟が少ない）食物繊維の摂取量も少なかった（〝解毒剤〟も少ない）女性たちも、2型糖尿病に罹患しなかった。こちらも、ふたつが互いの影響を打ち消し合ったのだ。

一方、GI値の高い食事（〝毒〟が多い）をして食物繊維の摂取量は少ない（〝解毒剤〟は少ない）という組み合わせの場合は、2型糖尿病に罹患するリスクが**恐ろしいことに75%も上昇**した。忘れることなかれ、**この組み合わせこそが、「精製された炭水化物」**なのだ。加工することでGI値が上がり、食物繊維の含有量は減る。

1977年に行われた大規模な男性医療従事者の疫学研究では、6年にわたって4万2

759人の男性が追跡調査されたが、ほぼ同じ結果が出た。[25]「GI値が高い食事（〝毒〟）」と「少ない食物繊維（〝解毒剤〟）」の組み合わせは、**2型糖尿病の発症リスクが217％も高まった**。

黒人女性の健康研究では、GI値の高い食事は、2型糖尿病の発症リスクが23％上昇したことと関連があるとされた。一方、食物繊維を多く摂取すると、糖尿病の発症リスクが18％減少するとされた。

はちみつを除いて、自然のままの、加工されていない炭水化物にはすべて、食物繊維が含まれている――ジャンクフードやファーストフードが健康によくないのは、それが原因だ。**加工され化学物質が添加されることにより、食品は、人間の体では処理できないようなかたちに変わってしまう**。そのせいで、そうした食品は毒になってしまうのだ。

ただし、高インスリン値という現代の悪夢から身を守るのに有効で、伝統的な食材は、食物繊維のほかにもある。**「酢」**だ。

クレオパトラは「酢」を愛飲していた

「vinegar（酢）」という言葉は、ラテン語の「vinum acer（酸っぱいワイン）」からきている。

ワインは、長い間放っておかれると、酢（酢酸）になる。昔の人々は、この酢の用途が広いことに、すぐ気づいた。現在でも酢は洗剤として広く使われている。抗生物質がまだ開発されていない時代には、治療者は酢の抗菌作用を利用して、傷の消毒をしていた。

また、昔から酢は、食品を漬けこんで保存するのに使われてきた。飲み物としては、鼻にツンとくる酸っぱい味のせいで、そこまで人気が高まることはなかったが、クレオパトラが真珠を溶かした酢を飲んでいたという説は有名だ。いまでも、酢はフレンチ・フライの調味料、ドレッシングの材料（バルサミコ酢）、寿司に使われる酢飯（米酢）として、人気が高い。

希釈された（薄められた）酢は、昔から**「減量に効く薬」**とされてきたことも興味深い。この民間療法の記録は1825年からある。英国の詩人バイロン卿《きょう》が酢を減量に効く薬として広め、酢に浸したビスケットやジャガイモを何日も食べていたと伝えられている。(26) ほかの活用法としては、食事前に数さじほど酢を摂ったり、寝る前に水で希釈した酢を飲んだりする方法がある。

特に「りんご酢」は人気があるようだが、りんご酢には酢とともにペクチン（りんごやいちごなどに含まれる食物繊維の一種）も含まれている。

「小さじ2杯」で減量効果が出る——インスリン減、満腹感増

酢が減量に有効であるかどうかについて、長期的な観察データは存在しない。だが、やや短期的な研究では、**酢はインスリン抵抗性を減らす**という結果が示されている。[27] **高炭水化物の食事と一緒に「小さじ2杯分の酢」を摂れば、血糖値を低くすることができ、インスリン値も34%低くすることができる**ということだが、**食事の5時間前に摂るよりも、食事の直前に摂るほうが効果的**だという。[28]

ちなみに酢飯は、白米よりもGI値が40%低い。[29]

また、野菜のピクルスや発酵した大豆（納豆）と一緒に食べると、白米のGI値がはるかに低くなるという。生のキュウリではなく酢漬けにしたキュウリを一緒に食べると、白米のGI値が35%低くなる。[30]

ジャガイモも、酢を混ぜて冷やしたサラダにして食べると、そのままのジャガイモよりもGI値がはるかに低くなる。GI値は43%、インスリンの数値は31%減少する。[31] 炭水化物を酢に置き換えたわけではないが、血液中のインスリン反応の予防効果が実際に見られたわけだ。

2型糖尿病患者が、寝る前に水で希釈したりんご酢を小さじ2杯飲んだところ、空腹時血糖値が下がった。[32] **酢の摂取量が増えると満腹感が増すので、一日に摂るカロリーが少し**

減るという効果もあるようだ（約200〜275キロカロリー減）。これと同じ効果があるのが**「ピーナッツ食品」**。面白いことに、**ピーナッツも血糖反応を55％も削減する**。(33)

酢がなぜこのような優れた効果をもつのかは、実のところよくわかっていない。唾液（アミラーゼ）を抑えることにより、でんぷん質の消化（＝血糖の増加）を妨げるのではないかと考えられている。

また、酢は胃内容物の滞留時間を長くする（すぐに消化・吸収させなくする）ともいわれている。しかし、これについては様々なデータがあり、ある研究では血糖反応を31％削減するが、胃内容物の滞留時間を長くする目立った効果はない、としている。(34)

ちなみに、**油と酢を使ったドレッシングは、心血管疾患の低下とも関連がある**。この効果は、食品に含まれる「αリノレン酸」と呼ばれる物質によるものとされていた。だが、ハーバード大学のフー博士は、マヨネーズにも同じくらいのαリノレン酸が含まれているが、心臓病への効果はないと思われると指摘した。(35) おそらく、**使われる酢の量の違い**だろう。決定的な結論とはいえないまでも、とても興味深い仮説ではある。

ただし、一点注意を。酢を摂ったからといって、体重が急に減ることを期待してはいけない。酢を勧める人でさえ、体重は少し減る程度だといっている。

「やるべきことは1つ」と心得る

炭水化物食品をGI値で分類するのは、論理的だし、成功といっていいだろう。もともとは、糖尿病患者のために考案されたもので、何を食べればいいかを決める基準となった。だが、**肥満の治療においては、このGI値というものは、成功でもあり失敗**でもある。GI値が低い食品を選んでも減量効果は見られなかった。GI値には、難点があるからだ。血糖が体重を増やすわけではない。そうではなく、ホルモン――特にインスリンとコルチゾール――が、体重が増える原因なのだ。根本原因をとらえ間違えてはならない。

インスリンが肥満を招く。だから、目的はあくまで**インスリン値を下げることだ――血糖値を下げることではない**。

「インスリンの分泌を刺激するのは血糖だけ」というのが暗黙の了解となってしまっているが、これは決して真実ではない。インスリン値を上げたり下げたりするのには、様々な要因がある。そのひとつが**「たんぱく質」**だ。

17章

「たんぱく質」への過剰期待

肉は敵か、味方か

1990年代の半ばになって、哀れな、嫌われものの炭水化物への風当たりが強くなるなか、その気運に反発する動きが医学界から起こった。「低炭水化物ダイエットは栄養のバランスを欠くものである」と彼らはまくしたてた。

たしかに、そうだろう。**栄養素にはたんぱく質、脂質、炭水化物の3つしかない**のだから。このうちのひとつを制限するのは、〝バランスを欠いた〟食事になるリスクがある。だが、それをただ非難するのは的外れだ。ある栄養素を制限するダイエットが、バランスを欠いたものであるのは当然である。だが、もっと大切なことは、「そうしたダイエットが健康に悪いかどうか」ということだ。

この問題を考えるにあたって、まずは、「低炭水化物ダイエットはバランスを欠いている」と仮定してみよう。バランスを欠いているということは、炭水化物に含まれる栄養が、人間の健康に欠かせないものであるということを意味するだろうか？

炭水化物、たんぱく質、脂質……「不要」なのはどれ？

人間の体内で合成できない栄養素は、食事で摂らなければならない必要不可欠な栄養素だ。そうした栄養素を食事から摂らなければ、私たちは病気になってしまう。オメガ3脂肪酸、オメガ6脂肪酸などの「必須脂肪酸」、フェニルアラニン、バリン、トレオニンなどの「必須アミノ酸」などがそうだ。だが、**「必須炭水化物」や、「必須糖分」などといったものは存在しない。生きていくために必要不可欠なものではない**のだ。

炭水化物は、糖が鎖状に長くつながって出来ただけのもので、**そもそも栄養価が高いわけではない**。だから、精製された穀物と糖分を摂取しないことに主眼をおいた低炭水化物ダイエット（ローカーボ・ダイエット）は、本質的には、より健康的なものだ。バランスは欠いているかもしれないが、体に悪いということはない。

ローカーボ・ダイエットに向けられる非難には、「ダイエットを始めた当初に体重が減るのは水分のせいだ（本質的な減量とは違う！）」というものもある――たしかに、それは正しい。炭水化物を多く摂取するとインスリンの分泌が増えるが、インスリンは腎臓に水分をもっと溜めるよう刺激する。だから、炭水化物の摂取量を少なくしてインスリンの分泌量を低くすれば、過剰な水分を排泄することができる。

しかし、これは悪いことだろうか？　足をむくませたい人などいるだろうか？

1990年代の後半には、低炭水化物ダイエットという〝新しい方法〟が、それまで優勢だった低脂質ダイエット信仰を覆し、アトキンス・ダイエット第2弾なるものが生まれた――「低炭水化物、低脂質、高たんぱく質」という方法だ。もともとのアトキンス・ダイエットは高脂質というアプローチだったが、今回の方法は高たんぱく質という厄介なものだった。高たんぱく質の食品には、たいてい脂質も多く含まれている。だから、この新しいアプローチでは、骨つきではない、皮なしの鶏むね肉や、卵白のオムレツを食べるように求められた。それに飽きたら、プロテイン・バーやシェイクなどでたんぱく質を摂ってもいいとされた。

そんななか、「高たんぱく質ダイエットは、腎臓にダメージを与える可能性があるのではないか」という懸念が、多く寄せられた。

だが、最近行われたいくつかの研究では、高たんぱく質ダイエットは、腎臓の機能に目立った悪影響を与えることはないと結論づけられている。(1) 腎臓へのダメージの懸念は払拭されている。

「皮をはがした鶏むね肉」は糖質並によくない

しかし、高たんぱく質ダイエットのいちばん大きな問題点は、**「体重を減らす効果があまりない」**ということだった。なぜだろう?

理由は明確だ。インスリンが体重の増加を招く。精製された炭水化物を減らせば、血糖値もインスリン値も下がる。だが、そもそも**どんな食べ物を食べてもインスリンの分泌は促される**。アトキンス・ダイエット第2弾では、「たんぱく質は血糖値を上げないのでインスリン値も上げない」と考えられていたが、この考えは根本的に間違っていたのだ。

各食品に対するインスリン反応は、測定してランク付けをすることができる。GI値は、基準分量の食品を摂ったときの血糖値の上がり方を測定したものにすぎない。これに対して、1997年にスザンヌ・ホルトが考案した**「インスリン分泌指数」**は、基準分量の食品を摂ったときのインスリン上昇値を測定するものだが、**GI値とはまったく異なる結果となる**ことがわかった(2)。

当然、精製された炭水化物はインスリン値を上昇させる。だが驚くべきは、**たんぱく質も、同じくらいインスリン値を上昇させる**ということだ。たんぱく質や脂質は血糖値を上昇させないのでGI値の対象とはされていないが、それでは3つの主要栄養素のうち2つの栄養素が体を太らせる効果については、まったく無視しているということになる。

もう一度いうが、**血糖値とは無関係にインスリン値は上昇する**。これは忘れてはならない大原則だ。

炭水化物の場合、血糖値とインスリン値には高い関連性がある。だが、全般的には、血糖がインスリン反応の変化に寄与する割合はわずか23%だ。**インスリン反応のほとんど（77%）は、血糖とは関係がない。**そして、血糖ではなくインスリンこそが体重が増える原因であり、それによってすべてが変わってくる。

この点こそ、GI値を基にした食事法の難点だ。GI値は、インスリンは血糖値に影響されるという仮定に基づいて、血糖反応だけをターゲットにしている。だが、これは間違いだ。**血糖反応を低くすることはできても、インスリン反応を低くできるとはかぎらない。**最終的に問題なのは、インスリン反応なのだ。

では、インスリン反応を決める要因は、血糖のほかには何があるだろう？　**「インクレチン効果」**と**「頭相《とうそう》」**だ。

「たんぱく質を飲み込む」と胃がインスリンを増やす

「インスリンの分泌を刺激するのは血糖だけ」これが間違いであることは、ずいぶん前からわかっている。1966年に行われた研究では、静脈内にアミノ酸の一種である「ロイシン」を投与すると、インスリンの分泌が促されることがわかった。[3]　この不都合な事実は速やかに忘れ去られ、数十年後に再び発見されることとなる。[4]

1986年、マイケル・ノック教授が、おかしな現象に気づいた。[5]　被験者の血糖反応は、グルコース（ブドウ糖）を口から摂ろうと、静脈内に投与しようと同じだ。だが、血糖値は同じでも、被験者のインスリン値は大きく異なっていたのだ。驚くべきことに、**経口摂取したグルコースに対するインスリン反応のほうが、はるかに大きかった**。

経口摂取が静脈内投与よりもあらゆる事象に対して強い影響をもつことは、ほぼないといっていい。静脈内投与の場合は投与されたもののすべてが、直接血中に摂りこまれる。口から摂取する場合は、薬剤がすべて吸収されなかったり、血流に入る前に肝臓によって一部が不活性化されたりする。だからそもそも、静脈に投与するほうが、はるかに効果的だ。

だが、この場合は逆だった。グルコースを経口摂取したときのほうが、ずっと多く、インスリンが分泌されたのだ。さらに、このメカニズムは血糖値に関係なく働いていた。その後の徹底的な調査によって、**胃そのものが、インスリンの分泌を増加させる「インクレチン」というホルモンを分泌する**ことがわかった。

グルコースを静脈に投与すると胃を通過しないため、インクレチンの効果が現れない。一方、**グルコースを経口摂取したあとのインスリンの分泌には、このインクレチンの影響が50〜70％関わっている**。

消化管は、単に食べ物の吸収と排泄を担う器官ではなく、その神経細胞、受容体、ホルモン、機能は、さながら〝第2の脳〟である。これまでにわかっているインクレチン・ホルモンは2種類あり、「グルカゴン様ペプチド」（GLP-1）と「グルコース依存性インスリン分泌刺激ポリペプチド」（GIP）だ（ややこしいので、この章では〝Gから始まるインスリン誘導物質〟と覚えておいてほしい）。

インクレチンは、食べ物に反応して、胃や小腸から分泌される。「GLP-1」も「GIP」も、すい臓からのインスリン分泌を増加させる。そして**脂肪、アミノ酸、グルコースはどれもインクレチンの分泌を促し、それによりインスリン値も上昇する**ことになる。栄養価のない甘味料も、カロリーはないが、インスリン反応を刺激する。たとえば、スクラロースが口から体内に入ると、インスリン値は22％も上昇する[6]。

この**インクレチン反応は、栄養成分が胃に到達すると数分のうちに起こり始め、およそ60分後にピークに達する。**

そしてインクレチンには、ほかにも大切な働きがある。**胃の内容物が小腸に届くのを遅らせることによって、グルコースの吸収を遅くする**のだ。

食べ物を「見た」だけで体が太ろうとする

「頭相」と呼ばれる〝視覚や嗅覚、味覚によって反射的に起こる胃液の分泌〟も、インスリンの分泌を促す経路だ。

口に食べ物が入ると、栄養素が胃に到達するはるか前から、体が食べ物を受け入れる準備を始める。たとえば、**スクロースやサッカリンの溶液で口をすすいだだけでも、インスリン値は上昇する**。(7) 頭相の重要性はまだよくわかっていないが、「グルコースに関係なくインスリンの分泌を促す経路が複数存在する」という重大な事実を浮かび上がらせている。

こうした新しい経路の発見は、衝撃的だった。インクレチンの働きは、口から体内に摂り入れた脂肪酸やアミノ酸がインスリンの分泌を促すのに一役かっていることの説明にもなる。炭水化物だけでなく、すべての食べ物が、インスリンの分泌を促す理屈が判明したのだ。

だから、**どんな食べ物でも体重が増える原因となる**。それゆえ、カロリーというものに、おおいに混乱させられてしまうのだ。**高たんぱく質の食べ物は太る――ただし、太るのは、その「カロリー」が原因ではなく、「インスリンの分泌を促す効果」によるもの**だ。

炭水化物だけがインスリンの分泌を促すものではないとするならば、あるいは炭水化物がインスリンの分泌を最も促すものでないならば、炭水化物の摂取を制限するのは思ったほど有益ではないかもしれない。インスリンの分泌を促す炭水化物を、インスリンの分泌を促すたんぱく質に置き換えたところで、効果はないだろう。

だがひとついえることがある。それは、**脂質は、インスリンの分泌を促す効果が、最も弱い**ということだ。

「牛乳」が出すインスリンは〝パン以上〟

たんぱく質の種類によってインスリンの分泌を促す力は大きく異なるが、[8] **「乳製品」は特に強力な刺激物となる**。[9]

乳製品のGI値は極めて低い（15～30）が、**インスリン分泌指数は極めて高い（90～98）**。牛乳は糖分を含んでおり、そのほとんどは「ラクトース（乳糖）」だ。だが、実験では、混じりけのないラクトースは、GI値に対してもインスリン分泌指数に対しても、効果は限定的とされた。

牛乳には、カゼイン（80％）とホエイ（20％）と呼ばれるふたつの乳たんぱく質が含まれている。チーズに含まれるのは、ほぼカゼインだ。ホエイはチーズを製造するときに出来る残りものでつくられる副産物だ。ボディービルの選手は、よくホエイプロテイン（乳清たんぱく質）のサプリメントを飲んでいるが、それは「分岐鎖アミノ酸」と呼ばれる物質を多く含んでいて、これが筋肉の生成には重要だと考えられているからだ。乳たんぱく質、とりわけホエイは、全粒粉のパンよりもインスリン値の上昇を促すが、これはインクレチンの働きによるところが大きい。[10] **ホエイプロテインを摂ると、GLP-1が298％も増える**[11]（さっきのGのひとつだ！）。

食べ物によってインスリン分泌指数は大きく変動するが、「ある一定のパターン」が見られる。まず、炭水化物の摂取量が増えると、インスリンの分泌量が増える。この関係が、ローカーボ・ダイエット（低炭水化物ダイエット）とGI値ダイエットの根拠となっており、「でんぷん質や糖分を含む食べ物は肥満を招く」という有名な説も、これに基づいている。

脂質の多い食べ物もインスリンの分泌を促すが、たとえば**オリーブ油のような「純脂肪」は、インスリンも血糖も上昇させない**。だが、純脂肪のままで食べる食べ物はほとんどない。よって、**脂肪分の多い食べ物に含まれる「たんぱく質」が、インスリン反応を引き起こす**のだと考えられる。

また、脂質を摂ったときのインスリン反応の曲線が横ばいであることには注目すべきだ。**脂質をたくさん摂るにつれて、インスリン反応が高くなるということはない**。脂質のカロリーは高いが、炭水化物やたんぱく質ほどインスリンの分泌を促すことはないのだ。

驚くべきは、たんぱく質だ。インスリン反応は大きく変化する。野菜に含まれるたんぱく質はインスリン値をわずかしか上げないが、**ホエイプロテインや肉（魚介類も含む）は多量のインスリン分泌を促す**。

では、乳製品や肉は太る〝もと〟なのだろうか？　この問いに答えるのは難しい。インクレチン・ホルモンには様々な働きがあり、インスリンの分泌を促す働きは、そのひとつにすぎないからだ。実はインクレチンは「満腹感」にも大きな影響を与えている。

「GLP-1」が腹持ちを調整する

インクレチン・ホルモンは、「胃内容物の排出」において重要な役割を担っている。

通常、胃は食べ物を溜め、胃酸と混ぜ合わせてから、ゆっくりと内容物を腸に送り出す。そんななか、**GLP-1は胃が内容物を排出するのを遅らせる作用がある。**すると栄養素が吸収されるスピードも遅くなり、結果的に血糖値とインスリン値を低くすることができる。さらに、この効果により、〝お腹がいっぱい〟であるという満腹の感覚も生み出される。

2010年に行われた研究では、[12]「卵」「七面鳥」「マグロ」「ホエイプロテイン」の4つの異なるたんぱく質が被験者のインスリン値に与える影響が比較された。予測どおり、ホエイが最もインスリン値を上昇させた。その4時間後、被験者にはビュッフェ形式のランチがふるまわれた。すると、**ホエイプロテインを摂っていたグループの被験者は、ほかのグループの人よりも食べる量が実質少なかった。**

ホエイプロテインが彼らの食欲を抑制し、満腹感を増したのだ。言い換えれば、インスリン値が上がった彼らは〝お腹がいっぱい〟だったのだ（図17-1参照）。[13]

つまり、インクレチン・ホルモンは正反対のふたつの効果を生むということになる。

インスリンの分泌量の増加を招き、それが体重の増加につながるが、満腹感が増すことでそれが抑制される——これは自分の経験とも一致する。動物性たんぱく質を摂ったとき

図17-01 ▌最も「満腹感」が得られるたんぱく質は？
たんぱく質摂取から4時間後のエネルギー摂取量

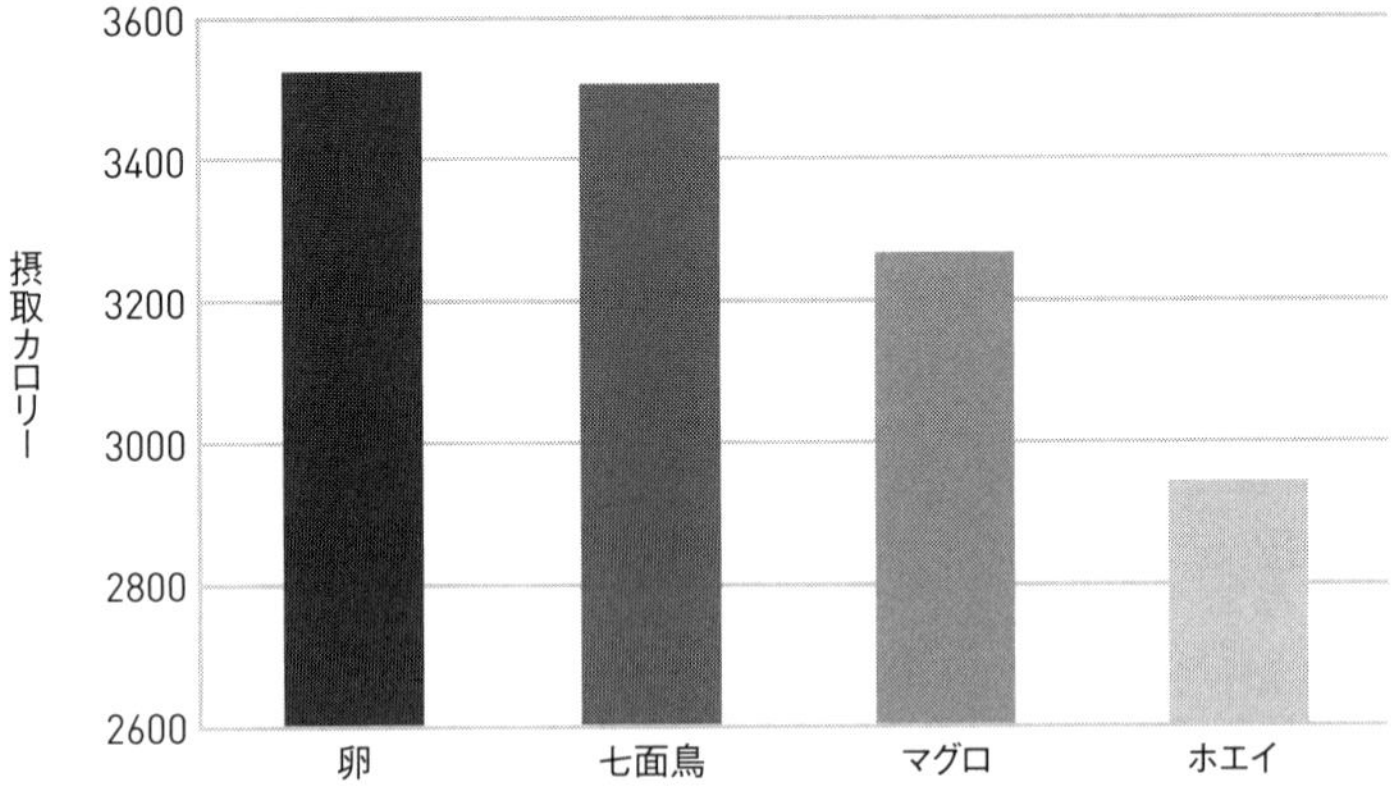

のほうが長い時間満腹感が続くが、これはホエイがその効果を十分に発揮しているからだ。

カロリーの同じ食べ物を比べてみるといい。「小さなステーキ」と「加糖されたLサイズのソーダ」を比べてみよう。どちらが、より長くお腹にもつだろう？

勝者は明らかにステーキのほうだ。ステーキを食べたときのほうが満腹を感じる。ステーキは胃のなかに〝留《とど》まる〟からだ。

これは、胃が内容物の排出を遅らせるインクレチンの効果を感じているということにほかならない。それに比べてソーダは、胃に長く〝留まる〟ことはないので、またすぐにお腹がすいてしまう。

こうした正反対のふたつの効果――インスリンが体重の増加を招く、だが満腹感を覚えることで体重の減少につながる――があることで、肉と乳製品については激しい論争が繰り広げられている。ポイントは**「どちらの効果がより強いか？」**である。

体重が増えるか減るかは、インクレチンの種類による、ということもできる。たとえば、「エキセナチド」という製剤を使ってGLP-1と同様の刺激を与えると体重の減少につながり、満腹感の効果が体重増加効果を上回る。

よって、**たんぱく質はそれぞれ体重に及ぼす効果が異なるため、それぞれのたんぱく質について個別に考えなくてはならない。**これまでは主に、乳製品と肉というふたつのたんぱく質について研究されてきたが、その際私たちが考えなくてはならない重要なポイントはふたつある。「インクレチン効果」と「食事に含まれるたんぱく質の量」の2点だ。

「赤身肉」を食べると体重が毎日450グラム増える

昔から、「肉を食べると体重が増える」と考えられてきた。というのも、肉にはたんぱく質と脂質がたくさん含まれており、カロリーも高いからだ。[14]だが、最近では、「肉には炭水化物があまり含まれていないので体重を減少させる」と考える人が多くなった。

どちらが真実だろう？

1992年にヨーロッパで行われた、がんと栄養に関する大規模なコホート研究は、10か国から52万1448人のボランティアを募って行われた。5年にわたる追跡調査の結果、

肉全般（赤肉、鶏肉、加工肉）は、総カロリー摂取量を調整しても、体重の増加と深い関連があることがわかった[15][16]。

北米で行われた看護師健康調査ⅠとⅡ、男性医療従事者の疫学研究の両方から得られたデータ[17]によると、**加工された赤肉、加工されていない赤肉の両方とも、体重の増加に関連があること**がわかる。**毎日、肉を余分に摂取すると、およそ４５０グラム体重が増加**した。

これは甘いものやデザートを上回る体重増加効果だ！

一見すると体重増加の効果が上回っているようだが、これにはいくつかの要因がある。

まず、今ではほとんどの牛が、飼育場で〝穀物〟により飼育されている。牛は元来〝草〟を食べて反芻《はんすう》する動物だ。穀物で飼育されるようになったことで、肉の質が変わったのかもしれない[18]。加えて、飼育場で育てられる牛には、抗生物質が多量に投与される。養殖場で育てられる魚も、天然の魚とは異なる。養殖場で育てられている魚は、穀物や、本来の食べ物に替わる安い代替物を混ぜた粒状のエサを食べている。

また、私たちは食べ物を〝まるごと〟食べるのがいいと知ってはいるが、肉に関してはその知識を活用していない、ということが挙げられる。動物をすべて食べるのではなく、（内臓以外の）**食用部位のみを食べているので、食用部位を食べ過ぎてしまう**というリスクがある。通常、私たちはほとんどの内臓肉、軟骨、骨を捨ててしまう――**果物の果肉を**

捨てて、果汁のみを飲むのと同じことだ。

だが、昔は、骨からとっただし汁、肝臓、腎臓、血液も、すべて人間は食べていた。伝統的な食事であるステーキ・アンド・キドニー・パイ（牛の肉と腎臓を詰めたパイ）、ブラッドソーセージ（血液を混ぜ込んだソーセージ）、レバーなどは、いまでは食卓から姿を消した。反対に、伝統的でヘルシーとされるエスニック料理では、牛の胃、豚のモツ、牛尾、牛タンなどが、いまでも食べられている。

内臓肉は、動物のなかで最も脂肪が溜まるところだ。ということは、**食用部位にかぎって肉を食べることで、私たちは脂質よりもたんぱく質を多く摂っていることになる**（この事実が意味するところは次章にて解説する）。

「低脂肪牛乳」は体重に影響しない

「乳製品」になると、話はまったく違ってくる。

乳製品を摂るとインスリン値が上がるという事実はあるものの、大規模な観察研究では、乳製品と体重の増加にはつながりがないとされている。スウェーデン・マンモグラフィ・コホート研究では、むしろ、**乳製品は体重増加の予防になる**ことがわかった[19]。特に、全乳、酸乳（乳酸品）、チーズ、バターなどは体重の減少に関連がある。だが、**低脂肪牛乳は体重の減少に関連がない。**

10年にわたって行われた、若年者の冠状動脈に関するコホート研究（CARDIA研究）では、[20] **乳製品を多く摂取することと、肥満や2型糖尿病への罹患率が最も低いことには関連性がある**、ということがわかった。多くの被験者を募ったほかの研究でも、[21][22] この相関関係が確認されている。

看護師健康調査と、男性医療従事者の疫学研究では、[23] 4年間で増加した体重は平均1・5キロだった――単純に計算すると、1年でおよそ375グラムの増加ということになる。牛乳やチーズを多く摂っても、体重はほぼ変わらなかったということだ。**ヨーグルトは特に減量効果があるが**、これは発酵によるものだろう。バターはわずかながら体重を増やす効果が見られた。

では、「乳製品」と「肉」では、何が違うのだろう？　大きな違いは、**「一度に食べる量」**だ。肉をたくさん食べるのは簡単だ。大きなステーキ、ローストチキンの半分くらいなら簡単に食べられる。だが、それと同じ量の乳たんぱく質を摂るのは難しい。

夕飯に大きな厚切りのチーズを食べられるだろうか？　牛乳を何ガロンも飲めるだろうか？　昼食にヨーグルトを何箱も食べられるだろうか？　難しいだろう。一日に飲む牛乳をもう一杯増やしたところで、たいして変わらない。だから、いくら乳たんぱく質は本来インスリンの分泌を促すとしても、少量を摂っているだけならたいした違いは生まれない。

アトキンス・ダイエットをしていた人は、脱脂粉乳（文字通り脂肪が少ない）、脂肪分の少ない肉、プロテイン・バーなどを多く食べることによって、図らずも、以前と同じくらいインスリンの分泌を促してしまっていたことになる。**炭水化物の代わりに脂肪分の少ない肉や加工された肉を摂るのは、減量には効果がない戦法**だったということだ[24]。

糖分や白いパンの摂取を減らす、というのはいいアドバイスだった。だが、その代わりにランチョンミートを食べるのはよくない。さらに、食事の回数が増加したことで、インクレチンの「予防効果」のほうも弱められてしまっていたのだ。

「満腹感」を高める食べ方

さて、ここでインクレチンの影響を考慮に入れて肥満のホルモン理論を修正し、どうして肥満になるのか、その全体像を示してみよう。図17-2を参照してほしい。

動物性たんぱく質はものにより異なるが、満腹を感じるという予防因子ともなる。インクレチンによる予防効果も見逃すべきではない。胃の運動性が遅くなることで満腹感が増し、私たちは、よりお腹がいっぱいだと感じて次に摂る食事量を減らしたり、〝消化の時間〟をとるために食事を抜いたりする。

こうした行動は本能的に行われる。子どもはお腹が空いていないときは食べようとしな

図17-02 肥満は「単一的」には起こらない

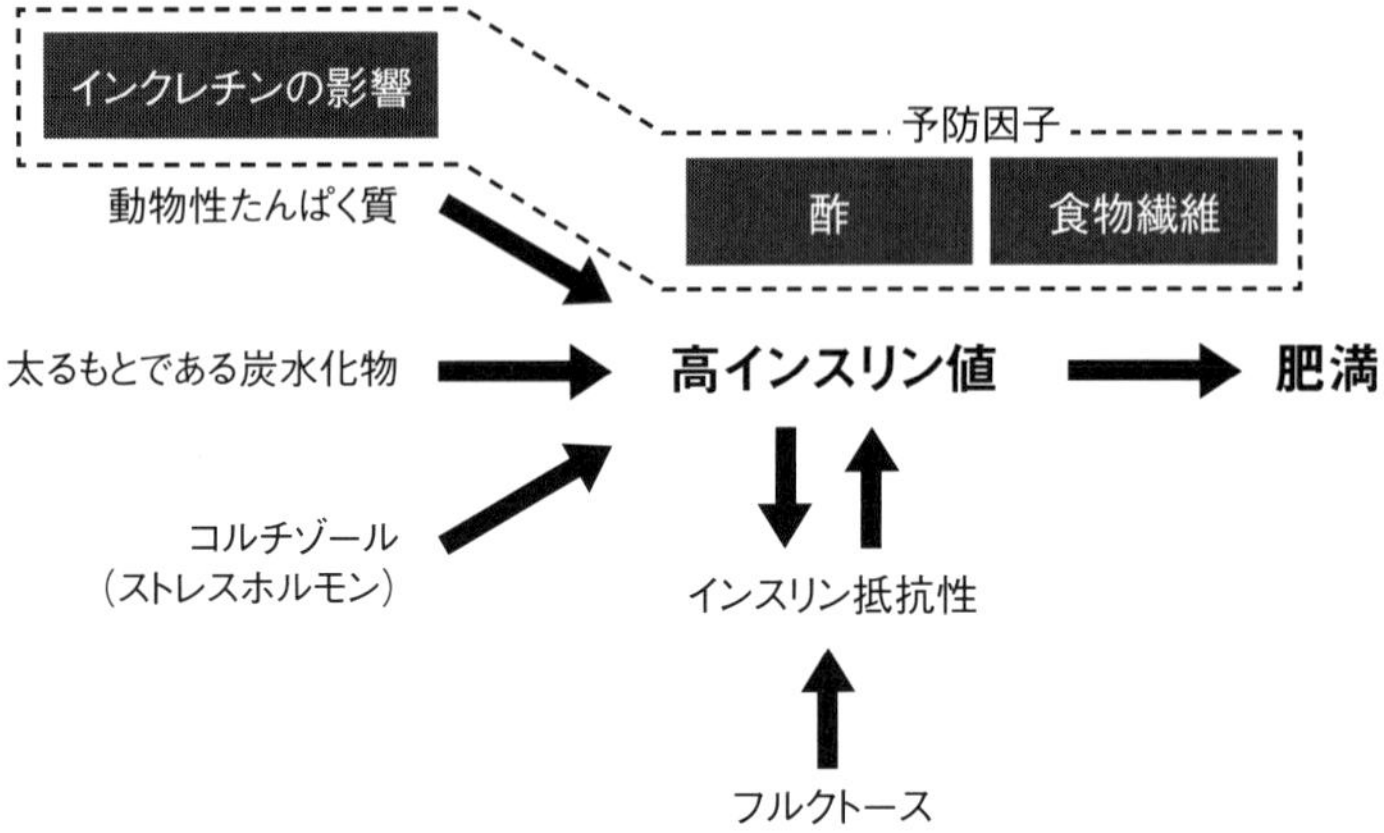

いものだ。野生動物も同じように食べるのを抑制する。だが、人間はお腹がいっぱいであっても、それに気づかないふりをすることを習慣づけてきたために、時間がくればお腹が空いていようといなかろうと、食事をする。

　減量のためのちょっとした秘訣《ひけつ》をお教えしよう。本来は当たり前のことなのだが、いまはそうではなくなっている。**お腹が空いていないときは、「食べない」**ことだ。体が、食べるべきではないと言っているのだ。たとえば感謝祭の日にごちそうを楽しんだあとでも、一回でも食事を抜かすと代謝が悪くなってしまうという非合理的な不安から、次の食事を抜いてはいけないと私たちは偏執的なまでに考えてしまう。**頑《かたく》なに一日3食を守り、どんなときでも間食を**

欠かさないようでは、インクレチンの予防効果が生かされなくなる。

ほかにも学ぶべきことがある。血糖はインスリン反応を起こす原因の23％を占めるにすぎない。そして、脂質とたんぱく質が原因の10％を占める。インスリン反応の67％は何によって起こるのか——2章で記したように、それが遺伝による肥満の原因の70％を占める。心得てほしいのは、「炭水化物は太る！」「カロリーを摂り過ぎると太る！」「赤肉を食べると太る！」「糖分を摂ると太る！」といった単純な議論では、人間の肥満の複雑さを十分に捉えることはできないということだ。肥満のホルモン理論は、肥満という疾患の相互作用を理解するための枠組みを与えてくれていると考えてほしい。

「乳製品」はいくらでも摂っていい

どんな食べ物もインスリンの分泌を促すので、すべての食べ物が太るもとである——そのせいでカロリーをめぐる混乱が生まれた。すべての食べ物が太るもとなら、「すべての食べ物を〝ある共通の単位〟で測れるはずだ」と人間は考えた。

つまり、「カロリー」だ。

だが、ここまで見てきたように、カロリーという単位で考えるのは間違っていた。カロリーが肥満を起こすわけではないからだ。

そうではなく、問題なのは「インスリン」だ。インスリンのことを理解する枠組みがなければ、疫学的な証拠の矛盾を理解することができない。低脂質、低カロリーの食事法は失敗だと証明された。続いて、高たんぱく質という食事法も失敗だとわかった。そして、多くの人がカロリー制限の食事法に戻ったものの、これも失敗に終わった。

そこで、「パレオダイエット」なるものが台頭し始めた――〝原始人ダイエット〟とも呼ばれる、旧石器時代や古代に食べていたような食べ物だけを食べるダイエット法だ。パレオダイエットをする人は、すべての加工食品、添加糖、乳製品、穀物、植物油、甘いもの、アルコールを口にしない。けれども、果物、野菜、ナッツ類、種子類、スパイス、ハーブ、肉、魚介類、卵は食べてもいい。パレオダイエットでは炭水化物、たんぱく質、脂質の制限をしない。代わりに、加工食品の摂取を制限する。覚えているだろうか、欧米の食事を特徴づけるひとつの要因は、主要栄養素ではなく、食品が加工されることにある。**食品そのものではなく、加工することが有害**なのだ。

ローカーボ・ダイエット、高脂質ダイエット、あるいはローカーボ・ヘルシーファット（LCHF）ダイエットは、そのままの食材に焦点をあてているという点で同じだ。主な違いはLCHFダイエットが乳製品を摂ることは認めている一方、炭水化物を含んでいるという理由で果物については厳しく制限している点だ。LCHFダイエットの手法は、ある意味、理に適っている。というのも、**乳製品は概して体重の増加とは関連性がない**からだ。乳製品を食べていいとなると食事の幅が広がるので、うまくいけば、長く続けられるのではないかと考えられる。

パレオダイエットもＬＣＨＦダイエットも、「人間は肥満にも糖尿病にもならずに、様々な食べ物を食べられるはずだ」というシンプルな考え方に基づいている。

食べ物は、お腹が空いたときだけ食べるようにし、お腹がいっぱいのときは食べないことだ。ここでいう食べ物とは「加工されていない自然のもの」であり、人間は何千年もの間、病気にならずにそういう食べ物を食べてきたのだ。そして、長く食べ継がれてきた。

私たちが食事の主体とすべきなのは、そうした「本物の食べ物」だ。

「プロテイン・バー」はヘルシーでも何でもない

本質的に悪い食べ物など存在しない。悪いのは「加工された食品」だけだ。本物の食べ物から遠ざかれば遠ざかるほど、危険が増す。

プロテイン・バーを食べるべきかって？　いや、食べてはいけない。

食事代わりになるシェイク飲料を飲むべきか？　むろん飲まなくていい。

加工された肉、加工された脂肪、加工された炭水化物は？　食べてはいけない。

とはいえ、これはいくらか〝非現実的〟だ。あなたが、「これからは草を食べて育った牛だけを食べ、有機栽培で育てられたいちごだけを食べよう」と理想的なことを考えているなら、もっと現実的に考えてみよう。これから先、加工食品を食べることもあるだろう。なぜなら安いし、手に入りやすいし、素直に認めるなら、何といっても美味しいからだ（アイスクリームのことを考えてみるといい）。

そもそも人間は、何世紀もの間、デトックスのためにファスティング（断食）をしたり、身を清めたりするなど、様々なダイエット戦略を編み出してきた。

だが、時とともに、こうした戦略は「古くさい言い伝え」として忘れ去られてしまった。私たちはこうした古来の知恵をそのうち（本書を読み終えるまでに）再発見するだろう。

この章を読み終えたらまず、できる範囲で「そのままの食品」を食べることから心がけよう（加工品を避けるにこしたことはない）。

自然食品には、多くの**「飽和脂肪酸」**が含まれている。この事実は当然ながら、こうした問いを生む。飽和〝脂肪〟酸は動脈を詰まらせはしないだろうか？　心臓発作につながりはしないだろうか？　一語で答えるとすれば「ノー」である。

だが、それはなぜだろう？　それが次章のテーマである。

18章

「脂肪」が体を変える
「いい脂肪」ならやせて健康になる不思議

低脂質キャンペーンは科学的根拠に乏しく、思わぬ健康被害を招くということが、徐々にわかってきた。

フランク・フー博士&ウォルター・ウィレット博士（ハーバード大学、2001年）

近代栄養学の巨人のひとり、アンセル・キーズ博士は、ケンブリッジ大学で海洋学と生物学の博士号を取得したあと、生理学の博士号を取得した。彼はその後の生涯のほとんどをミネソタ大学で過ごし、現在の栄養学の形成において主要な役割を果たした。

第二次世界大戦中、キーズ博士は、米国陸軍の栄養の基礎を形作った「Kレーション」（戦闘糧食）開発の指揮を執った。また、ミネソタ飢餓実験（3章詳述）を行い、厳格なカロリー制限の影響を調べる研究も行った。だが、彼の最も輝かしい功績は、食事と心疾患について長期的な観察研究を行った**「7か国研究」**だ。

第二次世界大戦後、飢えと栄養失調が栄養学上の主な問題点だった。だが、キーズ博士は、奇妙な矛盾があることに衝撃を受けた。**アメリカ人の栄養状態はほかと比べてはるかにいいのに、心臓発作や脳卒中を起こす確率が高かった**のだ。一方、戦争で荒廃したヨーロッパでは、その確率は低いままだった。[1]

1951年、キーズ博士は、イタリアの労働者が心疾患に罹患する確率が低いことに気づく。ナポリで彼が見た地中海食に含まれる脂質は、当時のアメリカの食事に含まれる脂質（全カロリーの45％）に比べてとても少なかった（全カロリーの20％）。[2]だが、最も驚きだったのは、動物性食品と飽和脂肪酸（動物性の脂質）の消費量が少ないことだった。キーズ博士は、「血中のコレステロール値が高いことが心疾患の原因になる。そして食事で摂る脂質を少なくすればその予防になる」という仮説を立てた。

1959年、彼は心血管疾患を予防するための食事のアドバイスを公表した。[3]彼が勧めたのは、次のようなものだ。

- 太ってはいけない。太っているのなら減量すること（言うは易《やす》し、行うは難しだ！）
- 「飽和脂肪酸」を制限すること。つまり、牛肉、豚肉、ラム肉、ソーセージ、マーガリン、固形ショートニングなどに含まれる脂質、それから乳製品に含まれる脂質を制限すること
- 固形脂肪ではなく「植物油」を使うこと。ただし、脂質は食事による摂取カロリーの30

%未満に抑えること

彼のアドバイスはほとんどそのままの形で受け継がれ、そこから半世紀にわたって、栄養学における定説となった。1977年には、それが『米国人のための食生活指針』にも取り入れられた。[4] 当時の基本的なメッセージは、いまと同じように「脂質はよくない。特に〝飽和脂肪酸〟はよくない」というものだった。食品に含まれる脂質は、動脈を詰まらせ、心臓発作を招くと考えられていた。

「コレステロール」は血液をドロドロにしない

野心的だった7か国研究では、国をまたいで、冠動脈疾患の発症率と、様々な食事や生活スタイルなどが比較された。1970年までに5年分のデータが集められ、「脂質についての主な結論」が導き出された。[5]

- 「血中のコレステロール値」によって心疾患リスクが決まる（血液中の脂質のひとつがコレステロール）
- 食事に含まれる「飽和脂肪酸の量」によって、血中のコレステロール値が決まる
- 「一価不飽和脂肪酸」は心疾患の予防になる

・「地中海食」は心疾患の予防になる

注目に値するのは、**食品に含まれるすべての脂質に心疾患との相関関係が認められるわけではない**とされている点だ。危険なのは「飽和脂肪酸」であり、逆に、「一価不飽和脂肪酸」には予防効果があるとされている。「食品に含まれるコレステロール」自体は心疾患のリスク要因とはされていない。

心疾患は「アテローム性動脈硬化」により引き起こされる――プラークが付着することで動脈が狭くなったり固くなったりして起こる現象だ。

だが、**アテローム性動脈硬化は、単に血中の高いコレステロール値のせいで動脈が詰まるのではない**。現在の見解では、損傷に反応してプラークができると考えられている。つまり、動脈の壁が傷つくと炎症が起き、そこにコレステロールと炎症細胞が浸潤し、さらに平滑筋《へいかつきん》細胞（血管の壁をつくる細胞）が増殖することで血行の障害が起こる。動脈が狭くなると胸の痛みを感じるようになり、プラークが破裂すると血栓ができて、それが突然動脈を遮断する。結果的に酸素が不足し心臓発作が起きる。

簡単にいうと、**心臓発作や脳卒中は、高いコレステロール値による疾患というより、圧倒的に「炎症性疾患」**ということができるのだ。

だが、こうした考え方がされるようになったのは、もっとずっと後になってからのことだ。1950年代には、コレステロールが循環し、パイプに詰まったヘドロのように動脈に付着すると考えられていた（こうして食品に含まれる脂質が血管内に付着するという一般的なイメージが出来上がってしまった）。そして、飽和脂肪酸を含む食べ物を食べると血中のコレステロール値が上がり、高コレステロール値が心臓発作を起こすと考えられたのだ。

こうした一連の推測から、「飽和脂肪酸を多く含む食事は高い血中コレステロール値の原因となり、それが心疾患を引き起こす」という、食事と心疾患の関係についての仮説が生まれた。

コレステロールが「細胞膜」の材料になる

しかし、血中のコレステロールの大部分（80％）は肝臓で合成されており、**食事から摂られるものはわずか20％**だ。

それに、コレステロールは避けるべき有害な物質だとされることが多いが、これはまるで見当違いである。**コレステロールは、体中の細胞を覆う細胞膜の主な構成要素**だ。実際、脳を除くすべての体内細胞が細胞膜を形成するのはとても重要なことで、食事に含まれるコレステロールを削減すると、体はそれを危機とみなしコレステロールをもっと肝臓で合成するようになる。

7か国研究にはふたつの大きな問題があったが、当時はどちらも明らかになっていなかった。まず、この研究は「相関関係を調べる研究であった」ということが挙げられる。だから、研究の結果から因果関係を証明することはできない。相関関係の研究は、誤って因果関係があるという結論を導き出してしまいがちな点で危険だ。

また、そうした研究で得られるものはあくまで仮説であり、さらに厳格な試験を行わなければならない。「低脂質ダイエットが心疾患には有効である」という説が間違っていることが証明されたのは、**栄養学の世界で低脂質法がよいものとされてから30年も経った後**の2006年だ。(6) それまでは、低脂質法の潮流は超大型タンカーのように大きな推進力を得ていたので、進路を変えることは難しかった。

心疾患と飽和脂肪酸の摂取に相関関係があることは、「飽和脂肪酸が心疾患の原因である」ことの証拠ではない。この致命的な瑕疵《かし》をすぐに認識して、脆弱《ぜいじゃく》なエビデンスに基づいた食事法を勧める議論に異論を唱える人もいた。(7) 心疾患と飽和脂肪酸の摂取には強い関係性があるように見えるが、これは科学的に正しいエビデンスに基づいたものではなく、**何度も繰り返して述べることで創りあげられたものにすぎない。**

「動物性たんぱく質、飽和脂肪酸、糖分の摂取量が高いのは、社会が産業化されたことを反映したものである」ということもできる。産業化が進んでいた国ほど、より多くの動物性たんぱく質（肉や乳製品）を摂る傾向にあり、心疾患の罹患率も高い傾向があった。

だが、おそらく原因はここでも「加工食品」だろう。

様々な仮説が、同じデータから導き出されたに違いない。だが、そこから私たちが得たものは、「食事と心疾患の関係についての仮説」と、「低脂質の食事をしよう」という正しいとは言い切れない運動だった。

体にいいアボカドの脂質は「マーガリン並」

ふたつ目の大きな問題は、図らずも「栄養主義」という概念が世間で注目されたことだ。この言葉はジャーナリスト兼作家のマイケル・ポーランが広めた言葉だ(8)。栄養主義とは、個々の食べ物（ほうれん草、牛肉、アイスクリームなど）について論じるのではなく、食べ物を3つの主要栄養素（炭水化物、たんぱく質、脂質）の観点から考えようという主義主張だ。

このように単純化され過ぎた分析では、食品に含まれる何百という栄養素や植物性化学物質（ファイトケミカル）など、人間の代謝に影響を与える様々なものを十分に捉えることができない。**栄養主義は、食品化学や人間生物学の複雑さを無視するもの**だ。

たとえば、アボカドは単に「88％が脂質、16％が炭水化物、5％がたんぱく質、そして食物繊維が4・9グラム」含まれているというだけではない。栄養主義に基づいて、このような捉え方をしているから、脂質が多く含まれているという理由で何十年もの間〝体に悪い〟食べ物と分類されてきたアボカドが、いまでは〝スーパー・フード〟と再分類されるようなことが起きてしまうのだ。

栄養的にはバタースコッチ・キャンディとケールには同じくらい炭水化物が含まれているが、このふたつを同列に比べることはできない。

栄養という観点から見れば、**トランス脂肪酸（350ページ詳述）の入ったスプーン一杯のマーガリンとアボカドには同じくらいの脂質が含まれている**が、このふたつを同列に比べることはできないのだ。

キーズ博士が主張したことは、図らずも結果的に、「どんな飽和脂肪酸も、どんな不飽和脂肪酸も、どんなコレステロールも同じだ」といっていたようなものだ。この根本的な誤りのせいで、その後何十年も、間違った調査や理解を生むことになってしまった。

それぞれの食品には、その食品固有の利点も難点もあるのに、栄養主義は個々の食品について考えることをしない。ケールと白いパンのどちらにも炭水化物が含まれているが、「栄養的に同じである」とはいえないのだ。

いい脂肪も悪い脂肪もラベル上は「脂肪」

このように、ふたつの些細《ささい》だが根本的な判断ミスのせいで、エビデンスがどう見ても脆弱であるにもかかわらず、食事と心疾患の関わりについての誤った仮説が広く受け入れられていった。

たとえば同じ脂質でも、天然の動物性脂肪のほとんどは、主に〝飽和脂肪酸〟から成る。それに対して、コーン油などの植物性油脂は、主に〝オメガ6多価不飽和脂肪酸〟である。**分類上は同じ脂質であっても、内容物はまったく異なる**のだ。

1900年から1950年にかけて、動物性脂肪の消費量はほぼ横ばいだったが、その後急激に下がり始めた。以前より高脂質な食事が広まったことを受けて、1990年代の終わり頃に世評が変わり始めたのだ。すると思いも寄らず、「オメガ6脂肪酸」の摂取量が増えた。そして、カロリーに占める炭水化物の割合も増え始めた（正確にいえば、これは意図された結果だ。だが、人間の健康に悪影響があるとは誰も考えていなかった）。

「炎症油」を「抗炎症油」の30倍摂っている

植物性油脂に含まれる**「オメガ6脂肪酸」**は多価不飽和脂肪酸（一部の植物油や魚に多く含まれる脂肪酸。体内でつくることのできない必須脂肪酸はこの仲間）と呼ばれる物質の仲間であり、〝エイコサノイド〟と呼ばれる炎症物質（炎症仲介物質とも）にほぼ変換される。

植物油の使用量が増えたのは、1900年代の技術の発達により、現在のような製造方法ができるようになったことによる。トウモロコシは本来、油脂をそれほど含んでいないので、人間が普段トウモロコシから摂るオメガ6の油の量は極めて少ない。だが、いまでは、十分な量の油を抽出するために、それこそ何トンというトウモロコシを一気に加工できるようになった。

一方、**「オメガ3脂肪酸」**は、主に抗炎症性の多価不飽和脂肪酸の仲間で、アマ、くるみ、それからサーディンやサーモンなど脂ののった魚に多く含まれる。オメガ3脂肪酸は血栓症を減らし、心疾患の予防になると考えられている。**心疾患の罹患率の低さは、もともとカナダの先住民族イヌイットで確認されていたが、その後、魚を食べるほかの主要な民族でも確認された。**

オメガ3脂肪酸に対してオメガ6脂肪酸のほうを多く摂ると、炎症が増え、心血管疾患が悪化する可能性がある。人間は、オメガ3脂肪酸とオメガ6脂肪酸を同じだけ摂取するように進化してきたと考えられている[9]のだが、現在の西洋の食事では、**「オメガ6対オメガ3」の比率は「15：1から30：1」**になってしまっている。

1990年代に出されたカナダの栄養ガイドラインでは、始めにこのふたつの脂肪酸の重要な違いが述べられ、「どちらも摂取することが望ましい」とはっきりと書かれていた。そのため、高度な炎症性をもつオメガ6が含まれた植物油脂が〝心臓にいい〟と盛んに宣伝され、動物性脂肪に取って代わるようになった。いまでは、アテローム性動脈硬化が主に炎症性の疾患だと考えられているのだから、心血管疾患を予防するために盛んにオメガ6の摂取が推奨されていたとは、まったく皮肉な話としかいいようがない。

「植物由来だから体にいい」はウソである

また、アメリカ人は、バターの代わりに、**「食べられるプラスチック」と呼ばれたマーガリン**のカップに手を伸ばすことが増えた。トランス脂肪酸と呼ばれる物質で出来たマーガリンは、「すべて植物由来なので健康にいい」という触れ込みで広告キャンペーンが展開されたのだが、マーガリンの登場は、まさに時宜を得たものだった。

1869年に、バターの代わりになる安価なものとして製造されたマーガリンは、当初は牛脂とスキムミルク（無脂肪乳）からつくられていた。マーガリンのもともとの色は、食欲をそそらないような白色だが、黄色く着色された。当然バターの製造者たちは面白くなく、何十年もの間、関税や法律でマーガリンを蔑《さげす》んできた。だが、第二次世界大戦とその後のバター不足により、マーガリンの需要が大幅に増えた。どのみちバターは品薄だっため、マーガリンにかけられていた関税や法律は撤廃されることになった。

こうした動きが、飽和脂肪酸に関する論争の高まりとともに、60～70年代のマーガリンのルネッサンス期につながっていった。皮肉なことに、〝より健康〟とうたわれた、トランス脂肪酸をたっぷりと含んだバターの代替品は、**実際には人間の命を脅かすものだった**。

幸い、いまでは消費者擁護団体のおかげで、トランス脂肪酸は店の棚から姿を消さざるをえなくなったが。


そもそも、植物油脂が健康的だと考えられたのは奇跡のようなものだ。**脂っこくない野菜から油を搾《しぼ》りだすのは、圧縮、溶媒《ようばい》抽出、精製、精練、漂白、脱臭など、いくつもの強力な加工工程が必要**だ。マーガリンはけっして天然のものではないし、「人工的なものはいいものだ」と信じられていた時代だったからこそ広まったのだろう。子どもには人工的な粉ミルクが与えられていた。人工的に甘くした炭酸飲料も飲まれていた。私たちは、自分たちが自然よりも賢いと思っていた。自然にあるものよりも、もっといいものを自分たちはつくれると考えていたのだ。

自然食品のバターはいらない。工業的につくられ、人工的に色をつけられた、トランス脂肪酸からできたマーガリンがあればそれでいい！　天然の動物性脂肪はいらない。溶剤で抽出され、漂白され、脱臭された植物油脂があればいい！　それでうまくいくはずだろう？　と。

いい脂肪――心臓に負担をかけない

１９４８年、ハーバード大学が、マサチューセッツ州フラミングハムの町全体を対象として、何十年にもわたる、食事と習慣に関するコホート研究に取り組み始めた。そして２年ごとに、すべての住民に対して血液検査と問診による調査が行われた。

血中のコレステロール値の高さは心疾患と関連があった。だが、コレステロール値をこんなに上昇させた原因は何なのだろう？　当時、優勢だった仮説は、「脂質の多さがコレステロール値を上げる」というものだった。１９６０年代初頭には、このフラミングハム食事研究の結果がまとめられた。飽和脂肪酸の摂取量と、血中のコレステロール値、心疾患との間に確かに関連性があることを発見できるだろうという予想に反して、この研究で発見されたことは……**何もなかった**。

相関関係はまったくなかった。動物性脂肪に多く含まれる飽和脂肪酸が血中のコレステロール値が高くなる原因ではなかったのだ。この研究はこう結論づけられている。「カロリーに占める脂質の割合と血清コレステロールの値に、関連性は見られない。植物性油脂と動物性油脂の摂取比率と、血清コレステロールの値にも、関連性は見られない」

飽和脂肪酸を摂ることによって、心疾患のリスクは増えたのだろうか？　一言でいえば、

増えなかった。この忘れられた貴重な研究結果では、最終的にこう結論づけられている。**「実験グループにおいて、食事内容とその後に起こった冠状動脈性疾患には、何ら関連性が認められない」**[10]

こうして逆の結果が出たわけだが、この結果は次の50年で、繰り返し確認されることになる。**どんなに注意深く見ようとも、食品に含まれる脂質と血中のコレステロールには関係が認められなかった**。[11]プエルトリコ心臓健康プログラムという、1万人以上もの患者を対象にした大がかりな研究も行われた。20年以上にわたって続けられた研究もあった。だが、結果はどれも同じだった。飽和脂肪酸の摂取がコレステロール増、ひいては心疾患の原因ではない。[12]

だがそれでも、研究者たちは粉末ジュースの〝クールエイド〟(脂質とたんぱく質が含まれていない)を飲んでいた。それに自分たちの立てた仮説を深く信じていたので、自分たちの研究の結果を無視することもいとわなかった(「drinking the Kool-Aid」はアメリカのスラングで、「無批判に従う」「盲信する」という意味もある)。

たとえば、様々なところで引用されるウェスタン・エレクトリック研究では、[13]執筆者がこう書いている。「食品に含まれる飽和脂肪酸の量は、冠状動脈性疾患で死に至るリスクと特に関連があるというわけではない」だが、それでも執筆者は「しかし、この結果は食品に含まれる脂質の成分が、血中コレステロール濃度と心臓発作による死のリスクに影響を与えるという結論を支持する」と結論づけた。

こうした結果はすべて、食事と心疾患に関する仮説を葬り去るはずだった。だが、どんなデータがあろうとも、「食品に含まれる脂質が心疾患の原因である」という頑固な説を翻《ひるがえ》すには至らなかった。**研究員が、自分が見たいものしか見なかったから**だ。そして、仮説を守り、結果を葬った。

多大な労力と資金をかけたにもかかわらず、フラミングハムの食事調査は、論文審査のある専門誌に公表されることはなかった。その代わりに、その調査の結果はまとめられ、ほこりっぽい部屋の片隅に静かに追いやられた——そして、その後50年にわたって低脂質ダイエットが提唱され、糖尿病と肥満がまん延することになったのである。

加えて、諸問題を解決するために人の手によってつくられたはずの**「トランス脂肪酸」**については、さらに厄介な問題がある。

悪い脂肪——「動物のえさ」を混ぜて消費期限を長くしている

飽和脂肪酸とは、水素で飽和されているのでそう呼ばれており、そのおかげで、化学的に安定した物質である。一方、植物油のような多価不飽和脂肪酸には〝穴〟があり、そこには水素が〝欠けている〟。科学的に安定を欠く物質であるため、腐りやすく消費期限が短い。これを解決するために、人工的な「トランス脂肪酸」がつくられた。

「天然のトランス脂肪酸」[14]もあることにはある。乳製品には3〜6％ほどの天然のトランス脂肪酸が含まれており、牛肉やラム肉には10％を少し下回るくらいのトランス脂肪酸が含まれている。ただし、こうした**「天然のトランス脂肪酸」は、人間の健康に害を及ぼすものとは考えられていない**。

1902年、ウィルヘルム・ノルマンが植物油を水素化して飽和させ、多価不飽和脂肪酸を飽和脂肪酸にできることを発見した。これが、「トランス脂肪酸」だ。食品のラベルでは、よく「水素添加植物油」と書かれている（これはトランス脂肪酸のことだ）。

トランス脂肪酸は腐りにくい。また、トランス脂肪酸は常温では半固形なので簡単に塗ることができ、口当たりもいい。それに、トランス脂肪酸は揚げ物にも最適だ。油を換えることなく、何度も使うことができる。

最もいい点は、「安い」ということだ。**製造業者は、動物のえさに使われなかった大豆を使って加工し、植物油をつくっている**。少しの水素と化学の力を使えば、ほら、厄介なトランス脂肪酸の出来上がりというわけだ。では、その**トランス脂肪酸が心疾患で何百万という人を死なせていた**としたら？　それがわかったのは、何年も経ってからだった。

2%多く摂ると「心疾患リスク」が23%上がる

1960年代頃、「飽和脂肪酸が心疾患の主要な原因である」と名指しされていたこともあり、トランス脂肪酸が本領を発揮することとなった。トランス脂肪酸の製造者たちは、「〝心臓にいい〟脂肪である多価不飽和脂肪酸から加工したものである」と、すぐに主張し始めた。

トランス脂肪酸は、右から左へ人々の命を奪っているのにもかかわらず、健康にいいと思われだしたのだ。恐ろしいことに、**完全に人工的な食品であるマーガリンは、まるで長い間行方不明だった恋人を抱きしめるかのように、トランス脂肪酸をたっぷりと包含している。**

飽和脂肪酸の消費量――バター、牛肉や豚肉の脂――は、次第に減っていった。マクドナルドは、〝体に悪い〟牛脂で商品を揚げるのをやめ、トランス脂肪酸の入った〝健康な〟植物油で揚げるようになった。劇場では、〝天然〟のトランス脂肪酸であるココナッツオイルで販売商品を揚げるのをやめ、〝人工的につくられた〟トランス脂肪酸で揚げるようになった。ほかにトランス脂肪酸が含まれているものといえば、揚げ物、冷凍食品、パック詰めされたベーカリー製品、クラッカー、植物性のショートニングやマーガリンなどがある。

1990年、オランダの研究者が、**トランス脂肪酸を摂取すると、被験者のLDL（低密度リポタンパク質、あるいは〝体に悪い〟）コレステロールが増え、HDL（高密度リポタンパク質、あるいは〝体にいい〟）コレステロールが減る**ことに気づいたことから、この年がトランス脂肪酸の終わりを告げる時期の始まりとなった。[15]

健康への影響をさらに詳しく精査したところ、**トランス脂肪酸の摂取量を2％増やすと、心疾患の罹患リスクがなんと23％も上がる**ことがわかった。[16] 2000年になる頃には、潮目がはっきりと変わった。消費者のほとんどがトランス脂肪酸を積極的に避けるようになり、デンマーク、スイス、アイスランドでは、トランス脂肪酸の摂取が禁じられた。

トランス脂肪酸の危険性が認識されたことをうけ、過去に行われた飽和脂肪酸についての研究が再検討されることになった。過去の研究では、トランス脂肪酸は飽和脂肪酸と同じ分類にされていたからだ。**研究者たちは危険とされたトランス脂肪酸の影響を飽和脂肪酸とは切り離して考えるようになった。その結果、飽和脂肪酸についての認識が、がらりと変わった**のだ。

脳卒中を予防するのは「動物性脂肪」

トランス脂肪酸の影響が誤って認識されていたことがわかると、どの研究でも、「脂質を多く摂っても健康に害はない」と示されるようになった。[17] 大がかりな看護師健康調査では、14年にわたって8万82人の看護師が追跡調査されたが、この調査では**「トランス脂肪酸の影響を除外すると、脂質の摂取量は、冠状動脈性疾患のリスクと、それほど関係があるとはいえない」**と結論づけられた[18]。

食品に含まれるコレステロールも安全だとされた。スウェーデンで行われた食事とがんの研究と[19]、医学学術雑誌『アナルズ・オブ・インターナル・メディシン』誌で公表された2014年のメタアナリシスでも[20]、同じ結論が導き出されている。

飽和脂肪酸についても、いいニュースが聞かれるようになった。

R・クラウス博士が、延べ34万7747人を対象に行われた21の研究を慎重に分析した結果を公表し、こう述べている。「食品に含まれる飽和脂肪酸が冠状動脈性疾患と関連があるという明らかなエビデンスはない」[21]事実、**飽和脂肪酸には、わずかながら脳卒中の予防効果もある。**飽和脂肪酸の疾病予防効果は、日本で5万8432人を対象に14年にわたって行われた、がんと生活習慣に関するコホート研究（JACC研究）や、10年にわたって4万3757人を対象に行われた男性医療従事者の疫学研究でも明らかにされている[22][23][24]。

皮肉なことに、トランス脂肪酸で出来たマーガリンは、「飽和脂肪酸が少ないので心臓にやさしい」とうたわれてきた。だが、フラミングハムでの20年にわたる追跡調査のデータでは、**マーガリンの消費量のほうが、心臓発作と関わりが深い**ことがわかっている。また、これに対して、**バターを多く消費しても心臓発作にはあまり関係がない**ことも示されている。[25][26]

ハワイのオアフ島で10年にわたって行われた研究でも、[27]「飽和脂肪酸が脳卒中リスクに対して予防効果がある」ことがわかった。20年にわたって行われたフラミングハムの追跡調査でも、この効果が確認されている。[28] 飽和脂肪酸を多く摂取する人ほど脳卒中を起こすことが少ないが、**多価不飽和脂肪酸（植物油）は有益ではない**ことも判明した。一方、**一価不飽和脂肪酸（オリーブ油）は脳卒中に対する予防効果がある**とされていて、何十年にもわたって一貫して同じ結果が報告されている。

低脂肪乳より「全乳」のほうがやせる

さて、ここからが〝脂質〟と〝肥満〟の話だ。

食品に含まれる脂質と肥満の関係を示すエビデンスは一貫している。**両者には何ら関連性がない**。そもそも脂質が懸念されてきたのは、主に心疾患に与える影響についてだった。**肥満への懸念は、後から〝付け足された〟にすぎない**。

脂質が悪者扱いされるようになった頃は、認知的不協和が起こっていた。「食事に含まれる炭水化物は脂肪分が少ないからいい。だが……太るもとだから悪い」とされた。それが、いつの間にか、「太るのは炭水化物のせいではなくカロリーのせいだ」とされるようになり、「脂質はカロリーの密度が高いので、体重増加の原因になる」とされた。この仮説を裏付けるデータは、まったくなかったにもかかわらず。

全米コレステロール教育プログラムでも**「摂取カロリーの多少にかかわらず、食事に含まれる脂質の割合と体重増加には関連性がある、という証拠はない」**と認められている。[29]言い換えれば、50年にわたって脂質が肥満の原因であることを証明しようとしてきたが、いまだにそのエビデンスを見つけることはできていない、ということだ。そのデータを発見することは難しいだろう。なぜならそんなエビデンスは存在しないのだから。

高脂肪の乳製品に関する研究の包括的レビューでも、肥満との関連は見られなかったし、[30]**全乳、サワークリーム、チーズは、低脂肪の乳製品よりも有益**であることがわかった。[31]脂質を食べたからといって太るわけではないし、むしろ太るのを防いでくれる。**脂質と一緒にほかの食品を摂ると、グルコースの量が減りインスリンの過剰分泌を防いでくれる**からだ。[32]また、**乳製品に含まれる脂肪分は、肥満を予防する働きが期待できる。**

ハーバード栄養学の権威が出した結論

それこそ何千という研究結果でこうしたデータが確認されているが、ハーバード公衆衛生大学院のウォルター・ウィレット博士が「脂質は肥満の主要原因か：主要原因ではない」と題した2002年のレビュー記事が[33]、最もうまくそのことを記している。栄養学界の第一人者である彼はこう書いている。

「西洋諸国において太り過ぎている人が多いのは、脂質の多い食事が原因ではない。**エネルギー摂取量に占める脂質の割合を減らしても、何ら大きな利点はないばかりか、肥満問題がさらに加速するだけ**だ。肥満をコントロールして体の健康を改善するために、脂質の総摂取量を減らすことに労力を注ぐのは無駄である」

「低脂質」という方法論の失敗は、88ページで紹介した「Women's Health Initiative Dietary Modification Trial」試験で十分に示されていた[34]。この調査では5万人近い女性が、無作為に低脂質の食事か通常どおりの食事を摂るように指示された。**7年半の間、「低脂質、低カロリー食」を食べていた女性たちに、減量の効果は見られなかった**。そればかりか、心疾患の予防効果も見られなかった。がん、心疾患、脳卒中といったインシデントも減らなかった。冠状動脈性疾患に対する効果もなかった。

つまり、**低脂質ダイエットは減量においても、健康においてもまったくの失敗**だった。裸の王様状態だったわけだ。

第6部

医師が教える「太らないカラダ」の作り方

最新医学で実証済みの「減量の正解」

19章

「食べても太らない食べ物」を食べる

お腹が膨れて体重が増えない

さあ、それではここからいよいよ「解決策」の出番だ。

どうすれば「太らない体」が手に入るのだろうか？

長年にわたって行われてきた食事に関する研究で、はっきりとわかったことがふたつある。ひとつは、**「どんなダイエット法も効果的である」**ということ。もうひとつは、**「どんなダイエット法も効果的ではない」**ということだ。

いったい何をいいたいのかって？　どんなダイエットをしようと、体重の変化を表すグラフは、ダイエットをしている人にはお馴染みの曲線を描く。〝地中海食ダイエット〟でも、〝アトキンス・ダイエット〟でも、旧式の〝低脂質・低カロリーダイエット〟でも、短期間だけ見れば体重が落ちる。それはそうだろう。摂取量を控えた分だけ減るのだ――ダイエット法によって減り方が少し多かったり、少なかったりはする。それでも、どれもうまくいっているように見える。

だが、**半年から1年くらい経つと、食事制限を続けているにもかかわらず、体重は減ら**

なくなり、その後、無情にも増え始める。10年にわたって行われた糖尿病予防プログラムでも、[1] 1年後には7キロの体重減少が見られた。だが、その後、恐ろしいことに体重の減りは止まり、また増え始めたのである。

　こうして、どんなダイエットも失敗する。問題はその理由だ。

　実は、**半永久的に体重を減らすには、「2段階のプロセスが必要」**だ。

　肥満には、**「短期的な問題」**と**「長期的な問題（時間依存的な問題）」**がある。

　短期的な問題とは、〝すぐに体重が減るかどうか〟であり、これは前述のとおりほとんどのダイエットがクリアする。

　大事なのは、脳の視床下部が体重の設定値を決めているということ——太り方における自動調節器だ（体重の設定値については、6章と10章を参照）。インスリンの影響によって、この調節器が体重を高く設定してしまう。短期的には、様々なダイエット法で体重を落とすことはできるが、体重が設定値を下回ると、体は体重を増やすためのメカニズムを活性化させる——それが、長期的に見たときの問題点だ。

　こうした体重の減少に抵抗する体の働きは、科学的にも、経験上でも証明されてきた。[2]

　肥満の人が体重を減らすと代謝が著しく下がるため、さらに少ないカロリーしか必要なくなるが、皮肉にも食べたいという欲望は強くなる。こうして、体は「長く体重が減ったままにならないよう」に、積極的に抵抗する。

「ユニークな減量」をすると後で必ず太る

おさらいだが、肥満は〝多因子的な疾患である〟ということを理解しないことが、決定的な間違いである。肥満の原因はただひとつではない。

「カロリー」が肥満を招く？　部分的にはそうだ。
「炭水化物」が肥満を招く？　部分的にはそうだ。
「食物繊維」は肥満を予防してくれる？　部分的にはそうだ。
「インスリン抵抗性」が肥満を招く？　部分的にはそうだ。
「糖分」が肥満を招く？　部分的にはそうだ（17章、図17-2を参照）。

これらすべての要因が、いくつかのホルモンの経路に作用することによって体重が増えるのであり、そうしたホルモンのなかで最も重要なのが「インスリン」だ。

低炭水化物ダイエットはインスリンの分泌量を減らす。低カロリーダイエットはすべての食品に対して制限を設けるため、結果的にインスリンの分泌量を減らすことになる。パレオダイエット、ＬＣＨＦダイエット（精製された食品、加工された食品をほとんど摂らないダイエット法）、キャベツスープダイエットもインスリンを減らす。

つまり、いかに効率的にインスリンにアプローチするかが、減量効果を高め、なおかつ効果をできるだけ長くキープするうえで鍵になる、ということだ。

私たちに必要なのは、様々な因子がどのように絡み合っているのかを理解するための枠組みであり、仕組みであり、筋の通った理論である。現在の肥満理論では、「真の原因はただひとつで、そのほかのものは偽りの原因である」とされることがほとんどだ。結果、議論が果てしなく続く。「カロリーを摂り過ぎると肥満になる」「いや、炭水化物を摂り過ぎるから肥満になるのだ」「いやいや、原因は飽和脂肪酸の摂り過ぎだ」「そうじゃない、赤肉の食べ過ぎだろう」「いいや、加工食品の食べ過ぎだ」「違うね、高脂肪の乳製品が原因だろう」「いや、小麦の摂り過ぎだ」「いやいや、糖分の摂り過ぎだ」「違うね、嗜好性《しこうせい》の強い食べ物の食べ過ぎだよ」「いや、外食がいけないんじゃないか」

こうして、議論は尽きない。どの主張も、部分的には正しいのだから。

それぞれのダイエットは、別々の側面から肥満の解消に取り組んでいるだけで、どのダイエットにも効果はある。

だが、どれも**「肥満全体」に対する対処法ではないために長くは効果が続かない**ことには注意しよう。肥満が多因子性のものであることを理解しないままでは――この点こそ最も重要だ――互いを非難しているだけで終わってしまう。

このように視野が狭いために、ほとんどのダイエットには致命的な瑕疵がある。ローカーボ・ダイエットと低カロリーダイエットを比べるのは、間違った質問をしているようなものだ。このふたつは、どちらか一方だけが正しいというわけではない。どちらも有効だとしたら？　それなら、どちらも同じように体重が減るはずだ。

ローカーボ・ダイエットはインスリンの分泌量を確かに減らす。インスリンの分泌量を減らせば肥満の度合いが減る。

だが、どの食べ物もある程度のインスリンの分泌を招く。典型的なアメリカの食事の50%以上は精製された炭水化物であるため、低カロリーダイエットをすれば、自ずと炭水化物の摂取量も減ることになる。だから、低カロリーダイエットも、摂取する食べ物の量を減らすことで、インスリンの分泌量を低くすることができる。どちらのダイエット法も効果があるのだ——少なくとも、短期的には。

従来のダイエット法は「6か月後」元に戻る

このことは、ハーバード大学のフランク・サックス教授が4つの異なるダイエット法のランダム化比較試験で確認していることと、まさに同じだ(3)。

口にする炭水化物、脂質、たんぱく質の割合はダイエット法によって異なるが、どの方法も、ほんのわずかではあるが体重が減る。**最も体重が減るのは「6か月経った頃」で、そこからまた次第に体重が増えていく。**２０１４年に行われた、ダイエット法のメタアナリシスでも、ほぼ同じ結果が出ている。[4] **「ダイエット法の違いによる体重減少の差は、微々たるものである」**

もちろん、あるダイエット法がほかのダイエット法に比べて、少しばかりうまくいくこともあるだろう。だが、その違いは**せいぜい「1キロ未満」**であることがほとんどだし、**1年も経てばその差はなくなる**ことが多い。きちんと現実に向き合おう。低カロリーダイエットも低脂質ダイエットも試したが、最終的にはうまくいかなかったではないか。期待していたほど、簡単にやせられることなどなかったではないか。

「複数のプラン」を同時に回す──医学的に確実なやり方

こうした結果を受けて、「何でもほどほどに食べればよいということだろう」と解釈されてしまうことがある。だが、それでは、人間の体重が増える原因の複雑さに向き合ってすらいないことになる。**〝ほどほどに〟というのは、逃げの言葉だ**──ダイエットの真実を突きつめるという面倒な作業を、周到に避けているにすぎない。

たとえば、ブロッコリーを食べるのも、アイスクリームと同じように、ほどほどにしなければならないのだろうか？　明らかにそうではない。牛乳を飲むのも、加糖飲料と同じように、ほどほどにしなければならないのだろうか？　明らかにそうではない。

なかには、答えになっていないような答えをする人もいる。「いちばんよく効くダイエット法などない」「あなたに合ったダイエット法をするといい」「続けられるダイエットがいちばん」というものだ。栄養学のエキスパートと称される人が正しいダイエット法を知らないのなら、私たちはいったいどうしたらいいのだろう？　標準的なアメリカの食事なら続けやすいので、これがいちばんいいダイエット法だというのだろうか？　加糖されたシリアルとピザという食事がいちばんいいのだろうか？　明らかに違うだろう。

たとえば心血管疾患の場合、「あなたにいちばん合う治療法を選びなさい」という診断がいいアドバイスでは決してないだろう。〝喫煙をやめること〟と〝運動を増やすこと〟のふたつが心疾患を減らすなら、どちらか一方を選ぶのではなく、両方やるべきだろう。「心疾患にいい生活スタイルは、続けられるスタイルのほうですよ」とはいわないだろう。だが残念なことに、減量のエキスパートと名乗る人たちの多くが、これとまったく同じようなことを公言している。

ほとんどのダイエットは、問題の一面にしか対処していない。

たとえば、がんの治療をする場合なら、様々な化学療法や放射線治療を合わせて行う。幅広い治療を行うことで成功率はぐっと上がる。心血管疾患の場合なら、複数の薬剤治療が効果的だ。高血圧、糖尿病、禁煙の治療をするときは、すべて同時に、複数の薬剤を使って行われる。高血圧の治療をするときに、喫煙して構わないということにはならない。

複数の要因が絡み合う肥満に対処するにも、「同じアプローチ」が必要だ。階層的に積みあがってきた肥満の〝ある一点〟だけに的を絞るのではなく、**複数の要因に対する複数のアプローチ**を同時にしなければならない。

現時点で疫学上「最も信頼できる」5ステップ——完璧な減量

「肥満は、肥満の調節を担うホルモンの異常が原因」というのが大前提だ。体重を増やす主な原因となるホルモンはインスリンなので、**合理的な治療法は「インスリン値を下げること」**となる。

そのための方法はいくつもあるが、それぞれの利点を活用しよう。その手順はこうだ。

ステップ1「添加糖の摂取」を減らす
ステップ2「精製された穀物の摂取」を減らす
ステップ3「たんぱく質の摂取」を減らす
ステップ4「いい脂肪」をもっと食べる
ステップ5「食物繊維」をもっと食べる

ここからは、この目的を達成する方法を、ステップ1から順に解説していこう。

ステップ1：「添加糖の摂取」を減らす

砂糖はインスリンの分泌を刺激するが、それ以上に厄介なことがある。砂糖は特に太りやすいのだが、それは**砂糖がインスリン値をすぐに、しかも長時間にわたって上昇させる働きがある**からだ。14章で説明したとおり、砂糖にはグルコースとフルクトースが同じ割合で含まれており、フルクトースは肝臓のインスリン抵抗性の直接的な原因となる。インスリン抵抗性は、時間が経つと、さらに高いインスリン値を招く。

だから、スクロース（ショ糖）と果糖ブドウ糖液糖は、ほかの食品よりもはるかに太りやすい。つまり、**砂糖や人工甘味料はインスリン抵抗性の直接的な原因となるので、ほかのものよりも太りやすい**のだ。その問題点を補って余りある栄養があるわけではないので、**添加糖は、どんなダイエットにおいても真っ先に制限されるべきもののひとつ**だ。

天然の加工されていない食品そのものに、糖分が含まれていることは多い。たとえば、果物にはフルクトース、牛乳にはラクトースが含まれている。しかし、天然の糖と添加糖は、まったく異なる。その違いは、「含まれる量」と「濃度」のふたつだ。

料理されたものには砂糖が入っていることが多いので、砂糖をまるっきり摂らないことは難しいし、気づかないうちに驚くほどの量を摂っていることも十分ありうる。砂糖は加工や料理の過程で加えられることが多く、ダイエットをしている人にとっては思わぬ落とし穴となりがちだ（特に外食時は気をつけよう）。

また、**加工食品に加えられている砂糖は、天然の食品に入っているものよりも濃度が高い**。加工食品のなかには、実質、１００％砂糖で出来ているようなものもある。こんなことは、はちみつを除く天然の食品ではありえない。キャンディは風味のつけられた砂糖のかたまり以外の何物でもない。

さらに、**糖分だけで出来た食品には〝満腹感〟をもたらすものが含まれていない**ので、つい食べ過ぎてしまうことも問題だ。体への悪い影響を相殺する食物繊維も含まれていないことが多い。

だから本当にやせたければ、食事をするときには、「天然の食材に入っている糖分」ではなく、**「添加された糖分」を減らすことに労力を注がなければならない。**

ラベルの嘘を見抜く――「はちみつ」に騙されてはいけない

精製された食品や加工食品のほとんどは、砂糖が含まれていることを**〝はっきり〟とはラベルに表示していない。**ほかの名称で書いてあり、たとえばスクロース、グルコース、フルクトース、マルトース（麦芽糖）、デキストロース（ブドウ糖）、糖蜜、加水澱粉《でんぷん》、はちみつ、転化糖、甘藷《かんしょ》糖、異性化糖、果糖ブドウ糖液糖、粗糖《そとう》、米／コーン／サトウキビ／メープル／麦芽／ゴールド／アガベシロップなどと書かれている。

こういう名称を使うことで、多量の糖が添加されていることを隠そうとしているのだ。**いくつもの異なる名称を食品ラベルに書くのは、よく使われるトリック**だ。このトリックを使えば、**主成分として〝砂糖〟と書かなくてもすむ**。

加工食品に砂糖を加えると、ほとんどコストをかけずに、魔法のように風味づけすることができる。

「ソース」の類も曲者《くせもの》だ。バーベキューソース、プラムソース、ハニー・ガーリックソース、海鮮醤《かいせんジャン》、甘辛いソースやそのほかディップ用のソースには、砂糖が多く含まれている。たとえば、スパゲティのソースには、10〜15グラム（小さじ3、4杯）の砂糖が含まれている。しかし、トマトの酸味によって、舌にある味蕾が砂糖を感じにくくなる。

市販されているサラダ用のドレッシングやケチャップなどの調味料、それにピクルスにも、多くの砂糖が含まれている。そこで、こう考えよう。**「パッケージされたものには、砂糖が加えられているに違いない」**

「どれくらいなら砂糖を摂ってもいいか」という質問は、「タバコをどれくらい吸ってもいいか」という質問と同じだ。理想的には、添加された砂糖をまったく摂らないのがいちばんいい。だが、それは無理だろう。そこで、合理的な提案を紹介しよう。

■添加糖回避術①「デザート」を変える

デザートのほとんどは砂糖でつくられ、風味づけされている。たとえば、ケーキ、プリン、クッキー、パイ、ムース、アイスクリーム、シャーベット、キャンディ、チョコレートバーなどが挙げられる。

では、どんなデザートなら食べてもいいのだろう？　伝統的な社会を見本にするといい。いちばんいいデザートは、**「新鮮な季節の果物」**だ。地元で収穫されたものなら尚《なお》いい。旬のベリーやチェリーを食べるのは、食事の最後を締めくくるのに最高だ。あるいは、**「ナッツ類」**や**「チーズ」**を少し食べるのも、満足感を得ることができるし、砂糖が添加されている心配もない。

カカオが70％以上含まれている**「ダークチョコレート」**を適度に食べるのも、意外にも健康的なデザートとなる。チョコレート自体はカカオ豆から出来ており、本来、砂糖を含んでいない（ミルクチョコレートには多量の砂糖が含まれている）。ダークチョコレートやセミスイートチョコレートは、ミルクチョコレートやホワイトチョコレートに比べて、含まれている砂糖の量が少ない。また、ダークチョコレートには、食物繊維やポリフェノール、フラバノールといった炎症を抑える作用がある抗酸化物質も含まれている。加えて**ダークチョコレートに関する研究では、血圧**(5)**、インスリン抵抗性**(6)**、心疾患**(7)**を減らす効果があるとされている。**対照的に、ミルクチョコレートはキャンディとたいして変わらない。カカオの含有量が少な過ぎて効果はない。

前述した**「ナッツ類」**を適量食べるのも、食後の楽しみとしていい。ほとんどのナッツ類には健康にいい一価不飽和脂肪酸が豊富に含まれており、食物繊維も豊富なので、体にいい。マカデミアナッツでも、カシューナッツでも、くるみでもいい。また、**ナッツ類の摂取量と、健康の増進、心疾患の減少**(8)**、糖尿病の減少**(9)**には関連がある**という結果を示す研究も多い。たとえば、ピスタチオには、抗酸化物質のγ-トコフェロールなどのビタミン、マンガン、カルシウム、マグネシウムなどが含まれているため、地中海食ダイエットでは広く食べられている。スペインで最近行われた研究では、**毎日の食事に100粒のピスタチオを加えると、空腹時血糖値、インスリン値、インスリン抵抗性が改善する**という報告もある(10)。

「砂糖の入った食べ物を絶対に食べてはいけない」といっているわけではない。食べ物はお祝いの席には欠かせないものだ――誕生日、結婚式、卒業式、クリスマス、感謝祭など。大切なのは**「時々」食べるくらいにしておく**、ということだ。デザートは毎日食べるべきものではない。

だが、あなたの目的が体重を減らすことならば、**糖分を厳しく制限することが、最初にとるべき重要なステップである**ことを忘れてはいけない。そして、くれぐれも砂糖を人工甘味料に置き換えてはならない。なぜなら人工甘味料は砂糖と同じくらいインスリン値を上げ、肥満を招く傾向があるからだ（15章参照）。

▩添加糖回避術②「間食」をやめる

「これはヘルシーなおやつだ」といわれれば、体重を減らせるのではという幻想を抱いてしまうかもしれないが、**間食は、どんな食の伝統にも実質的に反するものだ**。1960年代でも、ほとんどの人は一日3食だった。常にインスリンの分泌が促されていると、インスリン抵抗性が発現する（間食の危険性については、10章と11章参照）。

解決法は何かって？　**〝常に〟食べるのをやめる**ことだ。

間食として食べるほとんどのものには、精製された小麦粉と砂糖がたっぷりと入っている。その証拠に、包装された便利な商品が、スーパーマーケットの棚にずらりと並んでいるだろう。クッキー、マフィン、プリン、チョコレートバー、シリアルバー、グラノラバー、ビスケットなどは、どれも食べないほうがいい。低脂肪と宣伝されているライスケーキも、味の足りない分を砂糖で補っている。**缶詰の果物や加工された果物は、果物のヘルシーなイメージの陰に隠れてはいるが、多量の砂糖を使っている**。モッツのアップルソースには、1食あたり小さじ5½杯（22グラム）もの砂糖が入っているし、桃の缶詰には小さじ4½杯（18グラム）が混ざっている。

間食をする必要はあるだろうか？　そんなことはない。シンプルな問いを自分自身に投げかけてみるといい。「自分は本当にお腹が空いているのだろうか、それともただ退屈しているだけなのだろうか？」おやつの類は見えないところにしまっておこう。

それでも間食をする習慣があるなら、健康に害を及ぼさないほかの習慣に置き換えよう。「午後に緑茶を一杯飲む」のを新しい習慣にするのもいいかもしれない。

おやつに何を食べたらいいのか悩んでいる人には、簡単な答えをお教えしよう。何も食べなければいい。間食をしないこと。以上。生活をもっとシンプルにしよう。

■添加糖回避術③「朝食」は食べても食べなくてもいい

一日の食事のなかで、「朝食」は最も議論が分かれるものといっていいだろう。

起きたらすぐに、何でもいいから、何かしら食べたほうがいいというアドバイスをよく耳にする。**だが、朝食は〝一日のなかで最も大切な食事〟ではなく、「単なる食事」**と考えるのがいいだろう。国によって朝食に食べる物は異なる。しっかりとした〝アメリカンの朝食は、フランスの〝ささやかなランチ〟とはまるで違う。ここで大切なのは〝ささやかな〟という点だ。

最も問題なのは、**朝食で食べるものは、デザートと同じように高度に加工された炭水化物と砂糖をふんだんに使っている**ことで、この点は間食にも共通する。特に**子ども向けの**

朝食用シリアルは、最もいけないもののひとつだ。平均すると、大人向けのシリアルに比べて「40％」も砂糖が多く使われている。[11]

特に驚くべきことでもないが、ほぼすべての子ども向けシリアルには砂糖が含まれており、10の商品に至っては、重量の50％を砂糖が占めている。〝低糖〟の基準に合っている商品はわずか5・5％だ。8歳未満の子どもが食べ物から摂る糖分は、キャンディ、クッキー、アイスクリーム、加糖飲料に次いで、朝食用シリアルから摂るものが多い。

守ってほしいシンプルなルールはこうだ。「砂糖がかかった朝食用シリアルを食べないこと」どうしてもシリアルが食べたければ、**「1食分に含まれる砂糖が4グラム未満のシリアル」**にするといい。

ベーカリーでつくられた朝食用の食べ物も、おおいに問題がある。たとえば、マフィン、ケーキ、デニッシュ、バナナブレッドなど。精製された炭水化物が多く含まれているだけでなく、砂糖やジャムで甘くしてあるものが多いのも懸念材料だ。そもそも**パンにはたいてい砂糖が含まれている**が、それにジャムやゼリーをつけて食べることが多い。ピーナッツバターにも砂糖が加えられていることが多いので、パン派の人は注意しよう。

では「いい朝食」とは何か？

昔ながらの**「ヨーグルト」**や**「ギリシャヨーグルト」**は、栄養に優れた食べ物だ。だが残念なことに、市販されているヨーグルトには多量の砂糖が加えられ、果物の風味がつけられているので注意すること。ヨープレイというブランドのフルーツヨーグルト1食分には、小さじ8杯（31グラム）もの砂糖が加えられている。

「オートミール」も伝統的でヘルシーな食べ物だ。なかでも、全粒オート麦やスティールカットオーツはいい選択だ。食物繊維を多く含んでいるので、柔らかくするには長い時間火を通さなくてはならず、料理に時間がかかるのが難点ではある。だが、だからといってインスタントのオートミールは避けること。**すぐに料理できるようにされたインスタントのものは、高度に加工・精製されているし、多量の砂糖や香料が使われている。**そして、**栄養成分のほとんどがなくなってしまっている。**クエーカー社の風味づけされたインスタントのオートミールには、1食あたり小さじ3¼杯（13グラム）の砂糖が含まれている。オート麦のフレーク、ドライフルーツ、グラノラはヘルシーだと宣伝されているが、どれも砂糖がふんだんに使われていたり、チョコレートチップやマシュマロが入っていたりするので、くれぐれもラベルを見て判別してほしい。

「卵」は、以前はコレステロールへの懸念から敬遠されていたが、スクランブルエッグ、目玉焼き、固ゆでの卵、半熟卵、ポーチドエッグなど、様々な料理法で楽しむことができる。卵白はたんぱく質が豊富だし、黄身にはビタミン、コリンやセレニウムなどのミネラルが豊富に含まれている。特に、**卵は加齢黄斑《おうはん》変性や白内障といった目のトラブルを防い**

でくれる抗酸化物質を摂るのにいい[12]。

また、卵に含まれるコレステロールは、アテローム（動脈の内壁に蓄積する固まり）になりにくいともいわれている[13]。事実、**大規模な疫学研究では、卵の摂取量の増加が心疾患の増加につながるという結果は、出ていない**[14][15]。それに、なんといっても卵は美味しいし、加工されていないものをそのまま食べることができる。

朝食に何を食べればいいか困ったら、こう考えることだ。「お腹が空いていないなら、何も食べなくていい」お昼にグリルドサーモンのサラダを食べて、それがその日の最初の食事になったとしても何も問題はない。

朝食を食べること自体には何も問題がない。しかし、**朝の忙しい時間には、パッケージされていて便利な、高度に加工され、砂糖がふんだんに使われた食べ物を食べがちなので、特に注意が必要**だ。

食べる時間がないときはどうすればいいかって？　そういうときは、食べなければいい。

添加糖回避術④「炭酸水」を飲む

私たちが摂る糖分は、**「加糖された飲み物」からであることが圧倒的に多い**。

たとえば、炭酸清涼飲料、加糖された紅茶、フルーツジュース、ビタミンウォーター、スムージー、シェイク、レモネード、チョコレートミルク、フレーバーミルク、アイスコーヒー、エネルギー飲料などには砂糖が存分に加えられている。温かいココア、カフェモカにも、砂糖が入っている。

流行りのアルコール飲料を食事と一緒に飲んでも、砂糖を多く摂ることになってしまう。たとえば、アルコールの入ったハードレモネード、果物などで風味づけされたワインクーラー、サイダービール、そのほかにも、伝統的な飲み物であるベイリーズのアイリッシュクリーム、マルガリータ、ダイキリ、ピニャコラーダ、デザートワイン、甘いシェリー酒やリキュールなどもそうだ。

「アルコールそのもの」はどうだろう？　アルコールは本来、砂糖やでんぷんなど、様々なものを発酵させてできたものだ。酵母に砂糖を加えると、砂糖が分解されてアルコールができる。砂糖が残っているものは当然甘い飲み物になる。甘いデザートワインには、明らかに砂糖が多く含まれているので、お勧めできない。

だが、**赤ワインを適量飲むのは、インスリン値も上げないしインスリン感受性を損なうこともない**のでいいだろう。[16]一日にグラス2杯程度なら、体重が大幅に増えることもないし[17]、反対にインスリン感受性を高めることもできる。[18]

アルコールそのものは、ビールも含めて、インスリンの分泌を促したりインスリン抵抗性を発現させたりする効果はあまりない。アルコールそのものよりも、「アルコールと一緒に食べるもののせいで太る」とよくいわれるが、これにはいくらかの真実があるものの、**実はエビデンスは乏しい**。

では、何を飲んだらいいのだろうか？　いちばんいいのは、**「水」**や**「炭酸水」**だ。レモン、オレンジ、キュウリを薄く切ったものを加えるのも、清涼感が増していいだろう。

ほかにも、昔から飲まれている美味しくて減量を助ける飲み物があるので記しておこう。

コーヒー――「一日6杯まで」なら健康効果も

「カフェインが多く含まれているので、コーヒーは健康にはよくない」といわれることがある。だが、最近の研究では、[19]コーヒーには抗酸化物質[20]（マグネシウム、リグナン、[21]クロロゲン酸[22]）が多く含まれているという理由で「正反対の結論」が出ている。

カフェイン抜きのものも含めて、**コーヒーには「2型糖尿病の予防効果」**がある。2009年に行われた研究では、**一日に飲むコーヒーを1杯増やすごとに、糖尿病のリスクが7%減少する**という結果が出ており、**一日に6杯まではこの効果がある**ということがわかっている。[23]

ヨーロッパのがんと栄養に関するコホート研究では、**毎日コーヒーか紅茶を少なくとも3杯以上飲むと、糖尿病のリスクが42%減少する**という結果も出ている。[24]シンガポール在住の中国人の健康調査でも、[25]同リスクが30％減少するとされている。

また、**コーヒーを飲むことと総死亡率が10〜15％減少することには相関関係がある。**[26]大規模な研究によると、[27]**心疾患などの主要な死因による死亡率が減った**という。コーヒーはまた、**神経系の病気であるアルツハイマー病、**[28][29]**パーキンソン病、**[30][31]**肝硬変、**[32]**肝がん**[33]などの疾患の予防にもなると考えられている。

気をつけなければいけないのは、「こうした相関関係を示す研究によってコーヒーの効果が示唆されてはいるが、効果があると証明されたわけではない」ということだ。だが、「コーヒーは思っていたほど健康に悪くない」ことを示唆するものではある。

湿気、熱、光を防ぐために、**「密閉容器」**に入れてコーヒー豆を保存しておこう。香りは豆を挽くとすぐに飛んでしまうので、いいコーヒーミルを買うのもいいだろう。コーヒーを淹《い》れる直前に豆を挽こう。

暑い日なら、アイスコーヒーを手間なく安くつくることができる。いつもどおりにコーヒーをポットに淹れ、一晩冷蔵庫で冷やしておくといい。シナモン、ヤシ油、バニラエッセンス、アーモンドエッセンス、クリームなどを加えて風味をつけてもいいだろう。コーヒーのヘルシーな性質は変わらない。ただし、砂糖やそのほかの甘味料を加えるのはやめよう。

お茶──「緑茶」が持つ脂肪燃焼作用

水に次いで、**「お茶」**は世界で最もよく飲まれている飲み物だ。

紅茶は最もよく飲まれていて、世界で飲まれているお茶の75％を占めている。摘んだ葉を完全に発酵させることによって、紅茶独特の濃い色になり、ほかのお茶に比べて、カフェインの含有量は多い。烏龍茶《ウーロンちゃ》は半発酵茶で、発酵される時間が短い。緑茶は発酵させていないお茶だ。摘みたての葉を蒸して発酵させないようにしたもので、繊細で花のように香りが高い。緑茶はコーヒーに比べてカフェインがとても少ないので、カフェインの刺激に敏感な人にとっては、理想的なお茶である。

とりわけ緑茶には、**「カテキン」**と呼ばれる強力な抗酸化物質が高い濃度で含まれている。**カテキンは炭水化物を消化する酵素の働きを阻害し、血糖値を低下させ**[34]**、インスリン分泌機能をもつ「すい臓β細胞」を守る**と考えられている[35]。

紅茶の場合、発酵させることによってカテキンが抗酸化性のポリフェノールである「テアフラビン」に変化するので[36]、紅茶も緑茶と同じくらいの抗酸化物質を含んでいる。

加えて、**緑茶に含まれるポリフェノールは代謝を活性化させるとも考えられており**[37]**、脂肪の燃焼を促す**ともいわれている[38]。緑茶を飲むことによる健康効果は多いとされていて、たとえば、**運動をしているときの脂肪燃焼量を増加させたり**[39]**、安静時エネルギー消費量を増やしたり**[40]**、あらゆる種類のがんのリスクを低下させたりする**[41]とのことだ。

ただし、数々の研究のメタアナリシスを行った結果、緑茶は減量に効果があるものの、その効果はおよそ1〜2キロと、さほど大きくないことが確認されている。[42] 一方、シンガポール在住の中国人の健康調査などのリサーチによると、**お茶を飲むことによって2型糖尿病に罹患するリスクは14〜18%減少することがわかった**。[43][44]

いずれにしても、どのお茶も、温かくして飲んでも冷やして飲んでもよく、様々な種類のお茶があるので、好みのものがきっとあるだろう。レモンピール、オレンジピール、カルダモン、バニラビーンズ、ミント、ジンジャーなどで風味をつけてもいい。

ちなみにハーブティーは、ハーブやスパイス、そのほかの植物をお湯に入れたものだ。茶葉を入れるわけではないので、**厳密にいえば「お茶」ではない**。だが、砂糖を加えずに飲めるし、ホットでもアイスでも楽しめる「太らない飲み物」だ。種類もとても豊富で、ミント、カモミール、ジンジャー、ラベンダー、レモンバーム、ハイビスカス、ローズヒップなどは人気がある。シナモンやスパイスを加えると、風味が増していいだろう。

ボーンブロス——骨でとった「だし汁」でいい脂肪だけを摂取

どの文化圏でも、栄養価が高くて美味しい**「ボーンブロス」**は伝統的な料理である。風味づけのための野菜、ハーブ、スパイスとともに、動物の骨をグツグツ煮込んだものだ。長く煮込むと(4時間〜48時間)ほとんどのミネラル、ゼラチン、そのほかの栄養素が溶けだしてくる。また、煮込んでいるときに少量の酢を加えると、ミネラルの抽出に役立つ。そうして出来上がったボーンブロスは、プロリン、アルギニン、グリシンなどのアミノ酸が豊富なうえ、カルシウム、マグネシウム、リンなどのミネラルも豊富だ（**つまりは体によいし、動物性なので太りにくい**）。

動物の骨は、たいていのエスニック系の食料品店に行けば手に入るし、とても安い。便利だし、手間もかからない。ボーンブロスは大量につくって冷凍しておくこともできる。

ただし注意したいのは、市販されている〝出来あいのボーンブロス〟は、自宅でつくる様々な種類のボーンブロスとはまったく違うという点だ。出来あいのものは、味つけのために人工的な香料が使われていることが多い。缶詰のブロス（だし汁）には、ミネラル、栄養素、ゼラチンなどが入っていないものもあるので注意しよう。

自宅でつくる際のレシピを440ページに掲載したので、ぜひ参考にしてほしい。

ステップ2：「精製された穀物の摂取」を減らす

白い小麦粉などの精製された穀物は、ほかのどんな食べ物よりインスリンの多量分泌を促す。だから、小麦粉や精製された穀物の摂取量を減らせば、体重を減らせる可能性が十分に高まる。

精白された小麦粉は栄養のバランスが崩れており、食事から減らしても、いっそのこと除去しても、なんの問題もない。ちなみに、「栄養強化された小麦粉」は、加工の過程でほとんどすべての栄養素がなくなったものに、「健康にいい」という体裁を装うため、栄養を足した人工物だ。

全粒粉や全粒穀物にはビタミンや食物繊維が含まれており、精白された小麦粉よりはいい。ふすまの繊維はインスリンの過剰分泌を防いでくれる。それでも、全粒粉とはいえ、現代の製粉所で高度に加工されたものだ。残念ながら、昔ながらの石で挽く方法のほうが好ましいと言わざるをえない。現代の製粉技術で超微粒子にされたものは、**全粒粉であっても腸に素早く吸収されるため、インスリンの効果を高める傾向がある。**

取り急ぎ、**ほぼ小麦粉やでんぷんで加工されたベーカリー製品は避けたほうがいい。**たとえば、パン、ベーグル、イングリッシュマフィン、ロティ、ナン、ロールパン、グリッシーニ、メルバトースト、クラッカー、ビスケット、スコーン、トルティーヤ、ラップサンド、マフィン、クッキー、ケーキ、ドーナツなど。パスタや麺の類も、精製された炭水化物が凝縮されたものなので、食べるのは最小限にしたほうがいい。最近広く出回っている**全粒粉のパスタも、理想的とは言い難い。**

炭水化物は、天然のものを、丸ごと、加工されていない状態で摂るべきだ。炭水化物が中心だった昔ながらの食事をしていて、「不健康になった」「糖尿病になった」などという話は聞いたことがない。

忘れないでほしい。**西洋の食事の有毒性は、食べ物そのものではなく、その加工法にある**のだということを。なす、ケール、ほうれん草、にんじん、ブロッコリー、豆類、芽キャベツ、トマト、アスパラガス、ピーマン、ズッキーニ、カリフラワー、アボカド、レタス、ビーツ、キュウリ、クレソン、キャベツなどは、どれも炭水化物を含んだ、とてもヘルシーな食べ物だ。

▒「枝豆」を食べる

「キヌア」はもともとは南米のインカ帝国で栽培されていたもので、〝すべての穀物の母〟と呼ばれている。赤、白、黒の3つの色の品種があり、食物繊維、たんぱく質、ビタミンがとても豊富だ。そのうえ、GI値が低く、抗炎症作用があると考えられているケルセチン、ケンペロールなどの抗酸化物質を多く含んでいる。

中南米原産の**「チアシード」**の起源は、アステカ帝国やマヤ文明にまで遡る。チアシードも食物繊維、ビタミン、ミネラル、オメガ3脂肪酸、たんぱく質、抗酸化物質を豊富に含んでいる。また、水のなかで10倍に膨らむため、液体に浸してゼリー状にして食べると、とても腹持ちがいい。

「豆類」は用途が広く、伝統的な食事においては、食物繊維を豊富に含んだ炭水化物の代表格だ。たんぱく質の摂取源としても優れているので、特に菜食主義ダイエットをする人にはいい食品だろう。なかでも、**日本でよく食べられている枝豆は、1食あたり9グラムの食物繊維と11グラムのたんぱく質を含んでいる**のでお勧めだ。

ステップ3：「たんぱく質の摂取」を減らす

精製された穀物とは異なり、たんぱく質を食事から抜くことはできないし、完全に抜いてはいけない（たんぱく質については17章参照）。だが、**食事に含まれるたんぱく質の量を、総摂取カロリーの20～30％に抑えるのはいいこと**だ。

実際問題、度を超えた高たんぱく質ダイエットはお勧めできないし、続けるのも難しいだろう。というのも、**たんぱく質を単体で摂ることはまずない**からだ。

乳製品や肉などのたんぱく質を含む食品には、脂質も多く含まれていることが多い。マメ科の植物など植物性たんぱく質の食品には、炭水化物も多く含まれている。厳格に「（ほかの栄養素を極力摂らない）高たんぱく質ダイエットをしよう」と思ったら美味しい食事はできない。卵白や脂質の少ない肉ばかり食べなくてはならないことになる。

これほど限定された食事を続けるのは、いうまでもなく大変だ。高たんぱく質ダイエットをしている人は、往々にして**食事代わりに飲むシェイク飲料やバー、プロテインパウダーに頼ることになるが、これらはただ高度に加工された〝にせの食べ物〟**だ。「オプティファースト」「スリムファースト」「エンシュア」といったダイエット商材は、栄養を阻害する商品がひしめく商業界の、ほんの一例にすぎない。こうした商品は減量の効果を長続きさせるものではなく、加工された混合飲料に顧客をつなぎとめておくことを意図しているだけのものだ。

ステップ4：「いい脂肪」をもっと食べる

3つの主要栄養素（炭水化物、たんぱく質、脂質）のうち、**脂質はインスリンの分泌を促す効果がもっとも低い**。だから、脂質は本来、太るもとではないし、肥満予防効果が期待されるものである（予防因子としての脂質については18章参照）。

脂質を摂るときには、**「天然の脂質」**が多く含まれているものを選ぶことだ。天然の、加工されていない脂質には、オリーブ油、バター、ヤシ油、牛脂、リーフラード（腹脂）などがある。高度に加工された植物油、炎症作用の高いオメガ6脂肪酸は、健康には悪い影響があると考えられる。

ヘルシーだと広く認知されている地中海式の食事には、抗酸化作用のあるオレイン酸や、オリーブ油に含まれる一価不飽和脂肪酸が豊富だ。オリーブは地中海地方が原産で、オリーブ油は紀元前4500年から生産されてきた。熟したオリーブの果実をペースト状につぶして圧縮することによって油を抽出する**「ヴァージンオイル」は、こうした手段で抽出**

された油のみを指し、もっとも体にいい。〝ヴァージン〟でない**そのほかのオリーブ油は、化学的な方法を使っているので避けたほうがいい。**

■「ピュアオイル」は思いのほかよくない

〝精製された〟油は、味の悪さをカバーするために化学物質を使って高温で抽出されており、2級品のオリーブを使ってつくることもできる。**「ピュアオリーブ油」という表示は精製された油を指す場合が多いので、特に気をつけよう。**「エキストラヴァージンオリーブ油」は精製されておらず、フルーティな味わいで、一定の品質を満たしている。[45]

オリーブ油には抗炎症作用のあるポリフェノールやオレオカンタールなどの抗酸化物質も多く含まれている。[48] 炎症を抑え、コレステロールを減少させ、[46] 血栓を少なくし、[47] 血圧を下げる効果があるといわれている。こうした性質のおかげで、心臓発作や脳卒中などの心血管疾患の全体的なリスクが減少すると考えられている。[49]

ただし、熱と光によって酸化が進むため、オリーブ油は冷暗スペースに保管しておかなければならない。その点、**「深緑色をしたガラス製の容器」は光を防ぎ、オリーブ油の保管に適している**のでお勧めだ。

図19-01 ▌「3大栄養素」の太らない摂り方

炭水化物 …… **減らす**

- 加工品(精製されたもの)は減らす
- 天然の炭水化物(野菜など)は摂ってOK
- キヌア、チアシード、豆類など「食物繊維を含む炭水化物」はお勧め

たんぱく質 …… **減らす**

- 食物摂取量全体の20〜30%に抑える
- 食事代わりになる「代替品」には手を出さない

脂質 …… **増やす**

- 「天然の脂肪」が含まれた食品を多く摂ろう!
  例:ヴァージンオリーブ油、ナッツ、乳製品、アボカドなど
- 動物性脂肪も過度に恐れる必要はない

■「ナッツ」「乳製品」「アボカド」にはいい脂肪が豊富

地中海式の食事では、「ナッツ類」もよく食べられる。脂質が多く含まれているので長い間敬遠されていたが、体にとてもいいということが認知されるようになった。ヘルシーな脂質に加えて、ナッツ類にはもともと食物繊維が豊富に含まれており、その一方で炭水化物は少ない。**特にくるみは、オメガ3脂肪酸をとても多く含んでいる。**

脂肪分の高い「乳製品」は美味しいし、太ることを気にせずに食べることができる。29種類のランダム化比較試験のレビュー(50)を行ったところ、太りもやせもしないことがわかった。そして、**脂肪分の高い乳製品を摂ると、2型糖尿病のリスクが62%も減少**する(51)。

近年、**「アボカド」**はとてもヘルシーで、どんなダイエットをしていても美味しく食べられることがわかった。ビタミンが豊富で、特にカリウムを多く含んでおり、炭水化物はとても少ない一方、抗酸化物質のオレイン酸を多く含んでいる点は、ほかの果実にはない特徴だ。さらに、水溶性食物繊維と不溶性食物繊維が両方とも豊富に含まれているのも「太りにくい」一助となる。

ステップ5：「食物繊維」をもっと食べる

食物繊維は炭水化物によるインスリン刺激を減少させるため、肥満に対する主要な予防因子であるが、北米における平均的な一日あたりの食物繊維の摂取量は、推奨されている量よりもはるかに少ない（予防因子としての食物繊維については16章参照）。

　多くの研究や観察により、**食事から摂る食物繊維には体重を減らす効果があることが確認されている**。ただし、注意したいのは、天然の食品そのものには多くの食物繊維が含まれているが、**加工の過程で取り除かれてしまうことが多い**という点。果物、ベリー類、野菜、全粒穀物、アマ、チアシード、豆類、ポップコーン、ナッツ類、オートミール、パンプキンシードは本来、高繊維食だ。

　グルコマンナンは水溶性および発酵性の「粘性のある食物繊維」で、サトイモの根からできるもの、あるいはアジアでは**「コンニャク」**と呼ばれるものである。グルコマンナンは水に浸すと重量が50倍にもなる、最も粘性のある食物繊維だ[52]。コンニャクイモは何世紀にもわたって植物性の生薬として使われており、コンニャクゼリー、麺などに昔から使われてきた太りにくい食べ物である。

「酢」も予防因子だ。伝統的な食事によく使われており、インスリンの過剰分泌を防いでくれる。イタリア人は、よくパンにオイルや酢をつけて食べる――高炭水化物の食品と予防因子を一緒に食べるいい例である。酢は酢飯にも含まれており、そのおかげで酢飯のGI値は20～40％も減少する[53]。フィッシュアンドチップスが、よくモルトビネガーとともに食べられるのは理に適っているわけだ。

「完璧なタイミング」で食べ、最速で、確実に、最もやせる

体重を減らすためには、5つの基本的なステップを踏むことが必要だ。

1. 「添加糖」の摂取を控える
2. 「精製された穀物」の摂取量を減らす
3. 「たんぱく質」の摂取量を減らす
4. 「いい脂肪」の摂取量を増やす
5. 「食物繊維と酢」の摂取量を増やす

何を食べたらいいのか、その答えをあなたはすでによく知っている。

ダイエット法はどれも非常に似通っていて、異なる点より共通する点のほうがはるかに多い。「砂糖」と「精製された穀物」は摂らないこと。「食物繊維」をもっと摂ること。「野菜」を食べること。「オーガニックなもの」を食べること。「家でつくった食事」をもっと食べること。「ファーストフード」は食べないこと。加工されていない「そのままの食品」を食べること。「人工着色料」や「香料」は避けること。「加工食品」や「冷凍食品」を避けること。

ローカーボ・ダイエットであろうと、低カロリーダイエットであろうと、アトキンス・

ダイエットであろうと、そのほかの主要なダイエットであろうと、こうしたアドバイスはほとんど同じだ。ダイエット法の違いを巡って議論して、何になるというのだろう？

ほかのダイエット法と同じなら、本も雑誌も売れないからだろう。**私たちはいつも、何か新しいものを〝発見〟したり、素晴らしい〝スーパー・フード〟を見つけたりしたいのだ**。アサイーベリーやキヌアのように。

あるいは、食事に含まれる最強の〝悪者〟を、常に新たに〝発見〟したいのだ。砂糖、小麦、脂質、炭水化物、カロリーのように。『ヴォーグ』誌が「あなたもよく知っているダイエットのアドバイス満載！」という見出しを掲げたりはしないだろう。

どのダイエット法も、短期間だけ見れば効果がある。だが、私たちは「インスリン抵抗性」という長期的な問題を直視せずにきた。**パズルの最後のピースは、何世紀も前にすでに発見されている方法**で、地球上のほとんどすべての国で、体験的に学ばれ伝えられてきた栄養学上の方法だ。いまや途絶えようとしている、時間依存としての肥満を解決する伝統的な方法ともいえよう。

その方法こそが、次章のテーマであり、太らないカラダ作りの仕上げとなるメソッドである。

20章

世界最先端の医学分析を集約した太らない食事術

太るかやせるかは「タイミング次第」

忘れてしまったこと以外で、何も新しいことはないわ。
マリー・アントワネット（1755〜1793年）

ダイエットを長く続けていても成果は出ない。始めこそ体重は減るが、そのうち無情にも減らなくなり、その後もっと恐ろしいことに体重が元に戻る。体が体重の減少に反応して、元の設定体重に戻ろうとするのだ。そのうち設定体重自体が減るのではないかと私たちは期待するが、実現することはない。適切な物を食べていても、インスリン値は高いままだからだ。

適切な物を食べているだけでは、私たちはまだ肥満という問題の片面にしか対処していないことになる。体重を減らしてそれを維持するには、2段階のプロセスが必要だ。インスリン値が高くなるのには、ふたつの大きな要因がある。ひとつは、食べる物が何かということ――ダイエットをするとき、私たちが変えるのはいつも「食べ物」だ。だが、これでは、もうひとつの要因に私たちは対処できていない。それは、インスリン抵抗性という長期的な問題だ。これには、**「食べるタイミング」**がかかわってくる。

「間隔」が長ければ長いほどいい

インスリン抵抗性が発現すると、インスリン値が高くなる。インスリン値が高くなると、体重の設定値も高くなる。体重を減らそうとどんなに努力しても、この設定値のせいで、無情にもその努力は無駄になる。

私たちはもっと空腹を感じるようになる。代謝量（つまり総エネルギー消費量）は、摂取エネルギーよりも低くなるようにどんどん下がっていく。すると、体重は減らなくなり、ダイエットを続けているにもかかわらず、元の設定値まで体重が容赦なく増えていく。食べる内容を変えるだけでは十分でないのは、明らかだ。

ダイエットを成功させるためには、インスリン抵抗性を招く「サイクル」を断ち切らなくてはならない。だが、いったいどうやって？

インスリン抵抗性が発現すると、それに対する無条件反射としてインスリンの分泌量が増え、それがさらに抵抗性を強める原因となる。こうしたインスリン抵抗性のサイクルを断ち切るためには、**インスリン値がとても低くなる時間を繰り返しつくらなければならない**（抵抗性は、常にインスリン値が高くなることで発現することを思い出してほしい）。

では、インスリン値が低い状態を一時的につくりだすには、どうしたらいいのだろう？適切な食べ物を食べていれば、高いインスリン値を招くことはないとわかっているが、**それだけではインスリン値をもっと低くするには不十分**だ。ある食べ物はほかの食べ物よりもインスリン値を上げないのは確かだが、**すべての食べ物はインスリンの分泌を促すことを忘れてはいけない**。どんな食べ物もインスリン値を上げるのだとすれば、インスリン値を下げるには、「まったく何も食べない」という方法しかない。

つまり、一言でいえば、**「ファスティング（断食）」**という方法だ。

ここでいうファスティングは、インスリン抵抗性を断ち切って体重を減らすためのもので、24時間から36時間のファスティングを「間欠的」に行うものを指す。ファスティングの実践プランを、付録Aと付録Bに記しておく。

この章では、ファスティングにまつわる健康上の懸念について主に考えることにしよう。研究によれば、**間欠的ファスティングはとてつもなく有益な減量法**であることがわかっている。

「間欠的ファスティング」なら確実にやせられる――医師として断言

インスリン抵抗性を断ち切る奇跡を起こしてくれそうな、奇抜で、いままでに見たことのないダイエット法を探すのではなく、**すでに実証済みの、実績のある確実な治療法**に注目してみよう。人類の歴史のなかでも、ファスティングは最も古くからある治療法のひとつで、地球上のどの文化でも、どの宗教においても慣行とされてきた方法だ。

ファスティングと聞くと、いつも呆《あき》れたような声でこういう反応が返ってくる。「飢餓療法」だって？　それが答えだっていうのか？

いや、そうではない。ファスティングは〝飢餓〟とはまったく異なる。飢餓とは、こちらの意志に関係なく食べ物が不足している状態のことだ。故意に食べないわけでも、食べないように自制しているわけでもない。飢餓状態にある人は、次にいつ食べられるかわからない状態にある。

だが、ファスティングは、スピリチュアルな理由や健康上の理由などから、〝自分の意志〟で食べることを節制することだ。ファスティングの期間は自由に決めてよく、**数時間でもいいし数か月でもいい**（この本では比較的短いファスティングを取り上げる）。

ある意味、ファスティングは日常生活の一部だ。〝breakfast（朝食）〟という言葉は、ファスティング（fast）を遮断する（break）食事のことを指す――つまり私たちは常日頃、ファスティングを行っているはずなのだ。

古来の治療法であるファスティングには、長い歴史がある。**医学の父・ヒポクラテス（紀元前４６０〜前３７５年頃）が信用を置き、指示していた治療法には、「ファスティング」や「アップルサイダービネガー（りんご酢）」を飲むという方法があった。**

彼はこう書いている。「具合が悪いときに食べると、もっと具合が悪くなるものだ」

古代ギリシャの著述家であり歴史家だったプルタルコス（46〜120年頃）も、同じことを言っている。「今日は薬を飲まずに、ファスティングをしたほうがいいだろう」プラトンとその弟子のアリストテレスも、ファスティングの忠実な支持者だった。

「毒物学の祖」も〝最も優れた方法〟と保証済み

古代ギリシャ人は、人間の自然な姿を観察すれば、おのずと治療法が見つかると信じていた。人間はほかの動物たちと同じように、具合が悪いときは何も食べない。

最近、インフルエンザに罹患して臥《ふ》せっていたときのことを思い出してみるといい。食欲はまったくなかったに違いない。ファスティングは、どんな病気にかかったときにも見られる人類共通の反応で、人類の歴史と同じくらい古くから脈々と受け継がれてきたものだ。**ファスティングは、ある意味、人間の本能**なのである。

古代ギリシャ人は、ファスティングをすると認知能力が高まると信じていた。この前の感謝祭にごちそうを食べたときのことを思い出してみるといい。ごちそうを食べた後は、力がみなぎり、神経が研ぎ澄まされた状態だっただろうか？　それとも、眠くなって少し頭がぼうっとしていただろうか？　おそらく後者だろう。体内に入ってきた大量の食べ物を処理するために、血液が消化機能のほうに集まり、脳にはあまり血液が巡らなくなる。**ファスティングはこれとは逆で、脳により多くの血液が流れる**ようになる。

ほかの知の巨人たちも、ファスティングをおおいに支持していた。毒物学の創始者で、近代西洋医学の父のひとりといわれるパラケルスス（1493〜1541年）がこう書いている。**「ファスティングは最も優れた治療法だ——体を内側から治すものである」**

アメリカ建国の父のひとりであり、博学として名高いベンジャミン・フランクリン（1706〜1790年）も、ファスティングについてこう書いている。「最良の薬は、休息とファスティングである」

宗教的な言葉では、ファスティングを〝清め〟や〝浄化〟と呼ぶことも多いが、中身は同じだ。ファスティングは体に有害なものではなく、人間の体と精神の本質的な部分に深く利益をもたらすものとして、その実践方法がそれぞれの宗教や文化において独自の発展を遂げた。[1]仏教では、食事は朝だけ摂るものとされることが多く、仏門に入った人は毎日お昼から次の日の朝までファスティングをする。また、何日も何週間も水だけを飲み続けるというファスティングの方法もある。

ギリシャ正教では、1年のうち180～200日の期間、ファスティングをすることもある。アンセル・キーズ博士は、「クレタ島はヘルシーな地中海食ダイエットのお手本のような場所だ」とよく言っていた。だが、彼が見過ごしている大切な点がある。**クレタ島の住民のほとんどは、ギリシャ正教の伝統であるファスティングを行っていた。**

イスラム教徒は聖なるラマダーン月になると、日の出から日没まで断食を行う。また、預言者ムハンマドによって、毎週月曜日と木曜日にはファスティングをするように啓示されている。ラマダーンはほかのファスティングとは異なり、食べ物に加えて水分摂取も禁止されているので、この特異なファスティングをする人は、この時期、軽い脱水症状を起こす。さらに、日の出前と日没後は食べることを許されているので、最近の研究によれば[2]、実際は、この時期の一日の摂取カロリーはとても多くなるそうだ。

厄介なことに、**日の出前と日没後に、高度に精製された炭水化物を大量に食べるのは、ファスティングの恩恵のほとんどを打ち消すことになる。**

「ホルモン総動員」で脂肪を燃やしだす

グルコースと脂肪は、体の主なエネルギー源である。

グルコースが使えないとき、体は脂肪を使うことで調整するが、健康には何の害もない。

代償作用は生体の自然な反応だ。人類の歴史を振り返ってみると、周期的に食料が不足する時期があるのは普通だったし、旧石器時代の生活で起こるこうした事態に対処できるように、人間は体のシステムを進化させてきた。

食事摂取からファスティング状態に移るときには、いくつかの段階を経ることになる。(3)

①食事摂取：食事をするとインスリン値が上昇する。すると、筋肉や脳といった組織がグルコースを摂りこんで、それをエネルギーとして使用する。過剰なグルコースはグリコーゲンに変換されて肝臓に蓄えられる。

②吸収後フェーズ（ファスティングを開始してから6〜24時間後）：インスリン値が下がる。グリコーゲンが分解されてグルコースになり、エネルギーとして使われる。**蓄えられたグリコーゲンはおよそ24時間分**ある。

③糖新生（ファスティングを開始してから24時間後〜2日）：肝臓がアミノ酸とグリセロール（脂質の一種）から新しいグルコースを産生する。糖尿病患者でない人の血糖値は下がるが、下がっても正常の範囲内である。

④ケトーシス（ファスティングを開始してから1日〜3日）：脂肪は中性脂肪となって蓄積されているが、まずこの中性脂肪がグリセロール骨格と、脂肪酸に分解される。グリセロールは糖新生（140ページ）に使われる。脂肪酸は、体の多くの組織でエネルギ

ーとして直接使われるが、脳だけはこれを使うことができない。だが、脂肪酸がさらに分解されて生じるケトン体は血液脳関門（脳に異物を侵入させないための関所）を突破できるので、脂肪酸からつくりだされたケトン体は脳で利用することができる。ケトン体は脳で使うエネルギーの75％を賄《まかな》うことができ、[4] **産生される主要なケトン体は、ファスティングをしているときは70倍も多く産生される**。[5]

⑤たんぱく質保持フェーズ（5日目以降）：成長ホルモンが多量に分泌され、筋肉量など除脂肪組織（筋肉や骨、血液といった脂肪以外の組織）が維持される。基礎代謝を保つためのエネルギーは、ほぼすべて遊離脂肪酸（体内に存在する中性脂肪が分解されることで血液中に漂う脂肪）とケトン体によって賄われる。アドレナリンの分泌量が増え、代謝量が減るのを防ぐ。

このように、人間の体は食べ物がない状況に対処できるよう、うまく適応していく。ここで説明したのは、**体が「グルコースを燃やす（短期間）状態」から「脂肪を燃やす（長期間）状態」に切り替わっていくプロセス**だ。脂肪は体が蓄えた食べ物のエネルギーである。食べ物が不足しているときには、蓄えられた食べ物（脂肪）が自然と放出されて不足分を補うようにできている。脂肪をすべて燃やしてからでないと、体は栄養を補うために筋肉を燃やしたりはしない。

ここで知っておかなければならない大切なことは、この有益な適応変化は、**「カロリー制限ダイエットをしているときには起こらない」**ということだ。

その理由を解明するためにも、ファスティング時の「主要なホルモン」の働きを見ていこう。

インスリン——分泌が減って脂肪が燃え、5日で1キロ弱減

インスリン値を下げるのに、ファスティングが最も効率的で堅実な方法であることは、何十年も前に発見され[6]、いまでは広く信じられている。どんな食べ物もインスリン値を上げる。だから、インスリン値を下げる最も効率的な方法は、「食べない」ことだ。血糖値は正常なレベルに保たれたまま、体がエネルギー源として脂肪を燃やし始める。**この効果はファスティングを始めた24〜36時間後には早くも起こり始める**。ファスティングの時間を長くすれば、インスリン値はより急激に下がる。最近では、「一日おきに行うファスティング」が、インスリン値を下げる有効な方法として研究されている[7]。

定期的にファスティングを行って規則的にインスリン値を下げてやると、インスリン感受性が著しく改善する[8]。これこそ、減量というパズルの〝最後の1ピース〟だ。

ほとんどのダイエット法は、インスリンの分泌を促す食べ物の摂取を制限するものだが、インスリン抵抗性の問題についてはいっさい取り組んでいない。だから、始めこそ体重が

減るものの、インスリン抵抗性のせいでインスリン値も体重の設定値も高いままとなる。

インスリンは腎臓に塩分と水分を蓄えるように促すので、インスリン値を下げれば、体から余分な塩分と水分を排出することもできる。間欠的ファスティングを始めると、早期に、そして急激に体重が減る。**始めの5日で平均0・9キロ減る。**これはカロリー制限ダイエットで減るとされる数値をはるかに上回るが、利尿作用によるものと思われる。利尿によって腸管内のガスも減るし、血圧も少し下がる。

■成長ホルモン――脂肪がエネルギーに変わりだす

成長ホルモンは、脂肪をエネルギーとして使えるようにし、利用しやすくすることがわかっている。また、筋肉量や骨密度を高めることでも知られている。[9] 成長ホルモンは断続的に分泌されるため、分泌量を正確に測ることは難しいのだが、年を重ねるごとに分泌量は次第に減っていく。

そんななか、**成長ホルモンの分泌を最もよく促すと考えられるのが、ファスティング**だ。[10] **5日間のファスティングにより、成長ホルモンの分泌量は2倍**になる。ファスティングの期間における成長ホルモンの実質的な生理学的効果は、筋肉量と骨組織量の維持だ。

■アドレナリン――体のエネルギー消費量が上がる

ファスティングを開始してから24時間ほど経つと、アドレナリンの数値が上がってくる。48時間のファスティングをすると、**代謝率が3・6％上がり**[15]、カロリー制限ダイエットをしたときによく見られるような、恐ろしい代謝率の低下は起こらない。4日間のファスティングなら[16]、**安静時エネルギー消費量は14％も上がる**。ファスティングすることでアドレナリン値が上がると、代謝は悪くなるのではなく**よくなる**のだ。

おそらく、そうすることで、もっと多くの食べ物を探しに行けるようなエネルギーを、体が供給しようとするのだろう。

■電解質物質――必要な栄養の流出を防ぐ

「ファスティングをすると栄養失調になってしまうのでは」と心配する人は多いが、懸念するには及ばない。たいていの人の場合、体が蓄えている脂肪は、体が必要とする量を賄うのに十分な量がある。**長期にわたるファスティングの研究でも、栄養失調や微量栄養素の不足などのエビデンスは発見されていない**。カリウムの値は若干低くなったが、2か月間、定期的にファスティングを行っても正常レベルを下回ることはなかったし、サプリメントを飲む必要もなかった[11]。

ファスティングを行っている期間、カルシウム、マグネシウム、カリウム、リンの値は一定している。[12] おそらく、こうしたミネラルは骨に多く蓄えられているからだろう。体内のカルシウム、リンの99％は、骨に蓄えられている。

また「マルチビタミン」のサプリメントを飲めば、1日に摂ったほうがいいとされる微量栄養素（カルシウム、ビタミン、ミネラル系）を補うことができる。治療として382日間のファスティングが行われたことがあるが、「マルチビタミン」を摂取するだけで、患者の健康には何も害が出なかった。実際、**この患者はファスティングの全期間にわたって、とても体調がよかったそうだ。**[13] 血糖値も正常の範囲内で維持され、低血糖症の報告もなかった。

唯一の懸念は尿酸値が若干上がったことだが、ファスティングの影響であることは以前からいわれている。[14]

「体脂肪率4％」以上なら確実に効果が出る

ファスティングをめぐっては様々な神話が繰り返しささやかれているので、誤解されがちだ。たとえば、次のようなものがある。

- ファスティングをするとたんぱく質が燃やされ、筋肉量が落ちる
- 脳はグルコースがなければ機能しない

・ファスティングをすると飢餓状態になり、基礎代謝量が落ちる
・ファスティングをすると空腹感に苛《さいな》まれる
・ファスティングをすると、食事を再開したときに食べ過ぎてしまう
・ファスティングをすると、体に必要な栄養が奪われてしまう
・ファスティングをすると低血糖症になる
・狂っているとしかいいようがない

こうした神話が本当なら、人間はいままで生き残ってこられなかっただろう。試しに、エネルギー源として筋肉が燃やされたらどうなるか、考えてみよう。

昔は、長い冬の間、何も食べられない日が何日も続いたことだろう。ひとつ目の仮説が本当だとするならば、体がとても弱ってしまい、狩りをすることはおろか、食べ物を採集することもできなくなってしまうだろう。人間という種が生き残ることはできなかったはずだ。

人間の体が筋肉を燃やしてエネルギーにするというのなら、人間は何のためにエネルギーを脂肪というかたちで蓄えるのか、という疑問が生まれる。

むろん、**「人間は食べ物がないときに筋肉を燃やすことはない」**というのが答えだ。いわれていることは、単なる神話にすぎない。

筋肉組織が破壊されるのは体脂肪が極端に少ない場合――体脂肪率がおよそ4%――だけなので、ほとんどの人は心配する必要がない。ここまで体脂肪が少ない場合は、エネルギー源にするために燃やせる体脂肪がないので、除脂肪組織が消費されることになる。

要するに人間の体は、一時的な飢餓状態を生き抜けるように進化してきたのだ。脂肪は「蓄積されたエネルギー」であり、筋肉は「機能するための組織」である。まっさきに脂肪が燃やされる。

さきほどの仮説は、「大量に薪《まき》を保管してあるのに、まずソファを燃やす」といっているようなものだ。

2か月続けると体脂肪率が「2ケタ」下がる

一日おきのファスティングに関する研究でも、筋肉が損失するのではないかという懸念は、まったくの見当違いだということが示されている。(17) **一日おきのファスティングを70日間続けると、体重は6%減少し、体脂肪は11・4%も減少**した。除脂肪組織には、まったく変化がなかった。(体に悪い)LDLコレステロールと中性脂肪には大幅な改善が見られた。また、筋肉組織を維持するために成長ホルモンの分泌量も増えた。

さらに、**一日の食事を1回にしたときの影響を検証したところ、**(18)**摂取カロリーは同じでも、一日に3回食事をするときに比べて、体脂肪の減り方が大きい**ことがわかった。この検証でも筋肉の損失を示すエビデンスが見つからなかったことは、意義深い。

「脳細胞が正しく機能するにはグルコースが必要だ」という神話も古くからある。しかし、これも間違っている。ほかの動物には見られないことだが、人間の脳は飢餓状態が長く続くと、前述したようにケトン体を主なエネルギーとして使うことができ、骨格筋などのたんぱく質を温存することができる。もしグルコースが人間の生存に欠かせないものだとしたら、いったいどうなってしまうのか、もう一度考えてみてほしい。人間は今日まで生き延びてこられなかっただろう。

何も食べなくなってから24時間経つと、グルコースの量は激減する。脳がほかのエネルギー源をもたなければ、頭が働かなくなり、人間が野生の動物に勝るたったひとつのものである「知性」が、欠け始めるだろう。

脂肪とは、食べ物のエネルギーを長期にわたって保存するために蓄えられたものだ。短期的にはグルコースやグリコーゲンが利用されるようにできている。すぐに使えるエネルギーがなくなってしまうと、体は長期的に蓄えられているエネルギー（脂肪）を、問題なく使うことができる。肝臓が、糖新生というシステムによって、脂肪からグルコースを生成するのだ。

ほかにも、飢餓状態に関する古くからの神話には、「基礎代謝量が著しく減り、体が機能しなくなる」というものがある。もし真実なら、こうした反応は人間という種が生き延びるには、はなはだ不利なものだろう。

周期的に飢餓状態に陥ることで代謝活動が停滞してしまうなら、人間には狩りや食べ物の採集をするエネルギーがほとんどなかったはずだ。エネルギーが足りなければ、食べ物を得られる可能性は低くなる。そして、一日過ぎるごとに人間はさらに弱まり、ますます食べ物を得ることが難しくなっていくだろう——絶滅の道へと続く悪循環だ。

この神話がどうして生まれたのか、私自身もよくわからない。カロリー制限を毎日続けていれば実際に代謝は悪くなるので、まったく食べ物を摂らなくなれば、この反応がさらに強まると考えられたのだろう。

だが、そうはならない。食べ物の摂取を減らすと、エネルギー消費量を減らすことでバランスが保たれる。だが、**食べ物をまったく摂らなくなると、体はエネルギーの摂取先を食べ物から蓄積されている脂肪に変える**。こうすることによって、使える〝食べ物〟の幅が広がり、その分、エネルギー消費量も増やすことができる。

脂肪の燃焼量が「50%以上」上がる

ミネソタ飢餓実験（3章参照）で起きたことは顕著な例だ。

この実験の被験者は、ファスティングをしていたわけではなく、カロリー制限をした食事を摂っていた。ファスティングをしたときに起こるようなホルモン反応は起こりえない。総エネルギー消費量を保つためにアドレナリンの分泌量が増えることはなかった。筋肉量を保つために成長ホルモンの分泌量が増えることもなかった。脳で使うためにケトン体が産生されることもなかった。

生理学的な数値を詳しく計測した結果、**ファスティングを1回する間は、総エネルギー消費量が増える**ことがわかっている。[19] 22日間にわたって一日おきにファスティングをしても、総エネルギー消費量は減らないことがわかった。飢餓状態にもならなかった。代謝が落ちることもなかった。一方、**体脂肪の燃焼量は58％上昇し、炭水化物の燃焼量は53％減少**した（インスリンが出にくい、ということ）。総エネルギー消費量を落とすことなく、体は血糖を燃やす段階から体脂肪を燃やす段階に変化し始めたということだ。

4日間連続してファスティングをしたところ、総エネルギー消費量は12％上昇した。[20] エネルギー量を保つため、アドレナリンの量は117％も急激に上昇した。体が脂肪を燃焼させるようになったため、**脂肪酸は370％も増えた**。一方、インスリンは17％減少した。血糖値はわずかに減ったが、正常の範囲内にとどまった。

「ファスティングは食べ過ぎを招く」という懸念も繰り返しいわれる。研究によれば、ファスティングの後に摂る食事では、摂取カロリーがわずかに増えるという結果が出ている。

一日ファスティングをした次の日の平均摂取カロリーは、2436キロカロリーから2914キロカロリーに増える。だが、2日間全体で考えると、摂取カロリーは、1958キロカロリー少ない。**ファスティングの次の日の摂取カロリーが増えても、ファスティングをした日の減少分を埋め合わせるほどではない**のだ[21]。私たちのクリニックでの症例を見ても、ファスティングを続けるにつれ、**食欲は減っていく**傾向にあることがわかっている。

体中に「活力」がみなぎる

1960年、フィラデルフィアにあるペンシルバニア病院のガーフィールド・ダンカン医師が、107人の肥満患者を対象に、間欠的ファスティングを取り入れる治療を行った結果を発表した。カロリー制限をしてもやせられなかった被験者たちは希望を失っていたが、ファスティングを取り入れた治療に参加することに同意してくれたそうだ。

ある患者の治療開始時の体重は147キロで、高血圧の薬を3種類飲んでいた。始めの14日間、彼は水、紅茶、コーヒー、マルチビタミン以外は口にしなかった。最初の2日間は苦痛だったが、彼自身も驚いたことに、その後は食欲がなくなった。最初の14日間で11キロの減量に成功すると、それ以降は短めのファスティング期間を何度か取り入れることで、**半年で37キロの体重が減った。**

おそらく最も意外だったことは、長いファスティング期間に、彼の体には活力がみなぎっていたことだろう。[22]ダンカン医師はこう書いている。「体の調子がいいのは、ファスティングと関係がある[23]」

ファスティング期間はさぞかし辛いものだろう、という大方の予想に反して、臨床医は正反対のことを述べている。E・ドゥレニック医師はこう書いている。「今回の研究で最も驚いた点は、**飢餓状態は楽に長く続けられる**ということだった[24]」

「感覚的には**軽い陶酔状態**だった」と述べた人もいた。[25]ミネソタ飢餓実験で詳しく報告されているが、低カロリーダイエットをしている人がたいてい経験するような、常に空腹を感じ、体が弱々しくなったり体が冷えたりするのとは、まったく正反対の結果だ。

この結果は、私たちがクリニックで何百人もの患者を対象に行ってきた臨床経験とも一致する。

古くは1800年代の中頃から、医者はファスティングを勧めている。[26]現代医学では、1915年にファスティングについて記された資料が残っているが[27]、「食べないでやせる？　ばかばかしい」とされたのだろうか、その後人気がなくなっていった。

1951年、アトランタにあるピードモント病院のW・L・ブルーム医師が、病的な肥満に対する治療法としてファスティングを〝再発見〟した。[28]その後、ほかの医師も取り入れるようになり、ダンカン医師やドゥレニック医師も、肯定的な結果を『米国医師会雑誌』に掲載した。

1973年のある極端な症例では、ひとりの男性が382日間にわたって治療のためにファスティングをする様子が観察された。**当初は210キロあった体重が、ファスティングを終える頃には81キロになっていた。**ファスティング期間中、電解質物質に異常は見られなかったし、患者の体調もよかった。[29]

ちなみに、女性と男性では、ファスティングの効果がいくつかの点で異なる。**女性のほうが、血糖値が早く下がり、**[30]**ケトン体がより素早く合成される傾向にある。**だが、体重が重くなるにつれ、性差は消えていく。[31]大切なのは、**体重の減少率は、男性でも女性でも変わらない**、という点だ。[32]

何百人という男性と女性を診察してきた私の経験からいっても、ファスティングの減量効果における性差はそれほどない。

「内臓脂肪」から先に燃える

本書のファスティングがほかのダイエット法と一線を画すのは、「間欠的に行う」という性質ゆえ継続しやすいという点である。たいていのダイエットは、続かなくて失敗する。

地球上の生命体を定義づける性質は、ホメオスタシスである。ある刺激を持続的に受けると、その変化に対する抵抗性をもつようになり、最終的にはその状態に適応するようになる。低カロリーの食事に常にさらされると、体がそれに適応して（抵抗性をもつ）、総エネルギー消費量が減り、そのうち体重の減少は止まり、最後にはまた増え始める〝あれ〟である。

2011年の研究では、「1食あたりの食事量を制限する方法」と、「間欠的ファスティング」を取り入れた方法が比較された。[33] たとえば、いつも一日あたり2000キロカロリー摂取していた場合は、一日1500キロカロリーに制限した。すると1週間で、1万500キロカロリー摂取することになる。

一方、間欠的ファスティングのグループは、1週間のうち5日はいつもどおりのカロリーの食事をし、残る2日はカロリーを25％に抑えた。たとえば週に5日、2000キロカロリーずつ食べたとすると、あとの2日は500キロカロリーずつに抑えた。そうすると、1週間で1万1000キロカロリーを摂取することになり、前者のグループの被験者よりも少し多く摂取したことになる。

6か月後の体重の減り具合は、どちらのグループも似たようなものだった（6・5キロ）が、すでにご存知のとおり、短期間ならどんなダイエットでも効く。だが、間欠的ファスティングをしていたグループのインスリン値とインスリン抵抗性の度合いは、とても低かった。**間欠的ファスティングを取り入れた食事法のほうが、インスリン値をとても低くする時間を取り入れることでインスリン抵抗性を抑えることができ、はるかに利益がある**ということだ。

さらに進んだ研究では、(34)(35) **間欠的ファスティングをカロリー制限とともに行うのが、体重を減らすのに効果的である**ということが確認されている。また、**危険な内臓脂肪から先に減っていく**と考えられていて、重要なリスク因子であるLDLコレステロールや中性脂肪にも改善が見られた。

「肝臓の太り具合」も〝食べる回数〟次第

「逆もまた正しい」といえる。1回の食事量を増やしたり、食べる回数を増やしたりすれば、肥満になるだろうか？　食事量の増加と食べる回数の増加について、最近行われた無作為比較試験では、**食事の回数を増やしたグループだけに、肝臓内の脂肪の著しい増加が見られた**。(36) 脂肪肝はインスリン抵抗性を引き起こす。**食事をする回数を増やすほうが、体重の増加にははるかに悪い影響を、長期間にわたって及ぼす**ということだ。

体重は規則正しく増えるわけではない。北米における年間の平均的な体重増加はおよそ0・6キロだが、その増え方は一定ではない。**年間の体重増加の60％が、年末休暇のわず**

か6週間で増えている(37)(この期間は何度も食べ物を口にするときだ)。休暇が終わるとわずかに体重が減るが、増加分を相殺するほどには減らない。ということは、ごちそうを食べたあとは、ファスティングをしなければならない、ということだ。ファスティングをしないでごちそうを食べ続ければ、体重も増える。

これこそ、古来の秘訣だ。**生命のサイクル**だ。ごちそうの後はファスティングをする。ファスティングの後はごちそうを食べる。**食事は間欠的に摂るべきであり、規則正しく摂るものではない**。

食べ物は命を称《たた》えるものだ。世界中のどんな文化でも、お祝いごとにはごちそうが欠かせない。それは当たり前のことだし、いいことだ。だが、宗教はいつも私たちに、ごちそうを食べたらファスティングをしてバランスをとることを思い出させてくれた。それが〝償い〟であり〝懺悔《ざんげ》〟であり〝浄罪〟である。こうした考えは古くて確かなものだ。

誕生日にはたくさん食べてもいいだろうか? もちろんだ。

結婚式ではたくさん食べてもいいだろうか? もちろんだ。おめでたい席なので食べたいだけ食べればいいだろう。だがその後、ファスティングをする時間を設けなければならない。こうした命のサイクルを、壊してはいけない。

いつもごちそうを食べてはいられない。反対にずっとファスティングをしているわけにもいかない。それはうまくいかないだろう。実際、うまくいった例しがない。

代謝がアップし、血糖値が下がってやせる

これまでファスティングを実践したことがない人は、食事を抜くと聞くとたじろぐかもしれない。だが、何事もそうだが、慣れれば簡単にできる。

こう考えてみよう。熱心なムスリムは1年のうち1か月ファスティングをするほか、週に2日はファスティングをすることになっている。世界にはおよそ16億人のムスリムがいると推定される。ひと月に一度ファスティングをすることになっているモルモン教徒は、およそ1400万人いるといわれている。さらに、世界には3億5000万人の仏教徒がいると考えられており、その多くが定期的にファスティングを行っている。

つまり、**世界の人口の約3分の1が、生涯にわたって規則的にファスティングをしているということだ。**だとすると、あなたにできないわけがない。

さらに、規則的にファスティングをしても、長く続く副作用がないことは明らかだ。むしろ逆だ。ファスティングは、健康にとてもいい影響を与える。

ファスティングは、どんなダイエット法と組み合わせてもいい。肉を食べなかろうが、乳製品を抜こうが、グルテンフリーにしようが、関係ない。**ただ、ファスティングをすれ**

ばいい。

草食の、オーガニックなビーフを食べるのはヘルシーだが、とても高くつくだろう。一方、ファスティングにはいっさいコストがかからないどころか、節約にもなる。

ゼロから手作りをする家庭料理だけを食べるのがヘルシーであることは間違いないが、多忙な毎日のなかでは時間がかかり過ぎる。ファスティングには時間的な制約もないし、時間の節約にもなる。買い物に行く時間、調理をする時間、食べる時間、片づける時間がいらなくなるのだ。

次の食事は何にしようかと悩む必要もないので、生活がもっとシンプルになる。ファスティングという概念自体も、とてもシンプルなものだ。ファスティングの本質は、2分もあれば簡単に説明できる。「全粒粉は食べてもいいでしょうか?」「パン一切れは何カロリーですか?」あるいは「このパイには炭水化物がどれくらい含まれていますか?」「アボカドはヘルシーな食べ物ですか?」などと質問する必要もない。

大切なことは、「私たちにもファスティングはできるし、やらなくてはならない」ということだ。間欠的ファスティングをあなたの生活にうまく組み入れるための実践的なヒントを、付録Bに記したので参照してほしい。

ここまで読んで、気になっていたふたつの点も解明されたことだろう。「健康に悪いのではないか？」答えは「ノー」だ。**科学的な研究によって、ファスティングは健康にとてもいいと結論づけられている。代謝がよくなり、体が元気になり、血糖値が下がる。**

残るはこれだ。「はたして自分にできるだろうか？」これまで何度もこういう声を聞いた。100％確信をもってこう言おう。「あなたにもできる」実際ファスティングは、人間が誕生した頃から文化の一部として受け継がれてきたのだから。

「食べたものを記録」する必要はない

「どうやったら体重が減ると思う？」と子どもに訊《き》いてみるといい。かなりの確率で「食事を何回か抜けばいいんじゃないかな」という答えが返ってくるだろう。おそらく、その提案は最もシンプルで最も正しいものだろう。だが、これまで、余りにも多くの煩雑なルールが伝えられてきた。

- 「一日に6回」食べること
- 「朝食」をしっかり食べること
- 「低脂質のもの」を食べること
- 「食事日記」をつけること
- 「カロリーを計算」すること

・「食品ラベル」をよく見ること
・「加工食品」はすべて避けること
・白い砂糖、白い小麦粉、白米など、「精白された食べ物」は避けること
・「食物繊維」をもっと摂ること
・「野菜や果物」をもっと食べること
・「シンプルな食べ物」を食べること
・「毎食、必ずたんぱく質」を摂るようにすること
・「ローフード（生の食材）」を食べること
・「オーガニックな食べ物」を食べること
・「炭水化物の量」を計算すること
・「運動量」を増やすこと
・「筋力トレーニングと有酸素運動」をすること
・「自分の代謝量」を測り、「それ以下の食事」しか摂らないこと

煩雑なルールは無数にあるし、毎日、新しいルールが生まれる。この終わりのないリストに従っているのにどんどん太っていくとは、なんとも皮肉な話だ。

「体重を減らそうと思ったら、肥満にはホルモンが関係していることを理解しなければな

らない」というのが、ただひとつの真実だ。何度も書くように、肥満を招く主要なホルモンは「インスリン」である。肥満はホルモンによって起こるのであり、カロリーのバランスが悪いから起こるのではない。

太らない食事とは何か、と考えるときに注意しなければならない点は、ひとつではなく、ふたつある。

1. 何を食べたらいいか

2. いつ食べたらいいか

1点目を考えるときには、簡単なガイドラインに従えばいい。精製された穀物や砂糖の摂取を控えること。たんぱく質の摂取を控え、天然の脂質の摂取を増やすこと。食物繊維や酢といった、予防因子となる食べ物を多く摂取すること。加工されていない、天然の「本物の食べ物」だけを食べること。

2点目を考えるにあたっては、「インスリンが分泌される時間」と「インスリンが分泌されない時間」とのバランスをとること。つまり、食事をする時間とファスティングの時間のバランスをとることが大切になってくる。

私たちには「食べない時間」があまりに少ない。絶えず何かを食べていては、体重が増える。間欠的ファスティングは、いつ食べればいいかという問題に対処するのに、とても有効な手段だ。私たちが最終的に知りたいのはこういうことだ。「食べなければ、体重は減るのか？」もちろん、減る。しかも、有意に減る。だから、間欠的ファスティングの効果は疑いようがない。必ず効果がある。

ほかにも、「睡眠不足」や「ストレス（コルチゾール効果）」といった要因が、インスリンの分泌や体重に影響をもたらす。これらが肥満の主な原因である場合には、その問題に直接対処しなければならない。適切な睡眠衛生を心がけたり、瞑想をしたりしてアプローチするのが望ましい（太らないマインド作りについては付録C参照）。

ここまで、「人間の肥満の複雑さ」を理解するための枠組みの構築を目的として、筆を進めてきた。肥満の原因を深く完全に理解してこそ、合理的で成功する治療に結びつく。新しい希望が見えてくる。

2型糖尿病に悩む人がいなくなり、メタボリック症候群など存在しない世界を。
もっとスリムで健康になれる明日を。
私たちは再び夢見ることができるようになる。

※間食はいっさいしないこと。

	木曜日	金曜日	土曜日	日曜日
	牛乳をかけたオールブラン ミックスベリー	**ファスティングの日** 水 コーヒー	卵　2個 ソーセージまたはベーコン いちご	**ファスティングの日** 水 コーヒー
	ジンジャーチキンのレタス包み 野菜炒め	**ファスティングの日** 水 緑茶 牛肉のだし汁カップ1杯	ベビーほうれん草とレンズマメのサラダ	**ファスティングの日** 水 緑茶 野菜のだし汁カップ1杯
	インド風チキンカレー カリフラワー グリーンサラダ	白身魚のグリル オリーブ油とニンニクでソテーしたブロッコリー	こしょうで味付けしたステーキ アスパラガス	グリルドチキン・サラダ
	なし	季節の果物	なし	ダークチョコレート（カカオ含有量70%以上のもの）1片

この食事プランはあくまでひとつの例である。この表のとおりにしなくても構わない。

付録A 7日間の食事プラン 24時間の間欠的ファスティング計画

	月曜日	火曜日	水曜日
朝食	ファスティングの日 水 コーヒー	ウエスタン・オムレツ 【訳注：ハム、ピーマン、玉ねぎ、マッシュルームなどを入れたオムレツ】 青りんご	ファスティングの日 水 コーヒー
昼食	ファスティングの日 水 緑茶 野菜のだし汁カップ1杯	くるみをトッピングしたルッコラのサラダ 洋梨のスライス ヤギのチーズ	ファスティングの日 水 緑茶 野菜のだし汁カップ1杯
夕食	ハーブチキン サヤインゲン	豚バラ肉のグリル（エスニック風） チンゲン菜の炒め物	バターとヤシ油でソテーしたオヒョウ（カレイ目カレイ科）
デザート	ミックスベリー	なし	なし

※間食はいっさいしないこと。

	木曜日	金曜日	土曜日	日曜日
	卵　2個 ベーコン りんご	**ファスティングの日** 水 コーヒー	スティールカット・オートミール （ミックスベリーとアマニ小さじ1杯をトッピング）	**ファスティングの日** 水 コーヒー
	ジンジャーチキンのレタス包み 野菜炒め	**ファスティングの日** 水 緑茶 牛肉のだし汁カップ1杯	リブアイ・ステーキ 野菜のグリル	**ファスティングの日** 水 緑茶 野菜のだし汁カップ1杯
	インド風チキンカレー カリフラワー グリーンサラダ	**ファスティングの日** 水 緑茶	こしょうで味付けしたステーキ チンゲン菜の炒め物	**ファスティングの日** 水 緑茶
	ダークチョコレート	なし	スイカ2切れ	なし

この食事プランはあくまでひとつの例である。この表のとおりにしなくても構わない。

付録A 7日間の食事プラン 36時間の間欠的ファスティング計画

	月曜日	火曜日	水曜日
朝食	ファスティングの日 水 コーヒー	ギリシャヨーグルト 1カップ （ブルーベリーとラズベリー1／2カップ、アマニ小さじ1杯をトッピング）	ファスティングの日 水 コーヒー
昼食	ファスティングの日 水 緑茶 野菜のだし汁カップ1杯	グリルドチキンをトッピングしたシーザーサラダ	ファスティングの日 水 緑茶 鶏肉のだし汁カップ1杯
夕食	ファスティングの日 水 緑茶	葉物野菜をオリーブ油でソテーしたもの グリルドサーモンの大根おろしソース	ファスティングの日 水 緑茶
デザート	なし	ピーナッツバターをのせたセロリスティック	なし

付録B
間欠的ファスティング実践ガイド
確実に体重が落ちるメソッド

ファスティングとは、一定期間、自分の意志で食べ物を口にするのを控えることだ。水やお茶など、カロリーのない飲み物を飲むのは構わない。

ファスティングには〝標準的な期間〟というものは存在しない。12時間のファスティングもあれば、3か月以上に及ぶものもある。「1週間に1度」あるいは「1か月に1度」「1年に1度ファスティングをする」というのでもいい。

そのなかでも**間欠的ファスティングは、短期間のファスティングを定期的に行うもの**である。

ファスティングの期間を短くする場合は、その分、頻繁に行うのが一般的だ。毎日、16時間のファスティングをするという人もいる。その場合は、**食事は残る8時間にすべて済ます**ことになる。もう少し長い場合は、**24時間から36時間のファスティングを週に2、3度取り入れる**というのが典型的だ。もっと長いものになると、1週間から1か月の期間にわたって行われる。

24時間のファスティングをするには、**「一日目の夕食（昼食でも朝食でもいい）から次の日の夕食（昼食または朝食）までファスティング」**をしなければならない。つまり、**ファスティングの日は朝食、昼食、間食を摂らないで、1回だけ食事をする（夕食）**ということだ。夜7時から次の日の夜7時までファスティングをする間、2回の食事を抜くことになる。

36時間のファスティングをする場合は、一日目の夕食から2日後の朝食まで、ファスティングをしなければならない。つまり、**「朝食、昼食、夕食、間食を、丸一日摂らない」**ということだ。一日目の夜7時から2日後の朝7時まで、3回の食事を抜くことになる（付録A参照）。

ファスティング期間が長くなればなるほど、インスリン値は低くなり、体重が大幅に減り、糖尿病患者の血糖値も大きく下がる。私たちのクリニックでは、**24時間か36時間のファスティングを週に2、3度**行ってもらうことにしている。

微量栄養素の不足が心配な人は、一般に手に入るマルチビタミンを飲むのもいいだろう。

ここからは、よく聞かれるファスティングに関する疑問点をいくつかピックアップしていこう。

Q1「ファスティングの日には何を食べればいいのだろう?」

ファスティング期間は、カロリーのある食べ物や飲み物を避けること。だが、ファスティング期間中には、常に十分な水分を摂ることが必要だ。炭酸水でも炭酸抜きのものでも、水は常に飲んでいい。毎日**「2リットル」**を目標に飲もう。水分を十分に摂るために、毎朝、グラス1杯の冷水を飲んで一日をスタートさせるのは、いい習慣だ。

レモンやライムの絞り汁を加えると、風味が増す。あるいは、水差しにスライスしたオレンジやキュウリを入れて風味づけしておき、その日は一日その水を飲むのもいい。アップルサイダービネガーを水で割って飲むのも、血糖値を下げる効果がある。だが、**人工香料や甘味料を入れてはいけない。**クールエイド、クリスタルライト、タンなどを、水に混ぜてもいけない。

緑茶、紅茶、烏龍茶、ハーブティーなど、お茶はどんなものでも最適な飲み物だ。なかでも「緑茶」はいい選択だ。**緑茶に含まれるカテキンは、食欲を抑制する働きがある**といわれている。また、お茶には様々なブレンドがあって種類も豊富だし、ホットでもアイスでも楽しめる。香りづけに、シナモンやナツメグなどのスパイスを加えてもいい。だが、ここでも砂糖、人工甘味料、香料は加えてはいけない。

カフェイン入りでもカフェイン抜きでも、「コーヒー」は飲んでいい。前述したが、コーヒーには健康にいい点がいくつもある。カロリーはあるが、少量のクリームやミルクなら入れても構わない。ただし、シナモンなどのスパイスを加えるのはいいが、甘味料、砂糖、人工香料はいけない。

牛、豚、鶏、魚の骨を使って家でつくる「ボーンブロス」は、ファスティングの日に飲むのに適している。野菜のだし汁も悪くはないのだが、**ボーンブロスのほうが、栄養が豊富**だ。だし汁に塩をひとつまみ入れれば、脱水症状の予防にもなる。

コーヒー、紅茶、飲料水などの水分にはナトリウムが含まれていないので、ファスティング期間が長くなると、塩分不足になる場合がある。塩を加えることを心配する人も多いが、**塩分不足になることのほうが、はるかに危険**だ（ただし、24時間や36時間の短いファスティングの場合は、塩分不足になる心配はあまりない）。野菜、ハーブ、スパイス類なら、なんでも加えていいが、固形ブイヨンは人工香料や化合物「グルタミン酸ナトリウム」が含まれているので、加えてはいけない（ボーンブロスのレシピを４４０ページに載せておく）。

ファスティング期間を終えるときの食事は、食べ過ぎないように気をつけよう。ファスティング明けに食べ過ぎると、胃が不快感を覚える。それほど重症にはならないものの、気分が悪くなることもある。**ファスティング明けは、「ナッツ類」を一握りと「少しのサラダ」から食べ始める**といいだろう。そのうちに、調子が戻ってくる。

Q2「お腹がすいて仕方ないときは、どうしたらいいだろうか？」

おそらくこれは、ファスティングをするときに誰もが抱く疑問だろう。空腹感に苛まれて自分をコントロールできなくなるのではないか、と考えてしまうのだろう。

だが実際は、空腹感はずっと続くのではなく、波のようにやってくる。**空腹を感じても、やがてそれは過ぎ去る。**ファスティングの日は、忙しくしていれば気も紛れる。**仕事で忙しい日にファスティングを開始すれば、食事のことを考えずに済むだろう。**

ファスティングに慣れてくると、体が脂肪を燃やすようになってくるので、空腹感もおさまる。**ファスティングをすると食欲が増すのではなく、逆に減っていく、**と気づく人も多い。長期間のファスティングをしている人からは、「2、3日目には、空腹感をまったく感じなくなった」という声がよく聞かれる。

それでも空腹感を抑えるのに役立つ天然食品がある。私のお勧めは次の5つだ。

①水…グラス1杯の冷水を飲むことから一日を始めるといい。水分を十分に摂っていれば、空腹感も抑えられる**（食事の前に1杯の水を飲むのも、空腹感を減少させる効果がある）**。お腹が鳴るとき、お腹がよじれそうなときは、「炭酸水」を飲むといいだろう。

②緑茶…抗酸化物質とポリフェノールが豊富に含まれていて、ダイエットをする人の強い味方だ。強力な抗酸化物質は、代謝を活発にし、体重を減らしてくれる。

③シナモン…**シナモンは胃内容排出を遅くする働きがあることがわかっており、空腹感を抑えるのに役立つ**[1]。血糖値を低くする働きもあるので、減量に有効だ。紅茶やコーヒーの風味づけに、シナモンを加えてみよう。

④コーヒー…カフェインが空腹感を抑えると考えられがちだが、研究によれば、この効果はコーヒーに含まれる抗酸化物質に関係があるという。**カフェイン抜きでもカフェイン入りでも、コーヒーはカフェイン入りの水よりも、空腹感を抑える効果が高い**[2]。加えて、コーヒーが健康にいいなら（19章参照）、コーヒーの摂取量を減らす理由はない。コーヒーに含まれるカフェインは代謝量を上げ、脂肪をさらに燃やす効果がある。

⑤チアシード…チアシードには、水溶性食物繊維とオメガ3脂肪酸が豊富に含まれている。30分ほど液体に浸せば、水分を吸収してジェル状になり、食欲を抑える効果がある。乾燥した状態で食べてもいいし、ジェル状にしたりプリンにしたりして食べてもいい。

Q3「ファスティング期間中に運動をしてもいいだろうか？」

もちろんだ。いつもの運動を中止しなくてはならない理由はない。筋力トレーニング、有酸素運動など、どんな運動をしてもいい。「運動するときは、体に〝エネルギー〟を供給するために何か食べなくてはならない」という間違った認識が広まっているが、**これは正しくない**。肝臓が糖新生によりエネルギーを供給してくれる。長いファスティング期間中であっても、筋肉は脂肪酸を直接、エネルギーとして使うことができるのだ。

むしろ、アドレナリンの分泌量が増えるので、**ファスティング期間は、運動するには理想的なタイミング**だ。ファスティングによって成長ホルモンの分泌量が増えるので、筋肉の成長が促される。こうした利点は、特にボディビルディング界で強い関心を集めており、トレーニングをファスティング状態で行うことが注目されている。

ただし、糖尿病の治療中の場合、ファスティング期間に運動をすると低血糖になる可能性があるので、注意が必要だ（Q13「糖尿病患者の場合はどうしたらいいだろう？」参照）。

Q4「疲労感に襲われるのでは？」

私たちのクリニックでの臨床経験では、反対の結果が出ている。**「ファスティング期間中は、いつもより元気だ」**という人が大勢いるのだ。

おそらく**アドレナリンの分泌量が増える**からだろう。ファスティング期間には、基礎代謝量は減るのではなく上がる。あなたもファスティングをしてみれば、日常生活のすべての活動が難なくできるとわかるはずだ。ファスティングをしても、通常は疲労感が続くことはない。

もし、あまりにも疲労感がひどいようなら何らかの疾患も考えられるので、すぐにファスティングをやめ、医者にかかること。

Q5「ファスティングをすると頭が混乱したり、物忘れがひどくなったりしないか？」

そんなことはない。記憶力が悪くなったり、集中力が落ちたりするようなことはない。

逆に、古代ギリシャ人は、ファスティングをすると認知能力が高まるので、偉大な思想家たちの思考も冴《さ》えわたり、知的鋭敏さも増すと信じていた。**ファスティングを長く続けると、実際に記憶力が増す**ことがわかっている。

ある理論では、ファスティングは、「オートファジー」と呼ばれる、細胞を分解し再利用する仕組みを活性化させ、**経年による記憶の喪失を防ぐ**とされている。

Q6「めまいがする。どうしたらいい？」

おそらく、脱水症状を起こしているのだと考えられる。脱水症状を起こさないためには、基本中の基本だが**「水分と塩分」**を摂ることが必要だ。飲み物をたくさん飲むことを忘れずに。また、ファスティング期間に塩分をあまり摂らないと、めまいを起こすことがある。ボーンブロスやミネラルウォーターに海塩（市販の塩でも可）をいつもより多めに入れれば、めまいが軽減されるだろう。

ほかの可能性としては、血圧が下がり過ぎていることもありうる。特に高血圧の治療を受けている場合は、その可能性がある。医者と相談して、治療法を調整しよう。

Q7「筋肉のけいれんが起きるのだが、どうすればいいだろう?」

糖尿病患者にありがちなのだが、マグネシウムの値が低くなると、筋肉のけいれんが起きる。市販のマグネシウムのサプリメントを飲むといいだろう。

湯船に**「エプソムソルト」**というマグネシウムの結晶を入れて浸かるのも有効だ。温かい湯船に1カップのエプソムソルトを入れ、30分ほど浸かるといい。皮膚を通して、マグネシウムが吸収される。

Q8「ファスティングをすると頭痛がする。どうしたらいいだろう?」

前項と同じく、塩分の摂取量を増やすことだ。ファスティングを始めてから数回は、頭痛がすることはよくある。塩分の比較的多い食事をしていた状態から、ファスティング期間になって塩分の摂取量が一気に減ることにより起こるのだろう。

頭痛は一時的なものであることが多いが、ファスティングに慣れてくれば自然と治る。それまでは、だし汁やミネラルウォーターに塩を少し多めに入れるといい。

Q9「お腹がいつも鳴ってしまうのだが、どうしたらいいだろう?」

そんなときは、ミネラルウォーターを飲んでみよう。

Q10「ファスティングを始めてから便秘をするようになった。どうすればいいだろう？」

ファスティング期間でないときに、食物繊維、果物、野菜の摂取量をもっと増やしてみれば、便秘の解消に効果があるだろう。

Q11「胸やけがするのだが、どうすればいいだろう？」

食事の量を多くし過ぎないこと。ファスティング期間が終わると、つい食べ過ぎてしまうかもしれないが、いつもどおりの食事量にすることを心がけるように。ファスティング明けは、少しずつ食事量を増やしていくのが望ましい。

そして、食後はすぐに横にならずに、**少なくとも30分は上体を起こしていること**。夜、胸やけがするときは、枕の下に木片やこの本などを入れて頭を少し高くするといい。こうした方法で症状が改善しない場合は、医者に相談すること。

Q12「食後に飲まなくてはならない薬で治療をしている。ファスティング期間はどうしたらいいだろう？」

薬によっては、胃に何もないときに飲むとよくないものもある。空腹時に「アスピリン」（解熱鎮痛剤）を飲むと、胃の調子が悪くなったり、胃潰瘍《いかいよう》になったりすることがある。鉄のサプリメントも、気分が悪くなったり吐き気を催したりすることがある。糖尿病の治療に使われる「メトホルミン」も、吐き気や下痢を起こすことがある。

その薬を続ける必要があるかどうか、医者と相談してみることをお勧めする。あるいは、**「葉物野菜を少しだけ食べたあとに薬を飲む」**という方法を試してみるのもいいかもしれない。

ファスティング期間中は、血圧が低くなることがある。血圧の薬を飲んでいる場合は、血圧が下がり過ぎて軽い頭痛を起こすこともある。事情を説明して、薬を調整できないか、医者に相談してみよう。

Q13「糖尿病患者の場合はどうしたらいいだろう?」

糖尿病の人、糖尿病の薬を服用している人の場合は、特別な注意が必要だ。血糖値をしっかりと観察し、その値に応じて薬を調整したほうがいい。**必ず医者に経過観察をしてもらうこと**。医者に診てもらえない場合は、ファスティングをしてはいけない。

ファスティングをすると血糖が減る。糖尿病の薬を飲んでいる場合、特にインスリン治療をしている場合は、血糖値が下がり過ぎることがあり、生命を脅かす状態にもなりうる。その場合は、その日のファスティングを中止して、糖分を摂ったりジュースを飲んだりして、血糖値を正常なレベルまで戻さなくてはいけない。血糖値をよく観察することが必須になる。

ファスティング期間は血糖値が下がることが予想されるので、糖尿病の薬の量やインスリン治療は控えなければならないだろう。低血糖状態が繰り返し起きるようなら、薬の量が多過ぎるということであって、ファスティングがうまくいっていないということでは決してない。

私たちのクリニックで行っている集中的な食事管理プログラムでは、血糖値が下がることを見越して、ファスティングを開始する前に薬を減らすことにしている。ただし、血糖反応は予測できないため、医者による経過観察は絶対に欠かせない。

「医者の力」を借りるケース

どんな人でも、ファスティングをするときは緊密な経過観察が必要だが、糖尿病患者の場合は特に注意が必要だ。

定期的に、できれば毎週、血圧を測ったほうがいい。定期的に血液検査を受けて電解質量を測定するなどして、医者の診察を受けること。何らかの理由で体調が優れない場合は、すぐにファスティングを中止し、医者の指示を仰ぐこと。糖尿病患者の場合は、少なくとも一日に2回、血糖値を測定して記録しておくように。

特に、間欠的ファスティングでは、通常は、悪心《おしん》、吐き気、めまい、疲労感、高血糖、低血糖、倦怠感がいつまでも続くことはないので、そうした症状がしばらく続くときは注意が必要だ。
空腹感と便秘はよく起こる症状だが、これは解消することができる。

「間欠的ファスティング」を完遂する8つの秘訣

1．水を飲む：毎朝、まずいちばんに**グラス1杯の水を飲む**こと。

2．忙しくする：忙しくしていれば、食べ物のことを考えずにすむ。**仕事で忙しい日をファスティングの日にあてる**と、うまくいくことが多い。

3．コーヒーを飲む：**コーヒー**には、食欲を少し抑制する効果がある。**緑茶、紅茶、ボーンブロスなども有効**だ。

4．波をやり過ごす：空腹感は波のようにやってくるので、常に空腹を感じるわけではない。空腹を感じたら、**1杯、水やホットコーヒー**をゆっくり飲んでみよう。飲み終わる頃には、空腹感は去っているはずだ。

5．周りに報告しない：ファスティングの利点を知らない人は、あなたのやる気をくじこうとするだろう。お互いを支え合う、結束の強い仲間に話すのはいいが、**知り合いの誰でも彼でも話すのは、得策とはいえない**。

6．1か月、続ける：体がファスティングに慣れるのには時間がかかる。**始めの数回は大変**だろうから、そのつもりで。

勇気をもって取り組もう。そのうち楽にできるようになる。

7.「翌日」の食べ物に注意する：「間欠的ファスティングをしていれば何を食べてもいい」わけではない。**ファスティングをしない日も、糖分や精製された炭水化物の摂取量を極力抑えた、栄養価の高い食事**を心がけよう。

8.忘れる：ファスティングのあとは、ファスティングのことは忘れてしまおう。ファスティングなどしていなかったかのように、**普段どおりの**（7を踏まえた）**食事**をすること。

最後の、そして最も重要な秘訣は、「ファスティングをあなたの生活にうまく組み込むこと」だ。**ファスティングをしているからといって、社会生活を制限してはいけない**。あなたの生活スタイルに合ったファスティングのスケジュールを組立てよう。休暇、結婚式など、ファスティングをできないときもあるだろう。そうした祝いの席では、ファスティングを強行しなくていい。リラックスして食事を楽しむ機会にすればいい。

だが、その後、食べた分を取り戻すために、ファスティング期間を少し増やすといいだろう。あるいは、いつものファスティング計画を再開してみよう。あなたの生活スタイルに合うように、ファスティング計画を調整しよう。

太らないボーンブロス・レシピ

材料

野菜
鶏や豚や牛の骨
酢　小さじ1杯
海塩（もしくは市販の塩）　適量
こしょう　適量
しょうが　適量

①材料がかぶるくらいに水を入れる。
②2、3時間煮込む。
③だし汁を濾《こ》して、脂肪分を取り除く。

付録C 太らないマインド・ハック

効率よく眠って「イライラホルモン」を消去《デリート》

8章で記したように、「コルチゾール」にはインスリン値を上げる働きがあり、コルチゾールが分泌されると体重増加につながる。だから、体重を減らしたいと思ったら、コルチゾールの分泌を減らすことが絶対に欠かせない。

コルチゾールの分泌を減らすには、**ストレスを軽減**したり、**瞑想**をしたり、**いい睡眠**をとったりするのが効果的だ。そのためのヒントを挙げてみよう。

「じっとしている」とストレスは溜まる一方

過剰なストレスと、それにともなうコルチゾール反応が肥満を引き起こすならば、ストレスを軽減すればいいということになるが、それは口で言うほど簡単なことではない。ストレスのある状況から身を遠ざけることは大切だが、それがいつも可能とはかぎらない。職場や家庭での責任から解放されることはない。

だが幸いなことに、私たちにも実践できそうな、古来の有効なストレス軽減法がある。

テレビでも観《み》ながらのんびりしていればストレスが軽減される、という間違った認識が広がっている。実際は、何もしないでのんびりしているだけでは、ストレスは軽減されない。**ストレスは活動的な行為によって軽減されるもの**だ。瞑想、太極拳、ヨガ、礼拝、マッサージなどは、どれも効果的だろう。

定期的に運動をするのも、ストレスを軽減してコルチゾールの分泌を減らすのに有効だ。〝闘争・逃走反応〟というのは、もともと、体に行動する準備をさせるために起こる反応だ。また、運動には神経伝達物質である「エンドルフィン」の分泌を促し、気分をよくする効果がある。**運動によって消費されるカロリーはそれほど多くはないので、運動することの利点としては、気分をよくすることのほうがはるかに大きい**。

社会的なつながりをもつことも、ストレスの軽減にはいい。学校でひとりだけ浮いてしまったときの辛さは、覚えがあるかもしれない。年齢が変わっても同じだ。昔から、人間はグループやコミュニティの一員として暮らしてきた。

加えて、人間のハンド・パワーも無視できず、マッサージを受けるのも有効だ。

科学で実証済みの「ストレスに強くなる」メソッド
——マインドフルネス

「マインドフルネス瞑想」をすると、自分の気持ちがよりクリアになる。瞑想の目的は、自分の思考の枠から出て、客観的な立場で自分を観察し、自分の気持ちに気づくことだ。そうすることで、私たちは自分のした経験を、正確に、中立的に捉えられるようになる。

マインドフルネス瞑想は、**〝いま、このとき〟に注意を向けることで、ストレスを和らげることができる**。また、過去の楽しかった経験や、試練を乗り越えて個人的な成功をおさめたときのことを、思い出させてもくれる。

自分の気持ちを切り捨てるのではなく、それに気づくことが大切なのだ。**自分を変えるのではなく、いまの自分を知り、いいことも悪いことも含めて、自分の気持ちを客観的に見る**ことが、ストレスの軽減には欠かせない。

マインドフルネス瞑想をすれば、私たちは自分の気持ちに向き合えるようになり、より効果的にストレスに対処できるようになる。また、「空腹感」や「食に対する欲望」に向き合うときにも助けになる。瞑想の時間は、20~30分ほどだし、どこにいてもできる。ストレスに悩まされているなら、朝早く起きて、冷たい水を1杯飲み、瞑想をする習慣をぜひ身につけよう。

マインドフルネス瞑想をするときに意識を向けるべきものは3つある。**「体」「呼吸」**そして**「思考」**だ。

①「体」に集中する

まず、自分の体に意識を向けよう。これから20分間は何にも邪魔されないような、静かな場所を選ぼう。床でも、クッションでも、椅子でもいいので、腰を下ろす。床やクッションに座る場合は、あぐらを組んでもいい。椅子に座る場合は、床に軽く足をつけよう。もし足が床に届かないなら、枕などを足の下に置いてもいい。**その姿勢が心地よく感じられ、リラックスできる状態になる**ことが大切だ。

手は、手の平を下に向けて腿《もも》の上に置く。1・8メートルほど先の床のほうを見たあと、自分の鼻の先を見つめて、そのままゆっくりと目を閉じる。深く呼吸をし、背筋を伸ばす。この姿勢で瞑想を始める。最初の数分は、自分の体や自分の周りの環境に意識を向ける。自分の意識が体から離れてしまったら、またゆっくりと体や周囲の環境に意識を戻す。瞑想の最中に意識がそれるたびに、これを繰り返す。

②「呼吸」に集中する

リラックスしてきたら、ゆっくりと自分の呼吸に意識を向ける。6まで数えながら鼻から息を吸い、6まで数えながら口から息を吐く。息が体に出入りする感覚に意識を向ける。

③「思考」に集中する

座っていると、様々な考えが頭に浮かぶだろう。その考えに注意を向けよう。ネガティブな感情を抱きそうになったら、同じように苦労したときの経験を振り返って、その苦労を乗りきったときの気持ちを思い出そう。体が軽く感じられるようになるまで、これを繰り返す。

ある考えに囚われ過ぎて自分が見えなくなったら、ゆっくりと意識を呼吸に戻そう。

「寝方」を変えて効率よく眠る

いい睡眠衛生を保つにはいくつかの秘訣があるが、**これには瞑想は必要ない**（じつは瞑想は、レム睡眠とノンレム睡眠を繰り返す「通常の睡眠リズム」を妨げる）。だから、イメージと違うかもしれないが、寝る前に瞑想をするのはお勧めしない。

ポイントをまとめると、次のとおり。

- 「**完全な暗闇**」で眠る
- 「**体を締め付けない服**」で眠る
- 睡眠時間を「**一定**」にする
- 毎晩、「**7〜9時間**」は眠る
- 朝はまず「**陽の光**」を浴びる

・部屋を**「少し涼しめ」**にしておく
・寝室に**「テレビ」**を置かない

熟睡度を上げよう。そうすれば翌朝、脳と体がクリアになり、ストレスと脂肪が溜まりにくい体で一日のスタートを切ることができるだろう。

diabetes. Diabetes Care. 1998 Jan; 21(1):2–8.
36 Koopman KE et al. Hypercaloric diets with increased meal frequency, but not meal size, increase intrahepatic triglycerides: A randomized controlled trial. Hepatology. 2014 Aug; 60(2); 545–55.
37 Yanovski JA, Yanovski SZ, Sovik KN, Nguyen TT, O'Neil PM, Sebring NG. A prospective study of holiday weight gain. N Engl J Med. 2000 Mar 23; 342(12):861–7.

付録 B
1 Hiebowicz J et al. Effect of cinnamon on post prandial blood glucose, gastric emptying and satiety in healthy subjects. Am J Clin Nutr. 2007 Jun; 85(6):1552–6.
2 Greenberg JA, Geliebter A. Coffee, hunger, and peptide YY. J Am Coll Nutr. 2012 Jun; 31(3):160–6.

healthy young subjects. Tunis Med. 2006 Oct; 84(10):647–650.
3 Felig P. Starvation. In: DeGroot LJ, Cahill GF Jr et al., editors. Endocrinology: Vol 3. New York: Grune & Stratton; 1979. pp. 1927–40.
4 Coffee CJ, Quick look: metabolism. Hayes Barton Press; 2004. p. 169.
5 Owen OE, Felig P. Liver and kidney metabolism during prolonged starvation. J Clin Invest. 1969 Mar; 48:574–83.
6 Merrimee TJ, Tyson JE. Stabilization of plasma glucose during fasting: normal variation in two separate studies. N Engl J Med. 1974 Dec 12; 291(24):1275–8.
7 Heilbronn LK. Alternate-day fasting in nonobese subjects: effects on body weight, body composition, and energy metabolism. Am J Clin Nutr. 2005; 81:69–73.
8 Halberg N. Effect of intermittent fasting and refeeding on insulin action in healthy men. J Appl Physiol. 1985 Dec; 99(6):2128–36.
9 Rudman D et al. Effects of human growth hormone in men over 60 years old. N Engl J Med. 1990 Jul 5; 323(1):1–6.
10 Ho KY et al. Fasting enhances growth hormone secretion and amplifies the complex rhythms of growth hormone secretion in man. J Clin Invest. 1988 Apr; 81(4):968–75.
11 Drenick EJ. The effects of acute and prolonged fasting and refeeding on water, electrolyte, and acid-base metabolism. In: Maxwell MH, Kleeman CR, editors. Clinical disorders of fluid and electrolyte metabolism. 3rd ed. New York: McGraw-Hill; 1979.
12 Kerndt PR et al. Fasting: the history, pathophysiology and complications. West J Med. 1982 Nov; 137(5):379–99.
13 Stewart WK, Fleming LW. Features of a successful therapeutic fast of 382 days' duration. Postgrad Med J. 1973 Mar; 49(569):203–9.
14 Lennox WG. Increase of uric acid in the blood during prolonged starvation. JAMA. 1924 Feb 23; 82(8):602–4.
15 Drenick EJ et al. Prolonged starvation as treatment for severe obesity. JAMA. 1964 Jan 11; 187:100–5.
16 Felig P. Starvation. In: DeGroot LJ, Cahill GF Jr et al., editors. Endocrinology: Vol 3. New York: Grune & Stratton; 1979. pp. 1927–40.
17 Bhutani S et al. Improvements in coronary heart disease risk indicators by alternate-day fasting involve adipose tissue modulations. Obesity. 2010 Nov; 18(11):2152–9.
18 Stote KS et al. A controlled trial of reduced meal frequency without caloric restriction in healthy, normal-weight, middle-aged adults. Am J Clin Nutr. 2007 Apr; 85(4):981–8.
19 Heilbronn LK. Alternate-day fasting in nonobese subjects: effects on body weight, body composition, and energy metabolism. Am J Clin Nutr. 2005; 81:69–73.
20 Zauner C. Resting energy expenditure in short-term starvation is increased as a result of an increase in serum norepinephrine. Am J Clin Nutr. 2000 Jun; 71(6):1511–5.
21 Stubbs RJ et al. Effect of an acute fast on energy compensation and feeding behaviour in lean men and women. Int J Obesity. 2002 Dec; 26(12):1623–8.
22 Duncan GG. Intermittent fasts in the correction and control of intractable obesity. Trans Am Clin Climatol Assoc 1963; 74:121–9.
23 Duncan DG et al. Correction and control of intractable obesity. Practical application of Intermittent Periods of Total Fasting. JAMA. 1962; 181(4):309–12.
24 Drenick E. Prolonged starvation as treatment for severe obesity. JAMA. 1964 Jan 11; 187:100–5.
25 Thomson TJ et al. Treatment of obesity by total fasting for up to 249 days. Lancet. 1966 Nov 5; 2(7471):992–6.
26 Kerndt PR et al. Fasting: the history, pathophysiology and complications. West J Med. 1982 Nov; 137(5):379–99.
27 Folin O, Denis W. On starvation and obesity, with special reference to acidosis. J Biol Chem. 1915; 21:183–92.
28 Bloom WL. Fasting as an introduction to the treatment of obesity. Metabolism. 1959 May; 8(3):214–20.
29 Stewart WK, Fleming LW. Features of a successful therapeutic fast of 382 days' duration. Postgrad Med J. 1973 Mar; 49(569):203–9.
30 Merimee TJ, Tyson JE. Stabilization of plasma glucose during fasting: Normal variation in two separate studies. N Engl J Med. 1974 Dec 12; 291(24):1275–8.
31 Bloom WL. Fasting ketosis in obese men and women. J Lab Clin Med. 1962 Apr; 59:605–12.
32 Forbes GB. Weight loss during fasting: implications for the obese. Am J Clin Nutr. 1970 Sep; 23:1212–19.
33 Harvie MN et al. The effects of intermittent or continuous energy restriction on weight loss and metabolic disease risk markers. Int J Obes (Lond). 2011 May; 35(5):714–27.
34 Klempel MC et al. Intermittent fasting combined with calorie restriction is effective for weight loss and cardio-protection in obese women. Nutr J. 2012; 11:98. doi: 10.1186/1475-2891-11-98. Accessed 2015 Apr 8.
35 Williams KV et al. The effect of short periods of caloric restriction on weight loss and glycemic control in type 2

28 Eskelinen MH, Kivipelto M. Caffeine as a protective factor in dementia and Alzheimer's disease. J Alzheimers Dis. 2010; 20 Suppl 1:167–74.
29 Santos C et al. Caffeine intake and dementia: systematic review and meta-analysis. J Alzheimers Dis. 2010; 20 Suppl 1:s187–204. doi: 10.3233/JAD-2010-091387. Accessed 2015 Apr 6.
30 Hernan MA et al. A meta-analysis of coffee drinking, cigarette smoking, and the risk of Parkinson's disease. Ann Neurol. 2002 Sep; 52(3):276–84.
31 Ross GW et al. Association of coffee and caffeine intake with the risk of Parkinson disease. JAMA. 2000 May; 283(20):2674–9.
32 Klatsky AL et al. Coffee, cirrhosis, and transaminase enzymes. Arch Intern Med. 2006 Jun 12; 166(11):1190–5.
33 Larrson SC, Wolk A. Coffee consumption and risk of liver cancer: a meta-analysis. Gastroenterology. 2007 May; 132 (5):1740–5.
34 Kobayashi Y, Suzuki M, Satsu H et al. Green tea polyphenols inhibit the sodium-dependent glucose transporter of intestinal epithelial cells by a competitive mechanism. J Agric Food Chem. 2000 Nov; 48(11):5618–23.
35 Crespy V, Williamson GA. A review of the health effects of green tea catechins in in vivo animal models. J Nutr. 2004 Dec; 134(12 suppl):3431s–3440s.
36 Cabrera C et al. Beneficial effects of green tea: a review. J Am Coll Nutr. 2006 Apr; 25(2):79–99.
37 Hursel, R, Westerterp-Plantenga MS. Catechin- and caffeine-rich teas for control of body weight in humans. Am J Clin Nutr. 2013 Dec; 98(6):1682s–93s.
38 Dulloo AG et al. Green tea and thermogenesis: interactions between catechin-polyphenols, caffeine and sympathetic activity. Inter J Obesity. 2000 Feb; 24(2):252–8.
39 Venables MC et al. Green tea extract ingestion, fat oxidation, and glucose tolerance in healthy humans. Am J Clin Nutr. 2008 Mar; 87(3):778–84.
40 Dulloo AG et al. Efficacy of a green tea extract rich in catechin polyphenols and caffeine in increasing 24-h energy expenditure and fat oxidation in humans. Am J Clin Nutr. 1999 Dec; 70(6):1040–5.
41 Koo MWL, Cho CH. Pharmacological effects of green tea on the gastrointestinal system. Eur J Pharmacol. 2004 Oct 1; 500(1-3):177–85.
42 Hursel R Viechtbauer W, Westerterp-Plantenga, MS. The effects of green tea on weight loss and weight maintenance: a meta-analysis. Int J Obes (Lond). 2009 Sep; 33(9):956–61. doi: 10.1038/ijo.2009.135. Epub 2009 Jul 14. Accessed 6 Apr 2015.
43 Van Dieren S et al. Coffee and tea consumption and risk of type 2 diabetes. Diabetologia. 2009 Dec; 52(12):2561–9.
44 Odegaard, AO et al. Coffee, tea, and incident type 2 diabetes: the Singapore Chinese Health Study. Am J Clin Nutr. 2008 Oct; 88(4):979–85.
45 Patrick L, Uzick M. Cardiovascular disease: C-reactive protein and the inflammatory disease paradigm: HMG-CoA reductase inhibitors, alpha-tocopherol, red yeast rice, and olive oil polyphenols. A review of the literature. Alternative Medicine Review. 2001 Jun; 6(3):248–71.
46 Aviram M, Eias K. Dietary olive oil reduces low-density lipoprotein uptake by macrophages and decreases the susceptibility of the lipoprotein to undergo lipid peroxidation. Ann Nutr Metab. 1993; 37(2):75–84.
47 Smith RD et al. Long-term monounsaturated fatty acid diets reduce platelet aggregation in healthy young subjects. Br J Nutr. 2003 Sep; 90(3):597–606.
48 Ferrara LA et al. Olive oil and reduced need for antihypertensive medications. Arch Intern Med. 2000 Mar 27; 160(6):837–42.
49 Martínez-González MA et al. Olive oil consumption and risk of CHD and/or stroke: a meta-analysis of case-control, cohort and intervention studies. Br J Ntru. 2014 Jul; 112(2):248–59.
50 Chen M, Pan A, Malik VS, Hu FB. Effects of dairy intake on body weight and fat: a meta-analysis of randomized controlled trials. Am J Clin Nutr. 2012 Oct; 96(4):735–47.
51 Mozaffarian, D et al. Trans-palmitoleic acid, metabolic risk factors, and new-onset diabetes in U.S. adults: a cohort study. Ann Intern Med. 2010 Dec 21; 153(12):790–9.
52 Hyman M. The super fiber that controls your appetite and blood sugar. Huffington Post [Internet]. 2010 May 29 (updated 2013 Nov 11). Available from: http://www. huffingtonpost.com/dr-mark-hyman/fiber-health-the-super-fi_b_594153.html. Accessed 2015 Apr 6.
53 Sugiyama M et al. Glycemic index of single and mixed meal foods among common Japanese foods with white rice as a reference food. Euro J Clin Nutr. 2003 Jun; 57(6):743–52. doi:10.1038/sj.ejcn.1601606. Accessed 2015 Apr 6.

20章　世界最先端の医学分析を集約した 太らない食事術
1 Arbesmann R. Fasting and prophecy in pagan and Christian antiquity. Traditio. 1951; 7:1–71.
2 Lamine F et al. Food intake and high density lipoprotein cholesterol levels changes during Ramadan fasting in

19章 「食べても太らない食べ物」を食べる

1 Knowler WC et al. 10-year follow-up of diabetes incidence and weight loss in the Diabetes Prevention Program Outcomes Study. Lancet. 2009 Nov 14; 374(9702):1677–86.
2 Leibel RL, Hirsch J. Diminished energy requirements in reduced-obese patients. Metabolism. 1984 Feb; 33(2):164–70.
3 Sacks FM et al. Comparison of weight-loss diets with different compositions of fat, protein, and carbohydrates. N Engl J Med. 2009 Feb 26; 360(9):859–73.
4 Johnston BC et al. Comparison of weight loss among named diet programs in overweight and obese adults: a meta-analysis. JAMA. 2014 Sep 3; 312(9):923–33.
5 Grassi D, Necozione S, Lippi C, Croce G, Valeri L, Pasqualetti P, Desideri G, Blumberg JB, Ferri C. Cocoa reduces blood pressure and insulin resistance and improves endothelium-dependent vasodilation in hypertensives. Hypertension. 2005 Aug; 46(2):398–405.
6 Grassi D et al. Blood pressure is reduced and insulin sensitivity increased in glucose-intolerant, hypertensive subjects after 15 days of consuming high-polyphenol dark chocolate. J. Nutr. 2008 Sep; 138(9):1671–6.
7 Djousse L et al. Chocolate consumption is inversely associated with prevalent coronary heart disease: the National Heart, Lung, and Blood Institute Family Heart Study. Clin Nutr. 2011 Apr; 30(2):182–7. doi: 10.1016/j.clnu.2010.08.005. Epub 2010 Sep 19. Accessed 2015 Apr 6.
8 Sabate J, Wien M. Nuts, blood lipids and cardiovascular disease. Asia Pac J Clin Nutr. 2010; 19(1):131–6.
9 Jenkins DJ et al. Possible benefit of nuts in type 2 diabetes. J. Nutr. 2008 Sep; 138(9):1752s–1756s.
10 Hernandez-Alonso P et al. Beneficial effect of pistachio consumption on glucose metabolism, insulin resistance, inflammation, and related metabolic risk markers: a randomized clinical trial. 2014 Aug 14. doi: 10.2337/dc14-1431. [Epub ahead of print] Accessed 2015 Apr 6.
11 Walton AG. All sugared up: the best and worst breakfast cereals for kids. Forbes [Internet]. 2014 May 15. Available at: http://www.forbes.com/sites/alicegwalton/2014/05/15/all-sugared-up-the-best-and-worst-breakfast-cereals-for-kids/. Accessed 2015 Apr 12.
12 Fernandez ML. Dietary cholesterol provided by eggs and plasma lipoproteins in healthy populations. Curr Opin Clin Nutr Metab Care. 2006 Jan; 9(1):8–12.
13 Mutungi G et al. Eggs distinctly modulate plasma carotenoid and lipoprotein subclasses in adult men following a carbohydrate-restricted diet. J Nutr Biochem. 2010 Apr; 21(4):261–7. doi: 10.1016/j.jnutbio.2008.12.011. Epub 2009 Apr 14.
14 Shin JY, Xun P, Nakamura Y, He K. Egg consumption in relation to risk of cardiovascular disease and diabetes: a systematic review and meta-analysis. Am J Clin Nutr. 2013 Jul; 98(1):146–59.
15 Rong Y et al. Egg consumption and risk of coronary heart disease and stroke: dose-response meta-analysis of prospective cohort studies. BMJ. 2013; 346:e8539. doi: 10.1136/bmj.e8539. Accessed 2015 Apr 6.
16 Cordain L et al. Influence of moderate chronic wine consumption on insulin sensitivity and other correlates of syndrome X in moderately obese women. Metabolism. 2000 Nov; 49(11):1473–8.
17 Cordain L et al. Influence of moderate daily wine consumption on body weight regulation and metabolism in healthy free-living males. J Am Coll Nutr. 1997 Apr; 16(2):134–9.
18 Napoli R et al. Red wine consumption improves insulin resistance but not endothelial function in type 2 diabetic patients. Metabolism. 2005 Mar; 54(3):306–13.
19 Huxley R et al. Coffee, decaffeinated coffee, and tea consumption in relation to incident type 2 diabetes mellitus: a systematic review with meta-analysis. Arch Intern Med. 2009 Dec 14; 169(22):2053–63.
20 Gómez-Ruiz JA, Leake DS, Ames JM. In vitro antioxidant activity of coffee compounds and their metabolites. J Agric Food Chem. 2007 Aug 22; 55(17):6962–9.
21 Milder IE, Arts I, Cvan de Putte B, Venema DP, Hollman PC. Lignan contents of Dutch plant foods: a database including lariciresinol, pinoresinol, secoisolariciresinol and metairesinol. Br J Nutr. 2005 Mar; 93(3):393–402.
22 Clifford MN. Chlorogenic acids and other cinnamates: nature, occurrence and dietary burden. J Sci Food Agric. 1999; 79(5):362–72.
23 Huxley R et al. Coffee, decaffeinated coffee, and tea consumption in relation to incident type 2 diabetes mellitus: a systematic review with meta-analysis. Arch Intern Med. 2009 Dec 14; 169(22):2053–63.
24 Van Dieren S et al. Coffee and tea consumption and risk of type 2 diabetes. Diabetologia. 2009 Dec; 52(12):2561–9.
25 Odegaard AO et al. Coffee, tea, and incident type 2 diabetes: the Singapore Chinese Health Study. Am J Clin Nutr. 2008 Oct; 88(4):979–85.
26 Freedman ND, Park Y, Abnet CC, Hollenbeck AR, Sinha R. Association of coffee drinking with total and cause-specific mortality. N Engl J Med. 2012 May 17; 366(20):1891–904.
27 Lopez-Garcia E, van Dam RM, Li TY, Rodriguez-Artalejo F, Hu FB. The relationship of coffee consumption with mortality. Ann Intern Med. 2008 Jun 17; 148(2):904–14.

Randomized Controlled Dietary Modification Trial. JAMA. 2006 Feb 8; 295(6):655–66.
7 Yerushalmy J, Hilleboe HE. Fat in the diet and mortality from heart disease: a methodologic note. NY State J Med. 1957 Jul 15; 57(14):2343–54.
8 Pollan, Michael. Unhappy meals. New York Times [Internet]. 2007 Jan 28. Available from:http://www.nytimes.com/2007/01/28/magazine/28nutritionism.t.html?-pagewanted=all. Accessed 2015 Sep 6.
9 Simopoulos AP. Omega-3 fatty acids in health and disease and in growth and development. Am J Clin Nutr. 1991 Sep; 54(3):438–63.
10 Eades M. Framingham follies. The Blog of Michael R. Eades, M.D. [Internet]. 2006 Sep 28. Available from: http://www.proteinpower.com/drmike/cardiovascular-disease/framingham-follies/. Accessed 2015 Apr 12.
11 Nichols AB et al. Daily nutritional intake and serum lipid levels. The Tecumseh study. Am J Clin Nutr. 1976 Dec; 29(12):1384–92.
12 Garcia-Pamieri et al. Relationship of dietary intake to subsequent coronary heart disease incidence: The Puerto Rico Heart Health Program. Am J Clin Nutr. 1980 Aug; 33(8):1818–27.
13 Shekelle RB et al. Diet, serum cholesterol, and death from coronary disease: the Western Electric Study. N Engl J Med. 1981 Jan 8; 304(2):65–70.
14 Aro A et al. Transfatty acids in dairy and meat products from 14 European countries: the TRANSFAIR Study. Journal of Food Composition and Analysis. 1998 Jun; 11(2):150–160. doi: 10.1006/jfca.1998.0570. Accessed 2015 Apr 12.
15 Mensink RP, Katan MB. Effect of dietary trans fatty acids on high-density and low-density lipoprotein cholesterol levels in healthy subjects. N Engl J Med. 1990 Aug 16; 323(7):439–45.
16 Mozaffarian D et al. Trans fatty acids and cardiovascular disease. N Engl J Med. 2006 Apr 13; 354(15):1601–13.
17 Mente A et al. A systematic review of the evidence supporting a causal link between dietary factors and coronary heart disease. Arch Intern Med. 2009 Apr 13; 169(7):659–69.
18 Hu FB et al. Dietary fat intake and the risk of coronary heart disease in women. N Engl J Med. 1997 Nov 20; 337(21):1491–9.
19 Leosdottir M et al. Dietary fat intake and early mortality patterns: data from the Malmo Diet and Cancer Study. J Intern Med. 2005 Aug; 258(2):153–65.
20 Chowdhury R et al. Association of dietary, circulating, and supplement fatty acids with coronary risk: a systematic review and meta-analysis. Ann Intern Med. 2014 Mar 18; 160(6):398–406.
21 Siri-Tarino PW et al. Meta-analysis of prospective cohort studies evaluating the association of saturated fat with cardiovascular disease. Am J Clin Nutr. 2010 Mar; 91(3):535–46.
22 Yamagishi K et al. Dietary intake of saturated fatty acids and mortality from cardiovascular disease in Japanese. Am J Clin Nutr. First published 2010 August 4. doi: 10.3945/ ajcn.2009.29146. Accessed 2015 Apr 12.
23 Wakai K et al. Dietary intakes of fat and total mortality among Japanese populations with a low fat intake: the Japan Collaborative Cohort (JACC) Study. Nutr Metab (Lond). 2014 Mar 6; 11(1):12.
24 Ascherio A et al. Dietary fat and risk of coronary heart disease in men: cohort follow up study in the United States. BMJ. 1996 Jul 13; 313(7049):84–90.
25 Gillman MW et al. Margarine intake and subsequent heart disease in men. Epidemiology. 1997 Mar; 8(2):144–9.
26 Mozaffarian D et al. Dietary fats, carbohydrate, and progression of coronary atherosclerosis in postmenopausal women. Am J Clin Nutr. 2004 Nov; 80(5):1175–84.
27 Kagan A et al. Dietary and other risk factors for stroke in Hawaiian Japanese men. Stroke. 1985 May–Jun; 16(3):390–6.
28 Gillman MW et al. Inverse association of dietary fat with development of ischemic stroke in men. JAMA. 1997 Dec 24–31; 278(24):2145–50.
29 National Cholesterol Education Program Expert Panel on Detection, Evaluation, and Treatment of High Blood Cholesterol in Adults (Adult Treatment Panel III). National Institutes of Health; National Heart, Lung, and Blood Institute. 2002 Sep. Available from: http://www.nhlbi.nih.gov/files/docs/resources/heart/atp3full.pdf. Accessed 2015 Apr 12.
30 Kratz M et al. The relationship between high-fat dairy consumption and obesity, cardiovascular, and metabolic disease. Eur J Nutr. 2013 Feb; 52(1):1–24.
31 Rosell M et al. Association between dairy food consumption and weight change over 9 y in 19,352 perimenopausal women. Am J Clin Nutr. 2006 Dec; 84(6):1481–8.
32 Collier G, O'Dea K. The effect of co-ingestion of fat on the glucose, insulin and gastric inhibitory polypeptide responses to carbohydrate and protein. Am J Clin Nutr. 1983 Jun; 37(6):941–4.
33 Willett WC. Dietary fat plays a major role in obesity: no. Obes Rev. 2002 May; 3(2):59–68.
34 Howard BV et al. Low fat dietary pattern and risk of cardiovascular disease. JAMA. 2006 Feb 8; 295(6):655–66.

2 Holt SH et al. An insulin index of foods: the insulin demand generated by 1000-kJ portions of common foods. Am J Clin Nutr. 1997 Nov; 66(5):1264–76.
3 Floyd JC Jr. Insulin secretion in response to protein ingestion. J Clin Invest. 1966 Sep; 45(9):1479-1486
4 Nuttall FQ, Gannon MC. Plasma glucose and insulin response to macronutrients in non diabetic and NIDDM subjects. Diabetes Care. 1991 Sep; 14(9):824–38.
5 Nauck M et al. Reduced incretin effect in type 2 (non-insulin-dependent) diabetes. Diabetologia. 1986 Jan; 29(1):46–52.
6 Pepino MY et al. Sucralose affects glycemic and hormonal responses to an oral glucose load. Diabetes Care. 2013 Sep; 36(9):2530–5.
7 Just T et al. Cephalic phase insulin release in healthy humans after taste stimulation? Appetite. 2008 Nov; 51(3):622–7.
8 Nilsson M et al. Glycemia and insulinemia in healthy subjects after lactose equivalent meals of milk and other food proteins. Am J Clin Nutr. 2004 Nov; 80(5):1246–53.
9 Liljeberg EH, Bjorck I. Milk as a supplement to mixed meals may elevate postprandial insulinaemia. Eur J Clin Nutr. 2001 Nov; 55(11):994–9.
10 Nilsson M et al. Glycemia and insulinemia in healthy subjects after lactose-equivalent meals of milk and other food proteins: the role of plasma amino acids and incretins. Am J Clin Nutr. 2004 Nov; 80(5):1246–53.
11 Jakubowicz D, Froy O, Ahrén B, Boaz M, Landau Z, Bar-Dayan Y, Ganz T, Barnea M, Wainstein J. Incretin, insulinotropic and glucose-lowering effects of whey protein pre-load in type 2 diabetes: a randomized clinical trial. Diabetologia. Sept 2014; 57(9):1807–11.
12 Pal S, Ellis V. The acute effects of four protein meals on insulin, glucose, appetite and energy intake in lean men. Br J Nutr. 2010 Oct; 104(8):1241–48.
13 図 17-1 のデータソース：同上
14 Bes-Rastrollo M, Sanchez-Villegas A, Gomez-Gracia E, Martinez JA, Pajares RM, Martinez-Gonzalez MA. Predictors of weight gain in a Mediterranean cohort:the Seguimiento Universidad de Navarra Study 1. Am J Clin Nutr. 2006 Feb; 83(2):362–70.
15 Vergnaud AC et al. Meat consumption and prospective weight change in participants of the EPIC-PANACEA study. Am J Clin Nutr. 2010 Aug; 92(2):398–407.
16 Rosell M et al. Weight gain over 5 years in 21,966 meat-eating, fish-eating, vegetarian, and vegan men and women in EPIC-Oxford. Int J Obes (Lond). 2006 Sep; 30(9):1389–96.
17 Mozaffarian D et al. Changes in diet and lifestyle and long-term weight gain in women and men. N Engl J Med. 2011 Jun 23; 364(25):2392–404.
18 Cordain L et al. Fatty acid analysis of wild ruminant tissues: evolutionary implications for reducing diet-related chronic disease. Eur J Clin Nutr. 2002 Mar; 56(3):181–91.
19 Rosell M et al. Association between dairy food consumption and weight change over 9 y in 19,352 perimenopausal women. Am J Clin Nutr. 2006 Dec; 84(6):1481–8.
20 Pereira MA et al. Dairy consumption, obesity, and the insulin resistance syndrome in young adults: the CARDIA Study. JAMA. 2002 Apr 24; 287(16):2081–9.
21 Choi HK et al. Dairy consumption and risk of type 2 diabetes mellitus in men: a prospective study. Arch Intern Med. 2005 May 9; 165(9):997–1003.
22 Azadbakht L et al. Dairy consumption is inversely associated with the prevalence of the metabolic syndrome in Tehranian adults. Am J Clin Nutr. 2005 Sep; 82(3):523–30.
23 Mozaffarian D et al. Changes in diet and lifestyle and long-term weight gain in women and men. N Engl J Med. 2011 Jun 23; 364(25):2392–404.
24 Burke LE et al. A randomized clinical trial testing treatment preference and two dietary options in behavioral weight management: preliminary results of the impact of diet at 6 months—PREFER study. Obesity (Silver Spring). 2006 Nov; 14(11):2007–17.

18 章 「脂肪」が体を変える

1 Keys A. Mediterranean diet and public health: personal reflections. Am J Clin Nutr. 1995 Jun; 61(6 Suppl):1321s–3s.
2 Nestle M. Mediterranean diets: historical and research overview. Am J Clin Nutr. 1995 June; 61(6 suppl):1313s –20s.
3 Keys A, Keys M. Eat well and stay well. New York: Doubleday & Company; 1959. p. 40.
4 U.S. Department of Agriculture, U.S. Department of Health and Human Services. Nutrition and your health: dietary guidelines for Americans. 3rd ed. Washington, DC: US Government Printing Office; 1990.
5 The Seven Countries Study. Available from www.sevencountriesstudy.com. Accessed 2015 Apr 12.
6 Howard BV et al. Low fat dietary pattern and risk of cardiovascular disease: the Womens' Health Initiative

nutritional requirements. J Nutr. 1996 Jun; 126(6): 1732–40.
9 Trowell H. Obesity in the Western world. Plant foods for man. 1975; 1:157–68.
10 U.S. Department of Agriculture ARS. CSFII/DHKS data set and documentation: the 1994 Continuing Survey of Food Intakes by Individuals and the 1994–96 Diet and Health Knowledge Survey. Springfield, VA: National Technical Information Service; 1998.
11 Krauss RM et al. Dietary guidelines for healthy American adults. Circulation. 1996 Oct 1; 94(7):1795–1899.
12 Fuchs CS et al. Dietary fiber and the risk of colorectal cancer and adenoma in women. N Engl J Med. 1999 Jan 21; 340(3):169–76.
13 Alberts DS et al. Lack of effect of a high-fiber cereal supplement on the recurrence of colorectal adenomas. N Engl J Med; 2000 Apr 20; 342(16):1156–62.
14 Burr ML et al. Effects of changes in fat, fish and fibre intakes on death and myocardial reinfarction: diet and reinfarction trial (DART). Lancet. 1989 Sep 30; 2(8666):757–61.
15 Estruch R. Primary prevention of cardiovascular disease with a Mediterranean diet. N Engl J Med. 2013 Apr 4; 368(14):1279-90.
16 Miller WC et al. Dietary fat, sugar, and fiber predict body fat content. J Am Diet Assoc. 1994 Jun; 94(6):612–5.
17 Nelson LH, Tucker LA. Diet composition related to body fat in a multivariate study of 203 men. J Am Diet Assoc. 1996 Aug; 96(8):771–7.
18 Gittelsohn J et al. Specific patterns of food consumption and preparation are associated with diabetes and obesity in a native Canadian community. J Nutr. 1998 Mar; 128(3):541–7.
19 Ludwig DS et al. Dietary fiber, weight gain, and cardiovascular disease risk factors in young adults. JAMA. 1999 Oct 27; 282(16):1539–46.
20 Pereira MA, Ludwig DS. Dietary fiber and body-weight regulation. Pediatric Clin North America. 2001 Aug; 48(4):969–80.
21 Chandalia M et al. Beneficial effects of high fibre intake in patients with type 2 diabetes mellitus. NEJM. 2000 May 11; 342(19):1392–8.
22 Liese AD et al. Dietary glycemic index and glycemic load, carbohydrate and fiber intake, and measure of insulin sensitivity, secretion and adiposity in the Insulin Resistance Atherosclerosis Study. Diab. Care. 2005 Dec; 28(12):2832–8.
23 Schulze MB et al. Glycemic index, glycemic load, and dietary fiber intake and incidence of type 2 diabetes in younger and middle-aged women. Am J Clin Nutr. 2004 Aug; 80(2):348–56.
24 Salmerón J et al. JAMA. Dietary fiber, glycemic load, and risk of non-insulin-dependent diabetes mellitus in women. 1997 Feb 12; 277(6):472–7.
25 Salmerón J et al. Dietary fiber, glycemic load, and risk of NIDDM in men. Diabetes Care. 1997 Apr; 20(4):545–50.
26 Kolata G. Rethinking thin: the new science of weight loss—and the myths and realities of dieting. New York: Picador; 2007.
27 Johnston CS, Kim CM, Buller AJ. Vinegar improves insulin sensitivity to a high-carbohydrate meal in subjects with insulin resistance or type 2 diabetes. Diabetes Care. 2004 Jan; 27(1):281–2.
28 Johnston CS et al. Examination of the antiglycemic properties of vinegar in healthy adults. Ann Nutr Metab. 2010; 56(1):74–9. doi 10.1159/0002722133. Accessed 2015 Apr 8.
29 Sugiyama M et al. Glycemic index of single and mixed meal foods among common Japanese foods with white rice as a reference food. European Journal of Clinical Nutrition. 2003 Jun; 57(6):743–752.
30 Ostman EM et al. Inconsistency between glycemic and insulinemic responses to regular and fermented milk products. Am J Clin Nutr. 2001 Jul; 74(1):96–100.
31 Leeman M et al. Vinegar dressing and cold storage of potatoes lowers postprandial glycaemic and insulinaemic responses in healthy subjects. Eur J Clin Nutr. 2005 Nov; 59(11):1266–71.
32 White AM, Johnston CS. Vinegar ingestion at bedtime moderates waking glucose concentrations in adults with well-controlled type 2 diabetes. Diabetes Care. 2007 Nov; 30(11):2814–5.
33 Johnston CS, Buller AJ. Vinegar and peanut products as complementary foods to reduce postprandial glycemia. J Am Diet Assoc. 2005 Dec; 105(12):1939–42.
34 Brighenti F et al. Effect of neutralized and native vinegar on blood glucose and acetate responses to a mixed meal in healthy subjects. Eur J Clin Nutr. 1995 Apr; 49(4):242–7.
35 Hu FB et al. Dietary intake of a-linolenic acid and risk of fatal ischemic heart disease among women. Am J Clin Nutr. 1999 May; 69(5):890–7.

17章　「たんぱく質」への過剰期待

1 Friedman et al. Comparative effects of low-carbohydrate high-protein versus low-fat diets on the kidney. Clin J Am Soc Nephrol. 2012 Jul; 7(7):1103–11.

4 Oz, M. Agave: why we were wrong. The Oz Blog. 2014 Feb 27. Available from: http://blog.doctoroz.com/dr-oz-blog/agave-why-we-were-wrong. Accessed 2015 Apr 9.
5 Gardner C et al. Nonnutritive sweeteners: current use and health perspectives: a scientific statement from the American Heart Association and the American Diabetes Association. Circulation. 2012 Jul 24; 126(4):509–19.
6 American Diabetes Association [Internet]. Low calorie sweeteners. Edited 2014 Dec 16. Available from: http://www.diabetes.org/food-and-fitness/food/what-can-i-eat/understanding-carbohydrates/artificial-sweeteners. Accessed 2015 Apr 12.
7 Stellman SD, Garfinkel L. Artificial sweetener use and one-year weight change among women. Prev Med. 1986 Mar; 15(2);195–202.
8 Fowler SP et al. Fueling the obesity epidemic? Artificially sweetened beverage use and long-term weight gain. Obesity. 2008 Aug; 16(8):1894–900.
9 Gardener H et al. Diet soft drink consumption is associated with an increased risk of vascular events in the Northern Manhattan Study. J Gen Intern Med. 2012 Sep; 27(9):1120–6.
10 Lutsey PL, Steffen LM, Stevens J. Dietary intake and the development of the metabolic syndrome: the Atherosclerosis Risk in Communities Study. Circulation. 2008 Feb 12; 117(6):754–61.
11 Dhingra R, Sullivan L, Jacques PF, Wang TJ, Fox CS, Meigs JB, D'Agostino RB, Gaziano JM, Vasan RS. Soft drink consumption and risk of developing cardiometabolic risk factors and the metabolic syndrome in middle-aged adults in the community. Circulation. 2007 Jul 31; 116(5):480–8.
12 American College of Cardiology. Too many diet drinks may spell heart trouble for older women, study suggests. ScienceDaily [Internet]. 29 March 2014. Available from: http://www.sciencedaily.com/releases/2014/03/140329175110.htm. Accessed 2015 Apr 9.
13 Pepino MY et al. Sucralose affects glycemic and hormonal responses to an oral glucose load. Diabetes Care. 2013 Sep; 36(9):2530–5.
14 Anton SD et al. Effects of stevia, aspartame, and sucrose on food intake, satiety, and postprandial glucose and insulin levels. Appetite. 2010 Aug; 55(1):37–43.
15 Yang Q. Gain weight by "going diet?" Artificial sweeteners and the neurobiology of sugar cravings. Yale J Biol Med. 2010 Jun; 83(2):101–8.
16 Smeets, PA et al. Functional magnetic resonance imaging of human hypothalamic responses to sweet taste ad calories. Am J Clin Nutr. 2005 Nov; 82(5):1011–6.
17 Bellisle F, Drewnowski A. Intense sweeteners, energy intake and the control of body weight. Eur J Clin Nutr. 2007 Jun; 61(6):691–700.
18 Ebbeling CB et al. A randomized trial of sugar-sweetened beverages and adolescent body weight. N Engl J Med. 2012 Oct 11; 367(15):1407–16.
19 Blackburn GL et al. The effect of aspartame as part of a multidisciplinary weight-control program on short- and long-term control of body weight. Am J Clin Nutr. 1997 Feb; 65(2):409–18.
20 De Ruyter JC et al. A trial of sugar-free or sugar sweetened beverages and body weight in children. NEJM. 2012 Oct 11; 367(15):1397–406.
21 Bes-Rastrollo M et al. Financial conflicts of interest and reporting bias regarding the association between sugar-sweetened beverages and weight gain: a systematic review of systematic reviews. PLOS Med. Dec 2013; 10(12) e1001578 doi: 10.1371/ journal.pmed.1001578. Accessed 2015 Apr 8.

16章 「食物繊維」は絶対に摂ってほしい

1 図16-1のデータソース : Cordain L, Eades MR, Eades MD. Hyperinsulinemic diseases of civilization: more than just Syndrome X. Comparative Biochemistry and Physiology: Part A. 2003; 136:95–112. Available from: http://www.direct-ms.org/ sites/default/files/Hyperinsulinemia.pdf. Accessed 2015 Apr 15.
2 Fan MS et al. Evidence of decreasing mineral density in wheat grain over the last 160 years. J Trace Elem Med Biol. 2008; 22(4):315–24. Doi: 10.1016/j. jtemb.2008.07.002. Accessed 2015 Apr 8.
3 Rubio-Tapia A et al. Increased prevalence and mortality in undiagnosed celiac disease. Gastroenterology. 2009 Jul; 137(1):88–93.
4 Thornburn A, Muir J, Proietto J. Carbohydrate fermentation decreases hepatic glucose output in healthy subjects. Metabolism. 1993 Jun; 42(6):780–5.
5 Trout DL, Behall KM, Osilesi O. Prediction of glycemic index for starchy foods. Am J Clin Nutr. 1993 Dec; 58(6):873–8.
6 Jeraci JL. Interaction between human gut bacteria and fibrous substrates. In: Spiller GA, ed. CRC handbook of dietary fiber in human nutrition. Boca Raton, FL: CRC Press, 1993. p.648.
7 Wisker E, Maltz A, Feldheim W. Metabolizable energy of diets low or high in dietary fiber from cereals when eaten by humans. J Nutr. 1988 Aug; 118(8):945–52.
8 Eaton SB, Eaton SB 3rd, Konner MJ, Shostak M. An evolutionary perspective enhances understanding of human

26; 311(8):806–14.
17 Spock B. Doctor Spock's baby and child care. Pocket Books; 1987. p. 536.（ベンジャミン・スポック『最新版 スポック博士の育児書』暮しの手帖社、1997 年）

14 章　甘い罠

1 Suddath C, Stanford D. Coke confronts its big fat problem. Bloomberg Businessweek [Internet]. 2014 July 31. Available from: http://www.bloomberg.com/bw/articles/2014-07-31/coca-cola-sales-decline-health-concerns-spur-relaunch Accessed 2015 Apr 8.
2 同上
3 S&D (Group sucres et denrées) [Internet]. World sugar consumption. Available from: http://www.sucden.com/statistics/4_world-sugar-consumption. Accessed 2015 Apr 9.
4 Xu Y et al. Prevalence and control of diabetes in Chinese adults. JAMA. 2013 Sep 4; 310(9):948–59.
5 Loo D. China "catastrophe" hits 114 million as diabetes spreads. Bloomberg News [Internet]. 2013 Sep 3. Available from: http://www.bloomberg.com/news/articles/2013-09-03/china-catastrophe-hits-114-million-as-diabetes-spreads. Accessed 2015 Apr 8.
6 Huang Y. China's looming diabetes epidemic. The Atlantic [Internet]. 2013 Sept 13. Available from: http://www.theatlantic.com/china/archive/2013/09/chinas-looming-diabetes-epidemic/279670/. Accessed 2015 Apr 8.
7 Schulze MB et al. Sugar-sweetened beverages, weight gain and incidence of type 2 diabetes in young and middle aged women. JAMA. 2004 Aug 25; 292(8):927–34.
8 Basu S, Yoffe P, Hills N, Lustig RH. The relationship of sugar to population-level diabetes prevalence: an econometric analysis of repeated cross-sectional data. Plos One [Internet]. 2013; 8(2):e57873 doi: 10.1371/journal.pone.0057873. Accessed 2015 Apr 8.
9 Lyons RD. Study insists diabetics can have some sugar. New York Times [Internet]. 1983 Jul 7. Available from: http://www.nytimes.com/1983/07/07/us/study-insists-diabetics-can-have-some-sugar.html. Accessed 2015 Apr 8.
10 Glinsmann WH et al. Evaluation of health aspects of sugars contained in carbo-hydrate sweeteners. J Nutr. 1986 Nov; II6(IIS):SI–s216.
11 National Research Council (US) Committee on Diet and Health. Diet and health: implications for reducing chronic disease risk. Washington (DC): National Academies Press (US); 1989. p. 7.
12 American Diabetes Association [Internet]. Sugar and desserts. Edited 2015 Jan 27. Available from: http://www.diabetes.org/food-and-fitness/food/what-can-i-eat/understanding-carbohydrates/sugar-and-desserts.html. Accessed 2015 Apr 8.
13 Zhou BF et al. Nutrient intakes of middle-aged men and women in China, Japan, United Kingdom, and United States in the late 1990s. J Hum Hypertens. 2003 Sep; 17(9):623–30.
14 Duffey KJ, Popkin BM. High-Fructose Corn syrup: Is this what's for dinner? Am J Clin Nutr. 2008; 88(suppl):1722s–32s.
15 Bray GA, Nielsen SJ, Popkin BM. Consumption of high-fructose corn syrup in beverages may play a role in the epidemic of obesity. Am J Clin Nutr. 2004 April; 79(4) 537–43.
16 Beck-Nielsen H et al. Impaired cellular insulin binding and insulin sensitivity induced by high-fructose feeding in normal subjects. Am J Clin Nutr. 1980 Feb; 33(2):273–8.
17 Stanhope KL et al. Consuming fructose-sweetened, not glucose-sweetened, beverages increases visceral adiposity and lipids and decreases insulin sensitivity in overweight/obese humans. JCI. 2009 May 1; 119(5):1322–34.
18 Sievenpiper JL et al. Effect of fructose on body weight in controlled feeding trials: a systematic review and meta-analysis. Ann Intern Med. 2012 Feb 21; 156(4):291–304.
19 Ogden CL et al. Prevalence of childhood and adult obesity in the United States, 2011–2012. JAMA. 2014 Feb 26; 311(8):806–14.
20 Geiss LS et al. Prevalence and incidence trends for diagnosed diabetes among adults aged 20 to 79 years, United States, 1980–2012. JAMA. 2014 Sep 24; 312(12):1218–26.

15 章　「ダイエット飲料」は肥大ドリンク

1 Yang Q. Gain weight by "going diet?" Artificial sweeteners and the neurobiology of sugar cravings. Yale J Biol Med. 2010 Jun; 83(2):101–8.
2 Mattes RD, Popkin BM. Nonnutritive sweetener consumption in humans: effects on appetite and food intake and their putative mechanisms. Am J Clin Nutr. 2009 Jan; 89(1):1–14.（図 15-1 もこの記事をデータソースとしている）
3 Gardner C et al. Nonnutritive sweeteners: current use and health perspectives: a scientific statement from the American Heart Association and the American Diabetes Association. Circulation. 2012 Jul 24; 126(4):509–19.

12 章　「所得が低い」と太る

1 Centers for Disease Control and Prevention. Obesity trends among U.S. adults between 1985 and 2010. Available from: www.cdc.gov/obesity/downloads/obesity_trends_2010.ppt. Accessed 2015 Apr 26.
2 United States Census Bureau [Internet]. State and country quick facts. Updated 2015 Mar 24. Available from: http://quickfacts.census.gov/qfd/states/28000.html. Accessed 2015 Apr 8.
3 Levy J. Mississippians most obese, Montanans least obese. Gallup [Internet]. Available from: http://www.gallup.com/poll/167642/mississippians-obese-montanans-least-obese.aspx. Accessed 2015 Apr 8.
4 Michael Moss. Salt Sugar Fat: How the Food Giants Hooked Us. Toronto; Signal Publishing; 2014.（マイケル・モス『フードトラップ　食品に仕掛けられた至福の罠』日経 BP 社、2014 年）
5 David Kessler. The End of Overeating: Taking Control of the Insatiable North American Appetite. Toronto: McClelland & Stewart Publishing; 2010.
6 図 12-2 のデータソース : Environmental Working Group (EWG). EWG farm subsidies. Available from: http://farm.ewg.org/. Accessed 2015 Apr 26.
7 Russo M. Apples to twinkies: comparing federal subsidies of fresh produce and junk food. US PIRG Education Fund: 2011 Sep. Available at: http://www.foodsafetynews.com/files/2011/09/Apples-to-Twinkies-USPIRG.pdf. Accessed 2015 Apr 26.
8 図 12-3 のデータソース : 同上
9 Mills CA: Diabetes mellitus: is climate a responsible factor in the etiology? Arch Inten Med. 1930 Oct; 46(4):569–81.
10 Marchand LH. The Pima Indians: Obesity and diabetes. National Diabetes Information Clearinghouse (NDICH) [Internet]. Available from: https://web.archive.org/ web/20150610193111. Accessed 2015 Apr 8.
11 U.S. PIRG [Internet].Report: 21st century transportation. 2013 May 14. Available from: http://uspirg.org/reports/usp/new-direction. Accessed 2015 Apr 8.
12 Davies A. The age of the car in America is over. Business Insider [Internet]. 2013 May 20. http://www.businessinsider.com/the-us-driving-boom-is-over-2013-5. Accessed 2015 Apr 8.

13 章　ビッグ・チャイルド現象

1 Foster GD et al. The HEALTHY Study Group. A school-based intervention for diabetes risk reduction. N Engl J Med. 2010 Jul 29; 363(5):443–53.
2 Must A, Jacques PF, Dallal GE, Bajema CJ, Dietz WH. Long-term morbidity and mortality of overweight adolescents: a follow-up of the Harvard Growth Study of 1922 to 1935. N Engl J Med. 1992 Nov; 327(19):1350–5.
3 Deshmukh-Taskar P, Nicklas TA, Morales M, Yang SJ, Zakeri I, Berenson GS. Tracking of overweight status from childhood to young adulthood: the Bogalusa Heart Study. Eur J Clin Nutr. 2006 Jan; 60(1):48–57.
4 Baker JL, Olsen LW, Sørensen TI. Childhood body-mass index and the risk of coronary heart disease in adulthood. N Engl J Med. 2007 Dec; 357(23):2329–37.
5 Juonala M et al. Childhood adiposity, adult adiposity, and cardiovascular risk factors. N Engl J Med. 2011 Nov 17; 365(20):1876–85.
6 Kim J et al. Trends in overweight from 1980 through 2001 among preschool-aged children enrolled in a health maintenance organization. Obesity (Silver Spring). 2006 Jul; 14(7):1107–12.
7 Bergmann RL et al. Secular trends in neonatal macrosomia in Berlin: influences of potential determinants. Paediatr Perinat Epidemiol. 2003 Jul; 17(3):244–9.
8 Holtcamp W. Obesogens: an environmental link to obesity. Environ Health Perspect. 2012 Feb; 120(2):a62–a68.
9 Ludwig DS, Currie J. The association between pregnancy weight gain and birth weight. Lancet. 2010 Sep 18; 376(9745):984–90.
10 Whitaker RC et al. Predicting obesity in young adulthood from childhood and parental obesity. N Engl J Med. 1997 Sep 25; 337(13):869–73.
11 Caballero B et al. Pathways: A school-based randomized controlled trial for the prevention of obesity in American Indian schoolchildren. Am J Clin Nutr. 2003 Nov; 78(5):1030–8.
12 Nader PR et al. Three-year maintenance of improved diet and physical activity: the CATCH cohort. Arch Pediatr Adoles Med. 1999 Jul; 153(7):695-705.
13 Klesges RC et al. The Memphis Girls Health Enrichment Multi-site Studies (GEMS): Arch Pediatr Adolesc Med. 2010 Nov; 164(11):1007–14.
14 de Silva-Sanigorski AM et al. Reducing obesity in early childhood: results from Romp & Chomp, an Australian community-wide intervention program. Am J Clin Nutr. 2010 Apr; 91(4):831–40.
15 James J et al. Preventing childhood obesity by reducing consumption of carbonated drinks: cluster randomised controlled trial. BMJ. 2004 May 22; 328(7450):1237.
16 Ogden CL et al. Prevalence of childhood and adult obesity in the United States, 2011–2012. JAMA.2014 Feb

5 Ghosh S et al. Clearance of acanthosis nigricans associated with insulinoma following surgical resection. QJM. 2008 Nov; 101(11):899–900. doi: 10.1093/qjmed/ hcn098. Epub 2008 Jul 31. Accessed 2015 Apr 8.
6 Rizza RA et al. Production of insulin resistance by hyperinsulinemia in man. Diabetologia. 1985 Feb; 28(2):70–5.
7 Del Prato S et al. Effect of sustained physiologic hyperinsulinemia and hyper-glycemia on insulin secretion and insulin sensitivity in man. Diabetologia. 1994 Oct; 37(10):1025–35.
8 Henry RR et al. Intensive conventional insulin therapy for type II diabetes. Diabetes Care. 1993 Jan; 16(1):23–31.
9 Le Stunff C, Bougneres P. Early changes in postprandial insulin secretion, not in insulin sensitivity characterize juvenile obesity. Diabetes. 1994 May; 43(5):696–702.
10 Popkin BM, Duffey KJ. Does hunger and satiety drive eating anymore? Am J Clin Nutr. 2010 May; 91(5):1342–7.
11 Duffey KJ, Popkin BM. Energy density, portion size, and eating occasions: contributions to increased energy intake in the United States, 1977–2006. PLOS Med. 2011 Jun; 8(6): e1001050. doi:10.1371/journal.pmed.1001050. Accessed 2015 Apr 8.
12 Bellisle F, McDevitt R, Prentice AM. Meal frequency and energy balance. Br J Nutr. 1997 Apr; 77 Suppl 1:s57–70.
13 Cameron JD, Cyr MJ, Doucet E. Increased meal frequency does not promote greater weight loss in subjects who were prescribed an 8-week equi-energetic energy-restricted diet. Br J Nutr. 2010 Apr; 103(8):1098–101.
14 Leidy JH et al. The influence of higher protein intake and greater eating frequency on appetite control in overweight and obese men. Obesity (Silver Spring). 2010 Sep;18(9):1725–32.
15 Stewart WK, Fleming LW. Features of a successful therapeutic fast of 382 days' duration. Postgrad Med J. 1973 Mar; 49(569):203–09.

11 章　大手食品会社の思惑

1 Center for Science in the Public Interest [Internet]. Non-profit organizations receiving corporate funding. Available from: http://www.cspinet.org/integrity/ nonprofits/american_heart_association.html. Accessed 2015 Apr 8.
2 Freedhoff, Y. Weighty Matters blog [Internet]. Heart and Stroke Foundation Health Check on 10 teaspoons of sugar in a glass. 2012 Apr 9. Available from: http://www.weightymatters.ca/2012/04/heart-and-stroke-foundation-health.html. Accessed 2015 Apr 8.
3 Lesser LI, Ebbeling CB, Goozner M, Wypij D, Ludwig D. Relationship between funding source and conclusion among nutrition-related scientific articles. PLOS Med. 2007 Jan 9; 4(1): e5. doi:10.1371/journal.pmed.0040005. Accessed 2015 Apr 8.
4 Nestle M. Food company sponsorship of nutrition research and professional activities: A conflict of interest? Public Health Nutr. 2001 Oct; 4(5):1015–22.
5 Stubbs RJ, Mazlan N, Whybrow S. Carbohydrates, appetite and feeding behavior in humans. J Nutr. 2001 Oct 1; 131(10):2775–81s.
6 Cameron JD, Cyr MJ, Doucet E. Increased meal frequency does not promote greater weight loss in subjects who were prescribed an 8-week equi-energetic energy-restricted diet. Br J Nutr. 2010 Apr; 103(8):1098–101.
7 Wyatt HR et al. Long-term weight loss and breakfast in subjects in the National Weight Control Registry. Obes Res. 2002 Feb; 10(2):78–82.
8 Wing RR, Phelan S. Long term weight loss maintenance. Am J Clin Nutr. 2005 Jul; 82(1 Suppl):222s–5s.
9 Brown AW et al. Belief beyond the evidence: using the proposed effect of breakfast on obesity to show 2 practices that distort scientific evidence. Am J Clin Nutr. 2013 Nov; 98(5):1298–308.
10 Schusdziarra V et al. Impact of breakfast on daily energy intake. Nutr J. 2011 Jan 17; 10:5. doi: 10.1186/1475-2891-10-5. Accessed 2015 Apr 8.
11 Reeves S et al. Experimental manipulation of breakfast in normal and overweight/obese participants is associated with changes to nutrient and energy intake consumption patterns. Physiol Behav. 2014 Jun 22; 133:130–5. doi: 10.1016/j.physbeh.2014.05.015. Accessed 2015 Apr 8.
12 Dhurandhar E et al. The effectiveness of breakfast recommendations on weight loss: a randomized controlled trial. Am J Clin Nutr. 2014 Jun 4. doi: 10.3945/ ajcn.114.089573. Accessed 2015 Apr 8.
13 Betts JA et al. The causal role of breakfast in energy balance and health: a randomized controlled trial in lean adults. Am J Clin Nutr. 2014 Aug; 100(2): 539–47.
14 Diet, nutrition and the prevention of chronic disease: report of a joint WHO/FAO expert consultation. Geneva: World Health Organization; 2003. p. 68. Available at: http://whqlibdoc.who.int/trs/who_trs_916.pdf. Accessed 2015 Apr 9.
15 Kaiser KA et al. Increased fruit and vegetable intake has no discernible effect on weight loss: a systematic review and meta-analysis. Am J Clin Nutr. 2014 Aug; 100(2):567–76.
16 Muraki I et al. Fruit consumption and the risk of type 2 Diabetes. BMJ. 2013 Aug 28; 347:f5001. doi: 10.1136/bmj.f5001. Accessed 2015 Apr 8.

27 Joo EY et al. Adverse effects of 24 hours of sleep deprivation on cognition and stress hormones. J Clin Neurol. 2012 Jun; 8(2):146–50.
28 Leproult R et al. Sleep loss results in an elevation of cortisol levels the next evening. Sleep. 1997 Oct; 20(10):865–70.
29 Spiegel K, Knutson K, Leproult R, Tasali E, Cauter EV. Sleep loss: a novel risk factor for insulin resistance and Type 2 diabetes. J Appl Physiol. 2005 Nov; 99(5):2008–19.
30 VanHelder T, Symons JD, Radomski MW. Effects of sleep deprivation and exercise on glucose tolerance. Aviat Space Environ Med. 1993 Jun; 64(6):487–92.
31 Sub-chronic sleep restriction causes tissue specific insulin resistance. J Clin Endocrinol Metab. 2015 Feb 6; jc20143911. [Epub ahead of print] Accessed 2015 Apr 6.
32 Kawakami N, Takatsuka N, Shimizu H. Sleep disturbance and onset of type 2 diabetes. Diabetes Care. 2004 Jan; 27(1):282–3.
33 Taheri S, Lin L, Austin D, Young T, Mignot E. Short sleep duration is associated with reduced leptin, elevated ghrelin, and increased body mass index. PLOS Medicine. 2004 Dec; 1(3):e62.
34 Nedeltcheva AV et al. Insufficient sleep undermines dietary efforts to reduce adiposity. Ann Int Med. 2010 Oct 5; 153(7):435–41.
35 Pejovic S et al. Leptin and hunger levels in young healthy adults after one night of sleep loss. J. Sleep Res. 2010 Dec; 19(4):552–8.

9章 「低炭水化物ダイエット」の真相

1 Pennington AW. A reorientation on obesity. N Engl J Med. 1953 Jun 4; 248(23):959–64.
2 Bloom WL, Azar G, Clark J, MacKay JH. Comparison of metabolic changes in fasting obese and lean patients. Ann NY Acad Sci. 1965 Oct 8; 131(1):623–31.
3 Stillman I. The doctor's quick weight loss diet. Ishi Press; 2011.
4 Kolata G. Rethinking thin: the new science of weight loss—and the myths and realities of dieting. Picador; 2008.
5 Samaha FF et al. A low-carbohydrate as compared with a low-fat diet in severe obesity. N Engl J Med. 2003 May 22; 348(21):2074–81.
6 Gardner CD et al. Comparison of the Atkins, Zone, Ornish, and LEARN diets for change in weight and related risk factors among overweight premenopausal women. JAMA. 2007 Mar 7; 297(9):969–77.
7 Shai I et al. Weight loss with a low-carbohydrate, Mediterranean, or low-fat diet. N Engl J Med. 2008 Jul 17; 359(3):229–41.
8 Larsen TM et al. Diets with high or low protein content and glycemic index for weight-loss maintenance. N Engl J Med. 2010 Nov 25; 363(22):2102–13.
9 Ebbeling C et al. Effects of dietary composition on energy expenditure during weight-loss maintenance. JAMA. 2012 Jun 27; 307(24):2627–34.
10 Boden G et al. Effect of a low-carbohydrate diet on appetite, blood glucose levels, and insulin resistance in obese patients with type 2 diabetes. Ann Intern Med. 2005 Mar 15; 142(6):403–11.
11 Foster G et al. Weight and metabolic outcomes after 2 years on a low-carbohydrate versus low-fat diet. Ann Int Med. 2010 Aug 3; 153(3):147–57.
12 Shai I et al. Four-year follow-up after two-year dietary interventions. N Engl J Med. 2012 Oct 4; 367(14):1373–4.
13 Hession M et al. Systematic review of randomized controlled trials of low-carbohydrate vs. low-fat/low calorie diets in the management of obesity and its comorbidities. Obes Rev. 2009 Jan; 10(1):36–50.
14 Zhou BG et al. Nutrient intakes of middle-aged men and women in China, Japan, United Kingdom, and United States in the late 1990s: The INTERMAP Study. J Hum Hypertens. 2003 Sep; 17(9):623–30.
15 図9-1のデータソース：同上
16 Lindeberg S et al. Low serum insulin in traditional Pacific Islanders: the Kitava Study. Metabolism. 1999 Oct; 48(10):1216–9.

10章 肥満ホルモンの「蛇口」を今すぐ閉める

1 Tirosh A et al. Adolescent BMI trajectory and risk of diabetes versus coronary disease. N Engl J Med. 2011 Apr 7; 364(14):1315–25.
2 Alexander Fleming. Penicillin. Nobel Lecture Dec 1945. Available from: http:// www.nobelprize.org/nobel_prizes/medicine/laureates/1945/fleming-lecture.pdf. Accessed 2015 Apr 15.
3 Pontiroli AE, Alberetto M, Pozza G. Patients with insulinoma show insulin resistance in the absence of arterial hypertension. Diabetologia. 1992 Mar; 35(3):294–5.
4 Pontiroli AE, Alberetto M, Capra F, Pozza G. The glucose clamp technique for the study of patients with hypoglycemia: insulin resistance as a feature of insulinoma. J Endocrinol Invest. 1990 Mar; 13(3):241–5.

28:1344–8.
31 Martin SS, Qasim A, Reilly MP. Leptin resistance: a possible interface of inflammation and metabolism in obesity-related cardiovascular disease. J Am Coll Cardiol. 2008 Oct 7; 52(15):1201–10.
32 Benoit SC, Clegg DJ, Seeley RJ, Woods SC. Insulin and leptin as adiposity signals. Recent Prog Horm Res. 2004; 59:267–85.

8章　イライラするたび体重増加

1 Owen OE, Cahill GF Jr. Metabolic effects of exogenous glucocorticoids in fasted man. J Clin Invest. 1973 Oct; 52(10):2596–600.
2 Rosmond R et al. Stress-related cortisol secretion in men: relationships with abdominal obesity and endocrine, metabolic and hemodynamic abnormalities. J Clin Endocrinol Metab. 1998 Jun; 83(6):1853–9.
3 Whitworth JA et al. Hyperinsulinemia is not a cause of cortisol-induced hyper-tension. Am J Hypertens. 1994 Jun; 7(6):562–5.
4 Pagano G et al. An in vivo and in vitro study of the mechanism of prednisone-induced insulin resistance in healthy subjects. J Clin Invest. 1983 Nov; 72(5):1814–20.
5 Rizza RA, Mandarino LJ, Gerich JE. Cortisol-induced insulin resistance in man: impaired suppression of glucose production and stimulation of glucose utilization due to a postreceptor detect of insulin action. J Clin Endocrinol Metab. 1982 Jan; 54(1):131–8.
6 Ferris HA, Kahn CR. New mechanisms of glucocorticoid-induced insulin resistance: make no bones about it. J Clin Invest. 2012 Nov; 122(11):3854–7.
7 Stolk RP et al. Gender differences in the associations between cortisol and insulin in healthy subjects. J Endocrinol. 1996 May; 149(2):313–8.
8 Jindal RM et al. Posttransplant diabetes mellitus: a review. Transplantation. 1994 Dec 27; 58(12):1289–98.
9 Pagano G et al. An in vivo and in vitro study of the mechanism of prednisone-induced insulin resistance in healthy subjects. J Clin Invest. 1983 Nov; 72(5):1814–20.
10 Rizza RA, Mandarino LJ, Gerich JE. Cortisol-induced insulin resistance in man: impaired suppression of glucose production and stimulation of glucose utilization due to a postreceptor defect of insulin action. J Clin Endocrinol Metab. 1982 Jan; 54(1):131–8.
11 Dinneen S, Alzaid A, Miles J, Rizza R. Metabolic effects of the nocturnal rise in cortisol on carbohydrate metabolism in normal humans. J Clin Invest. 1993 Nov; 92(5):2283–90.
12 Lemieux I et al. Effects of prednisone withdrawal on the new metabolic triad in cyclosporine-treated kidney transplant patients. Kidney International. 2002 Nov; 62(5):1839–47.
13 Fauci A et al., editors. Harrison's principles of internal medicine. 17th ed. McGraw-Hill Professional; 2008. p. 2255.
14 Tauchmanova L et al. Patients with subclinical Cushing's syndrome due to adrenal adenoma have increased cardiovascular risk. J Clin Endocrinol Metab. 2002 Nov; 87(11):4872–8.
15 Fraser R et al. Cortisol effects on body mass, blood pressure, and cholesterol in the general population. Hypertension. 1999 Jun; 33(6):1364–8.
16 Marin P et al. Cortisol secretion in relation to body fat distribution in obese premenopausal women. Metabolism. 1992 Aug; 41(8):882–6.
17 Wallerius S et al. Rise in morning saliva cortisol is associated with abdominal obesity in men: a preliminary report. J Endocrinol Invest. 2003 Jul; 26(7):616–9.
18 Wester VL et al. Long-term cortisol levels measured in scalp hair of obese patients. Obesity (Silver Spring). 2014 Sep; 22(9):1956–8. DOI: 10.1002/oby.20795. Accessed 2015 Apr 6.
19 Fauci A et al., editors. Harrison's principles of internal medicine. 17th ed. McGraw-Hill Professional; 2008. p. 2263.
20 Daubenmier J et al. Mindfulness intervention for stress eating to reduce cortisol and abdominal fat among overweight and obese women. Journal of Obesity. 2011; article ID 651936. Accessed 2015 Apr 6.
21 Knutson KL, Spiegel K, Penev P, van Cauter E. The metabolic consequences of sleep deprivation. Sleep Med Rev. 2007 Jun; 11(3):163–78.
22 Webb WB, Agnew HW. Are we chronically sleep deprived? Bull Psychon Soc. 1975; 6(1):47–8.
23 Bliwise DL. Historical change in the report of daytime fatigue. Sleep. 1996 Jul; 19(6):462–4.
24 Watanabe M et al. Association of short sleep duration with weight gain and obesity at 1-year follow-up: a large-scale prospective study. Sleep. 2010 Feb; 33(2):161–7.
25 Hasler G, Buysse D, Klaghofer R, Gamma A, Ajdacic V, et al. The association between short sleep duration and obesity in young adults: A 13-year prospective study. Sleep. 2004 Jun 15; 27(4):661–6.
26 Cappuccio FP et al. Meta-analysis of short sleep duration and obesity in children and adults. Sleep. 2008 May; 31(5):619–26.

diabetes in the Diabetes Control and Complications Trial. Diabetes Care. 2001; 24(10):1711–21.
6 Intensive blood-glucose control with sulphonylureas or insulin compared with conventional treatment and risk of complications in patients with type 2 diabetes (UKPDS33). Lancet. 1998 Sep 12; 352(9131):837–53.
7 Holman RR et al. Addition of biphasic, prandial, or basal insulin to oral therapy in type 2 diabetes. N Engl J Med. 2007 Oct 25; 357(17):1716–30.
8 Henry RR, Gumbiner B, Ditzler T, Wallace P, Lyon R, Glauber HS. Intensive conventional insulin therapy for type II diabetes. Diabetes Care. 1993 Jan; 16(1):23–31.
9 Doherty GM, Doppman JL, Shawker TH, Miller DL, Eastman RC, Gorden P, Norton JA. Results of a prospective strategy to diagnose, localize, and resect insulinomas. Surgery. 1991 Dec; 110(6):989–96.
10 Ravnik-Oblak M, Janez A, Kocijanicic A. Insulinoma induced hypoglycemia in a type 2 diabetic patient. Wien KlinWochenschr. 2001 Apr 30; 113(9):339–41.
11 Sapountzi P et al. Case study: diagnosis of insulinoma using continuous glucose monitoring system in a patient with diabetes. Clin Diab. 2005 Jul; 23(3):140–3.
12 Smith CJ, Fisher M, McKay GA. Drugs for diabetes: part 2 sulphonylureas. Br J Cardiol. 2010 Nov; 17(6):279–82.
13 Viollet B, Guigas B, Sanz Garcia N, Leclerc J, Foretz M, Andreelli F. Cellular and molecular mechanisms of metformin: an overview. Clin Sci (Lond). 2012 Mar; 122(6):253–70.
14 Klip A, Leiter LA. Cellular mechanism of action of metformin. Diabetes Care. 1990 Jun; 13(6):696–704.
15 King P, Peacock I, Donnelly R. The UK Prospective Diabetes Study (UKPDS): clinical and therapeutic implications for type 2 diabetes. Br J Clin Pharmacol. 1999 Nov; 48(5):643–8.
16 UK Prospective Diabetes Study (UKPDS) Group. Effect of intensive blood-glucose control with metformin on complications in overweight patients with type 2 diabetes (UKPDS34). Lancet. 1998 Sep 12; 352(9131):854–65.
17 DeFronzo RA, Ratner RE, Han J, Kim DD, Fineman MS, Baron AD. Effects of exenatide (exendin-4) on glycemic control and weight over 30 weeks in metformin-treated patients with type 2 diabetes. Diabetes Care. 2004 Nov; 27(11):2628–35.
18 Nauck MA, Meininger G, Sheng D, Terranella L, Stein PP. Efficacy and safety of the dipeptidyl peptidase-4 inhibitor, sitagliptin, compared with the sulfonylurea, glipizide, in patients with type 2 diabetes inadequately controlled on metformin alone: a randomized, double-blind, non-inferiority trial. Diabetes Obes Metab. 2007 Mar; 9(2): 194–205.
19 Meneilly GS et al. Effect of acarbose on insulin sensitivity in elderly patients with diabetes. Diabetes Care. 2000 Aug; 23(8):1162–7.
20 Wolever TM, Chiasson JL, Josse RG, Hunt JA, Palmason C, Rodger NW, Ross SA, Ryan EA, Tan MH. Small weight loss on long-term acarbose therapy with no change in dietary pattern or nutrient intake of individuals with non-insulin- dependent diabetes. Int J Obes Relat Metab Disord. 1997 Sep; 21(9):756–63.
21 Polidori D et al. Canagliflozin lowers postprandial glucose and insulin by delaying intestinal glucose absorption in addition to increasing urinary glucose excretion: results of a randomized, placebo-controlled study. Diabetes Care. 2013 Aug; 36(8):2154–6.
22 Bolinder J et al. Effects of dapagliflozin on body weight, total fat mass, and regional adipose tissue distribution in patients with type 2 diabetes mellitus with inadequate glycemic control on metformin. J Clin Endocrinol Metab. 2012 Mar; 97(3):1020–31.
23 Nuack MA et al. Dapagliflozin versus glipizide as add-on therapy in patients with type 2 diabetes who have inadequate glycemic control with metformin. Diabetes Care. 2011 Sep; 34(9):2015–22.
24 Domecq JP et al. Drugs commonly associated with weight change: a systematic review and meta-analysis. J Clin Endocrinol Metab. 2015 Feb; 100(2):363–70.
25 Ebenbichler CF et al. Olanzapine induces insulin resistance: results from a prospective study. J Clin Psychiatry. 2003 Dec; 64(12):1436–9.
26 Scholl JH, van Eekeren, van Puijenbroek EP. Six cases of (severe) hypoglycaemia associated with gabapentin use in both diabetic and non-diabetic patients. Br J Clin Pharmacol. 2014 Nov 11. doi: 10.1111/bcp.12548. [Epub ahead of print.] Accessed 2015 Apr 6.
27 Penumalee S, Kissner P, Migdal S. Gabapentin induced hypoglycemia in a long-term peritoneal dialysis patient. Am J Kidney Dis. 2003 Dec; 42(6):E3–5.
28 Suzuki Y et al. Quetiapine-induced insulin resistance after switching from blonanserin despite a loss in both bodyweight and waist circumference. Psychiatry Clin Neurosci. 2012 Oct; 66(6):534–5.
29 Kong LC et al. Insulin resistance and inflammation predict kinetic body weight changes in response to dietary weight loss and maintenance in overweight and obese subjects by using a Bayesian network approach. Am J Clin Nutr. 2013 Dec; 98(6):1385–94.
30 Lustig RH et al. Obesity, leptin resistance, and the effects of insulin suppression. Int J Obesity. 2004 Aug 17;

13 Janssen GM, Graef CJ, Saris WH. Food intake and body composition in novice athletes during a training period to run a marathon. Intr J Sports Med. 1989 May; 10(1 suppl.):s17–21.
14 Buring et al. Physical activity and weight gain prevention, Women's Health Study. JAMA. 2010 Mar 24; 303(12):1173–9.
15 Sonneville KR, Gortmaker SL. Total energy intake, adolescent discretionary behaviors and the energy gap. Int J Obes (Lond). 2008 Dec; 32 Suppl 6:s19–27.
16 Child obesity will NOT be solved by PE classes in schools, say researchers. Daily Mail UK [Internet]. 2009 May 7; Health. Available from: http://www. dailymail.co.uk/health/article-1178232/Child-obesity-NOT-solved-PE-classes-schools-say-researchers.html. Accessed 2015 Apr 8.
17 Williams PT, Thompson PD. Increased cardiovascular disease mortality associated with excessive exercise in heart attack survivors. Mayo Clinic Proceedings [Internet]. 2014 Aug. Available from: http://www. mayoclinicproceedings.org/article/s0025-6196%2814%2900437-6/fulltext. DOI: http://dx.doi.org/10.1016/j. mayocp.2014.05.006. Accessed 2015 Apr 8.

5章　過食のパラドックス
1 Sims EA. Experimental obesity in man. J Clin Invest. 1971 May; 50(5):1005–11.
2 Sims EA et al. Endocrine and metabolic effects of experimental obesity in man. Recent Prog Horm Res. 1973; 29:457–96.
3 Ruppel Shell E. The hungry gene: the inside story of the obesity industry. New York: Grove Press; 2003.（エレン・ラペル・シェル『太りゆく人類―肥満遺伝子と過食社会』早川書房、2003 年）
4 Kolata G. Rethinking thin: the new science of weight loss—and the myths and realities of dieting. New York: Farrar, Straus and Giroux; 2008.
5 Levine JA, Eberhardt NL, Jensen MD. Role of nonexercise activity thermogenesis in resistance to fat gain in humans. Science. 1999 Jan 8; 283(5399): 212–4.
6 Diaz EO. Metabolic response to experimental overfeeding in lean and overweight healthy volunteers. Am J Clin Nutr. 1992 Oct; 56(4):641–55.
7 Kechagias S, Ernersson A, Dahlqvist O, Lundberg P, Lindström T, Nystrom FH. Fastfood-based hyper-alimentation can induce rapid and profound elevation of serum alanine aminotransferase in healthy subjects. Gut. 2008 May; 57(5):649–54.
8 DeLany JP, Kelley DE, Hames KC, Jakicic JM, Goodpaster BH. High energy expenditure masks low physical activity in obesity. Int J Obes (Lond). 2013 Jul; 37(7):1006–11.
9 Keesey R, Corbett S. Metabolic defense of the body weight set-point. Res Publ Assoc Res Nerv Ment Dis. 1984; 62:87-96.
10 Leibel RL et al. Changes in energy expenditure resulting from altered body weight. N Engl J Med. 1995 Mar 9; 332(10);621–8.
11 Lustig R. Hypothalamic obesity: causes, consequences, treatment. Pediatr Endocrinol Rev. 2008 Dec; 6(2):220–7.
12 Hervey GR. The effects of lesions in the hypothalamus in parabiotic rat. J Physiol. 1959 Mar 3; 145(2):336–52.3.
13 Heymsfield SB et al. Leptin for weight loss in obese and lean adults: a randomized, controlled, dose-escalation trial. JAMA. 1999 Oct 27; 282(16):1568–75.

6章　研究の成就
1 Tentolouris N, Pavlatos S, Kokkinos A, Perrea D, Pagoni S, Katsilambros N. Diet-induced thermogenesis and substrate oxidation are not different between lean and obese women after two different isocaloric meals, one rich in protein and one rich in fat. Metabolism. 2008 Mar; 57(3):313–20.
2 図 6-4 のデータソース：同上

7章　「インスリン」が肥満ホルモン
1 Polonski K, Given B, Van Cauter E. Twenty-four hour profiles and pulsatile patterns of insulin secretion in normal and obese subjects. J Clin Invest. 1988 Feb; 81(2):442–8.
2 Ferrannini E, Natali A, Bell P, et al. Insulin resistance and hypersecretion in obesity. J Clin Invest. 1997 Sep 1; 100(5):1166–73.
3 Han TS, Williams K, Sattar N, Hunt KJ, Lean ME, Haffner SM. Analysis of obesity and hyperinsulinemia in the development of metabolic syndrome: San Antonio Heart Study. Obes Res. 2002 Sep; 10(9):923–31.
4 Russell-Jones D, Khan R. Insulin-associated weight gain in diabetes: causes, effects and coping strategies. Diabetes, Obesity and Metabolism. 2007 Nov; 9(6):799–812.
5 White NH et al. Influence of intensive diabetes treatment on body weight and composition of adults with type 1

7 Guetzkow HG, Bowman PH. Men and hunger: a psychological manual for relief workers 1946. Elgin, IL: Brethren Publishing House; 1946.
8 Kalm LM, Semba RD. They starved so that others be better fed: remembering Ancel Keys and the Minnesota Experiment. J Nutr. 2005 Jun 1; 135(6):1347–52.
9 Ancestry Weight Loss Registry [Internet]. Blog. They starved, we forgot. 2012 Nov 4. Available from: http://www.awlr.org/blog/they-starved-we-forgot. Accessed 2015 Apr 8.
10 Pieri J. Men starve in Minnesota. Life. 1945 Jul 30; 19(5):43–6.
11 Rosenbaum et al. Long-term persistence of adaptive thermogenesis in subjects who have maintained a reduced body weight. Am J Clin Nutr. 2008 Oct; 88(4):906–12.
12 Howard BV et al. Low fat dietary pattern and weight change over 7 years: the Women's Health Initiative Dietary Modification Trial. JAMA. 2006 Jan 4; 295(1):39–49.
13 Kennedy ET, Bowman SA, Spence JT, Freedman M, King J. Popular diets: correlation to health, nutrition, and obesity. J Am Diet Assoc. 2001 Apr; 101(4):411–20.
14 Suminthran P. Long-term persistence of hormonal adaptations to weight loss. N Engl J Med. 2011 Oct 27; 365(17):1597–604.
15 Rosenbaum M, Sy M, Pavlovich K, Leibel R, Hirsch J. Leptin reverses weight loss– induced changes in regional neural activity responses to visual food stimuli. J Clin Invest. 2008 Jul 1; 118(7):2583–91.
16 O'Meara S, Riemsma R, Shirran L, Mather L, Ter Riet G. A systematic review of the clinical effectiveness of orlistat used for the management of obesity. Obes Rev. 2004 Feb; 5(1):51–68.
17 Torgerson et al. Xenical in the Prevention of Diabetes in Obese Subjects (XENDOS) Study. Diabetes Care. 2004 Jan; 27(1):155–61.
18 Peale C. Canadian ban adds to woes for P&G's olestra. Cincinnati Enquirer [Internet]. 2000 June 23. Available from: http://enquirer.com/editions/2000/06/23/ fin_canadian_ban_adds_to.html. Accessed 2015 Apr 6.
19 Chris Gentilvisio. The 50 Worst Inventions. Time Magazine [Internet]. Available at: http://content.time.com/time/specials/packages/ article/0,28804,1991915_1991909_1991785,00.html. Accessed 2015 Apr 15.

４章　運動神話

1 British Heart Foundation. Physical activity statistics 2012. Health Promotion Research Group Department of public health, University of Oxford. 2012 Jul. Available from: https://www.bhf.org.uk/~/media/files/research/heart-statistics/ m130-bhf_physical-activity-supplement_2012.pdf. Accessed 2015 Apr 8.
2 Public Health England [Internet]. Source data: OEDC. Trends in obesity prevalence. Available from: http://www.noo.org.uk/NOO_about_obesity/trends. Accessed 2015 Apr 8.
3 Countries that exercise the most include United States, Spain, and France. Huffington Post [Internet]. 31 Dec 2013. Available from: http://www.huffingtonpost. ca/2013/12/31/country-exercise-most-_n_4523537.html. Accessed 2015 Apr 6.
4 Dwyer-Lindgren L, Freedman G, Engell RE, Fleming TD, Lim SS, Murray CJ, Mokdad AH. Prevalence of physical activity and obesity in US counties, 2001–2011: a road map for action. Population Health Metrics. 2013 Jul 10; 11:7. Available from http:// www.biomedcentral.com/content/pdf/1478-7954-11-7.pdf. Accessed 2015 Apr 8.
5 Byun W, Liu J, Pate RR. Association between objectively measured sedentary behavior and body mass index in preschool children. Int J Obes (Lond). 2013 Jul; 37(7):961–5.
6 Pontzer H. Debunking the hunter-gatherer workout. New York Times [Internet]. 2012 Aug 24. Available from: http://www.nytimes.com/2012/08/26/opinion/sunday/debunking-the-hunter-gatherer-workout.html?_r=0. Accessed 2015 Apr 8.
7 Westerterp KR, Speakman JR. Physical activity energy expenditure has not declined since the 1980s and matches energy expenditure of wild mammals. Int J Obes (Lond). 2008 Aug; 32(8):1256–63.
8 Ross R, Janssen I. Physical activity, total and regional obesity: dose-response considerations. Med Sci Sports Exerc. 2001 Jun; 33(6 Suppl):s521–527.
9 Church TS, Martin CK, Thompson AM, Earnest CP, Mikus CR et al. Changes in weight, waist circumference and compensatory responses with different doses of exercise among sedentary, overweight postmenopausal women. PLoS ONE. 2009; 4(2):e4515. doi:10.1371/journal.pone.0004515. Accessed 2015 Apr 6.
10 Donnelly JE, Honas JJ, Smith BK, Mayo MS, Gibson CA, Sullivan DK, Lee J, Herrmann SD, Lambourne K, Washburn RA. Aerobic exercise alone results in clinically significant weight loss: Midwest Exercise trial 2. Obesity (Silver Spring). PubMed. 2013 Mar; 21(3):E219–28. doi: 10.1002/oby.20145. Accessed 2015 Apr 6.
11 Church TS et al. Changes in weight, waist circumference and compensatory responses with different doses of exercise among sedentary, overweight postmenopausal women. PLoS ONE. 2009; 4(2):e4515. doi:10.1371/journal. pone.0004515. Accessed 2015 Apr 6.
12 McTiernan A et al. Exercise effect on weight and body fat in men and women. Obesity. 2007 Jun; 15(6):1496–512.

原注
（原則、原文のままの表記とする）

はじめに
1 CBC News [Internet]. 2014 Mar 3. Canada's obesity rates triple in less than 30 years. Available from: http://www.cbc.ca/news/health/canada-s-obesity-rates-triple-in-less-than-30-years-1.2558365. Accessed 2015 Jul 27.

1章　ダイエットの黒歴史
1 Begley S. America's hatred of fat hurts obesity fight. Reuters [Internet]. 2012 May 11.　Available from: http://www.reuters.com/article/2012/05/11/us-obesity-stigma- idUSBRE84A0PA20120511. Accessed 2015 Apr 13.
2 Centers for Disease Control and Prevention [Internet]. Healthy weight: it's a diet, not a lifestyle! (Updated 2014 Jan 24.) Available from: http://www.cdc.gov/ healthyweight/calories/index.html. Accessed 2015 Apr 8.
3 National Heart, Lung, and Blood Institute [Internet]. Maintaining a healthy weight on the go. 2010 Apr. Available from: http://www.nhlbi.nih.gov/health/public/ heart/obesity/aim_hwt.pdf. Accessed 2015 Apr 8.
4 Brillat-Savarin JA. The physiology of taste. Trans. Anne Drayton. Penguin Books; 1970. pp. 208–9.（ブリア＝サヴァラン『美味礼讃』岩波書店、1967 年）
5 William Banting. Letter on corpulence, addressed to the public. Available from: http://www.proteinpower.com/banting/index.php?page=1. Accessed 2015 Apr 12.
6 Data source for Figure 1.1: Jones DS, Podolsky SH, Greene JA. The burden of disease and the changing task of medicine. N Engl J Med. 2012 Jun 2; 366(25):2333–8.
7 Arias E. Centers for Disease Control and Prevention [Internet]. National Vital Statistics Reports. United States life tables 2009. 2014 Jan 6. Available from: http://www.cdc.gov/nchs/data/nvsr/nvsr62/nvsr62_07.pdf. Accessed 2015 Apr 12.
8 Heart attack. New York Times [Internet]. (Reviewed 2014 Jun 30.) Available from: http://www.nytimes.com/health/guides/disease/heart-attack/risk-factors.html. Accessed 2015 Apr 8.
9 Yudkin J. Diet and coronary thrombosis hypothesis and fact. Lancet. 1957 Jul 27; 273(6987):155–62.
10 Yudkin J. The causes and cure of obesity. Lancet. 19 Dec 1959; 274(7112):1135–8.
11 USDA Factbook. Chapter 2: Profiling food consumption in America. Available from: www.usda.gov/factbook/chapter2.pdf. Accessed 2015 Apr 26.
12 Data source for Figure 1.2: Centers for Disease Control [Internet], NCHS Health E-Stat. Prevalence of overweight, obesity, and extreme obesity among adults: United States, trends 1960–1962 through 2007–2008. Updated 2011 Jun 6. Available from: http://www.cdc.gov/nchs/data/hestat/obesity_adult_07_08/obesity_adult_07_08.htm. Accessed 2015 Apr 26.

2章　残酷な真実
1 Bouchard C. Obesity in adulthood: the importance of childhood and parental obesity. N Engl J Med. 1997 Sep 25; 337(13):926–7.
2 Guo SS, Roche AF, Chumlea WC, Gardner JD, Siervogel RM. The predictive value of childhood body mass index values for overweight at age 35 y. Am J Clin Nutr. 1994 Apr; 59(4):810–9.
3 Stunkard AJ et al. An adoption study of human obesity. N Engl J Med. 1986 Jan 23; 314(4):193–8.
4 Stunkard AJ et al. The body-mass index of twins who have been reared apart. N Engl J Med. 1990 May 24; 322(21):1483–7.

3章　「食事量は関係ない」と断言できる
1 Wright JD, Kennedy-Stephenson J, Wang CY, McDowell MA, Johnson CL. Trends in intake of energy and macronutrients: United States, 1971—2000. CDC MMWR Weekly. 2004 Feb 6; 53(4):80–2.
2 Ladabaum U et al. Obesity, abdominal obesity, physical activity, and caloric intake in us adults: 1988 to 2010. Am J Med. 2014 Aug; 127(8):717–27.
3 Griffith R, Lluberas R, Luhrmann M. Gluttony in England? Long-term change in diet. The Institute for Fiscal Studies. 2013. Available from: http://www.ifs.org.uk/ bns/bn142.pdf. Accessed 2015 Apr 26.
4 Kolata G. In dieting, magic isn't a substitute for science. New York Times [Internet]. 2012 Jul 9. Available from: http://www.nytimes.com/2012/07/10/health/nutrition/ q-and-a-are-high-protein-low-carb-diets-effective.html?_r=0. Accessed 2015 Apr 8.
5 Benedict F. Human vitality and efficiency under prolonged restricted diet. Carnegie Institute of Washington; 1919. Available from: https://archive.org/details/ humanvitalityeff00beneuoft. Accessed 2015 Apr 26.
6 Keys A, Brožek J, Henschel A, Mickelsen O, Taylor HL. The biology of human starvation (2 volumes). MINNE ed. St. Paul, MN: University of Minnesota Press; 1950.

【著　者】

ジェイソン・ファン（Jason Fung）

1973年生まれ。医学博士。

カナダのトロントで育ち、トロント大学医学部を卒業。同大学の研修医を経たのち、カリフォルニア大学ロサンゼルス校にて腎臓専門医の研修を修了。

2型糖尿病と肥満に特化した独自の治療を行う「インテンシブ・ダイエタリー・マネジメント・プログラム（集中的な食事管理プログラム）」（www.IDMprogram.com）を開発。クリニックでは、薬物療法ではなく、食生活の改善というシンプルだが効果的な方法に力を入れている。減量と2型糖尿病の治癒を目的として、治療のためのファスティングを臨床現場に取り入れた第一人者。

著書に『The Obesity Code』（本書オリジナル版）『The Complete Guide to Fasting』『The Diabetes Code』がある。また、雑誌『ジャーナル・オブ・インスリン・レジスタンス』の編集長（科学部門）、NPO「パブリック・ヘルス・コラボレーション」の理事長も務めている。このNPOは、エビデンスに基づいた栄養学上の情報を提供する国際的な団体である。

現在はトロントで、妻とふたりの息子とともに暮らしている。

【訳　者】
多賀谷正子（たがや・まさこ）
上智大学文学部英文学科卒業。銀行勤務などを経て、フリーの翻訳者に。訳書に『THE RHETORIC 人生の武器としての伝える技術』（ポプラ社）、『大人の育て方』（共訳、パンローリング）など。

トロント最高の医師が教える
世界最新の太らないカラダ

2019年1月20日　初版発行
2019年2月20日　第7刷発行

著　者　ジェイソン・ファン
訳　者　多賀谷正子
発行人　植木宣隆
発行所　株式会社サンマーク出版
　　　　東京都新宿区高田馬場2-16-11
　　　　電話　03-5272-3166
印　刷　共同印刷株式会社
製　本　株式会社若林製本工場

定価はカバー、帯に表示してあります。落丁、乱丁本はお取り替えいたします。
ISBN978-4-7631-3702-9 C0030
ホームページ　http://www.sunmark.co.jp